浙江省高职院校"十四五"重点立项建设教材

高等职业教育教材

护理人文修养

郑秀云　主编

内容简介

《护理人文修养》是护理人文素质教育的重要组成部分，为满足教学需求，更好开展护理类专业人文教育，特编写本教材。本教材的编写根据职业院校护理类专业的培养目标，以职业能力和职业素质养成为核心，将现代临床护理新理念、新规范融入教材，体现其实用性、思想性、科学性、先进性。

本教材从临床实际工作岗位需求出发，吸收护理人文科学最新知识，采用情境化教学模式展示，包括走进护理人文世界、叙事护理、人际关系修养、人际沟通修养、科学思维修养及护士礼仪修养六个专题，充分挖掘具有临床护理岗位特色的职业素养元素，将社会主义核心价值观以及"敬佑生命、救死扶伤、大爱无疆、医者仁心"的人文精神与职业道德规范融入教材，通过课程教学提升学生综合素养。

本书适合高职、中职院校护理、助产专业使用，也可作为临床新护士入职培训的参考教材。

图书在版编目（CIP）数据

护理人文修养 / 郑秀云主编. --北京：化学工业出版社，2024.7. -- ISBN 978-7-122-45877-3

Ⅰ. R192.6

中国国家版本馆CIP数据核字第2024HP1918号

责任编辑：王　芳　　　　文字编辑：李　双　谢晓馨　刘　璐
责任校对：李　爽　　　　装帧设计：关　飞

出版发行：化学工业出版社
　　　　　（北京市东城区青年湖南街13号　邮政编码100011）
印　　装：高教社（天津）印务有限公司
787mm×1092mm　1/16　印张13½　字数300千字
2024年7月北京第1版第1次印刷

购书咨询：010-64518888　　　　售后服务：010-64518899
网　　址：http://www.cip.com.cn
凡购买本书，如有缺损质量问题，本社销售中心负责调换。

定　价：38.00元　　　　　　　　　版权所有　违者必究

编写人员名单

主　编　郑秀云　台州职业技术学院

副主编　王卫珍　浙江省台州医院
　　　　　唐富琴　台州市中心医院（台州学院附属医院）
　　　　　何彩娣　台州市立医院

参编人员（按姓氏笔画排名）
　　　　　王　楠　浙江省台州医院
　　　　　王远丽　玉溪农业职业技术学院
　　　　　王秀华　仙居县人民医院
　　　　　王彤彤　台州职业技术学院
　　　　　王银萍　台州职业技术学院
　　　　　石玲冰　台州市中心医院（台州学院附属医院）
　　　　　叶美君　台州市中心医院（台州学院附属医院）
　　　　　冯莉梨　台州市中心医院（台州学院附属医院）
　　　　　刘　芳　台州护士学校
　　　　　刘　萍　阿克苏职业技术学院
　　　　　刘嘉琪　台州职业技术学院
　　　　　许肖萍　浙江省台州医院
　　　　　严燕琴　仙居县职业中等专业学校
　　　　　李艳艳　台州职业技术学院
　　　　　杨　丽　阿克苏职业技术学院
　　　　　杨伟英　浙江省台州医院
　　　　　杨美娟　浙江省台州医院
　　　　　沈超君　浙江省台州医院
　　　　　苗向弟　阿克苏职业技术学院
　　　　　金霞霞　台州护士学校
　　　　　施欢欢　浙江省台州医院
　　　　　程凤敏　浙江省台州医院
　　　　　廖　飞　台州市立医院

主　审　陈姬雅　台州恩泽医疗中心（集团）恩泽医院

前言

党的二十大报告指出，人民健康是民族昌盛和国家强盛的重要标志，把保障人民健康放在优先发展的战略位置，彰显了人民至上、生命至上的价值理念。《"健康中国2030"规划纲要》明确提出，要增强主动服务和人文关怀意识。为不断满足人民群众多元化护理服务需求，进一步改善护理服务，促进护理工作高质量发展，加强护理人文教育，丰富护理人文内涵，提升护理人文关怀水平已经成为驱动护理模式再发展、再创新的源泉。

本教材集东西部多所职业院校同行及教学医院临床护理专家之智慧编写而成，具有以下三大特色。

一是先进性。本书编写始终以适应社会对21世纪护理人才的需要为宗旨，注重思想内容的创新和与时俱进，注重贴近临床护理实践。

二是系统性。本书编写的逻辑起点和落脚点均为各学科护理人文关怀理论，并以其统领全书和各个专题。各部分内容既相互独立又互相联系渗透，系统性较强。

三是职业性。本书编写团队从临床实际工作岗位需求出发，吸收了护理学和人文科学最新的知识。通过对大量临床工作真实案例的收集与提炼，创设情境，设置问题思考、案例分析环节，将护理工作和人文修养等内容与职业标准对接，让学生掌握叙事护理、礼仪与人际沟通的实务操作方法，培养科学思维，提升综合素养，为进入临床提供优质护理服务储备相关知识和技能。

本教材配套了团队开发的临床典型真实案例的视频、音频、案例分析导思等数字资源，可扫码使用，使教学资源更丰富和多样化、立体化，便于开展线上线下混合式教学。

编写团队成员在多年的教学和临床实践中积累了丰富的经验，并将其转化到本教材中，尽职尽责，精益求精。全书编写分工为：郑秀云负责专题一及教材统稿，王卫珍负责专题二，杨美娟、施欢欢、沈超君负责专题三，刘萍、苗向弟、杨丽负责专题四，唐富琴、王楠、石玲冰、严燕琴负责专题五，许肖萍、李艳艳负责专题六任务一，何彩娣、叶美君负责专题六任务二，廖飞、冯莉梨、王秀华负责专题六任务三，王银萍负责护理礼仪视频脚本编写，刘芳、金霞霞负责校园礼仪视频脚本编写，唐富琴、何彩娣、杨伟英负责医院临床案例统稿，程凤敏负责所有案例分析导思统稿，刘嘉琪、王彤彤负责练习测试，王远丽负责所有实践活动统稿。台州恩泽医疗中心（集团）恩泽医院主任护师陈姬雅为本书主审。

本教材编写以及数字资源的制作，得到了许多专家的指导及编者所在单位的大力支持，在此表示诚挚的感谢。教材虽经反复审核，但不足之处在所难免，恳请广大师生批评指正。

编者

2024年3月

目录

专题一　走进护理人文世界 / 001

任务一　解读人文相关概念 / 002
一、人文概述 / 003
二、人文科学与人文学科 / 003
三、人文修养及人文精神 / 004

任务二　领略护理人文关怀 / 009
一、关怀与人文关怀 / 010
二、护理人文关怀 / 010
三、护理人文关怀能力培养 / 013
四、护士修养与护理人文修养 / 017

任务三　提高护理人文修养 / 021
一、提高护理人文修养的意义 / 021
二、提高护理人文修养的途径 / 023

专题二　叙事护理 / 027

任务一　认识叙事护理 / 028
一、叙事与反思的基本概念 / 029
二、叙事与反思的意义 / 029
三、叙事与反思的内容及方法 / 032

任务二　提升护士叙事护理能力 / 039
一、叙事护理应用实践 / 040
二、叙事护理能力提升 / 041

专题三　人际关系修养 / 047

任务一　认识人际关系 / 048
一、人际关系概述 / 048
二、人际关系策略 / 057

任务二　学习处理护理工作中的人际关系 / 066
一、护患关系 / 067
二、医护关系 / 073
三、护际关系 / 075
四、护士与其他工作人员之间的关系 / 076

专题四　人际沟通修养 / 080

任务一　认识人际沟通 / 081
一、人际沟通的概念 / 082
二、人际沟通的形式 / 082
三、人际沟通的功能 / 084
四、人际沟通的影响因素 / 089

任务二　提升护理实践中的沟通技巧 / 089
一、护理人员的语言沟通 / 090
二、护理人员的非语言沟通 / 091

专题五　科学思维修养　/ 097

- 任务一　知悉科学思维 / 098
  - 一、科学思维相关概念 / 099
  - 二、科学思维的基本过程 / 101
  - 三、问题解决的思维 / 103
- 任务二　培养护理工作中的科学思维 / 107
  - 一、护士的临床思维 / 108
  - 二、护士的评判性思维 / 113
  - 三、护士的创新性思维 / 118
  - 四、护士的信息素养 / 129

专题六　护士礼仪修养　/ 135

- 任务一　践行日常社交礼仪 / 136
  - 一、礼仪概述 / 137
  - 二、交际礼仪 / 139
  - 三、公共场所礼仪 / 148
  - 四、校园礼仪 / 152
- 任务二　修炼护士职业礼仪 / 157
  - 一、护理礼仪概述 / 158
  - 二、护士职业礼仪 / 159
  - 三、护士形体训练 / 175
- 任务三　精进求职礼仪 / 181
  - 一、求职礼仪概述 / 182
  - 二、书面求职礼仪 / 183
  - 三、面试求职礼仪 / 187
  - 四、网络求职礼仪 / 195

附录　/ 198

- 附录1　评判性思维能力（中文版）测量表（CTDI-CV） / 199
- 附录2　护理礼仪实训考核评分表 / 203
- 附录3　团队护理礼仪展示评分表 / 204
- 附录4　面试经典问答 / 205

参考文献　/ 208

案例分析导思

练习测试答案

专题一
走进护理人文世界

  随着社会经济、科技、教育的迅速发展，人们在文化素养上的逐步提高，患者作为社会群体成员，他们的医疗需求得到满足后，逐步增加了对其他方面如社会、精神、文化知识的要求，希望获得相关的信息。在这样的社会大环境下，开展具有特色的整体护理已成为必然。整体护理是新的健康观和在此基础上形成的现代医学模式的最完整的实践和应用。当前，如何深化其内涵质量，将寓心理、精神、文化于一体的人文护理融入日常护理工作中，把握促进其发展的关键，已成为广大护理同仁关注的问题。而其中的人文素养始终是整体护理向纵深发展的内在动力和灵魂。因此，临床护理人员需要具备一定的人文素质，才能真正为患者提供全面、系统、整体的护理，更好地满足患者多方面的需要，这也是提高整体护理质量的必经之路。

  本专题的重点是掌握人文、人文修养的有关概念和内涵，理解护理人文关怀和护理人文修养的内涵；难点是如何确立正确的护理价值观和态度。

任务一 解读人文相关概念

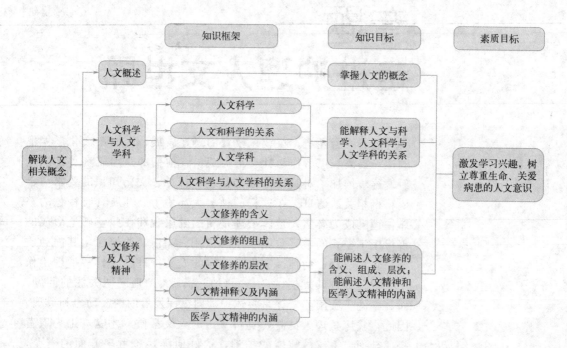

情景导入

2022年7月5日，国家卫生健康委员会（简称国家卫生健康委）召开新闻发布会介绍到，目前我国人均预期寿命提高到77.93岁，主要健康指标居于中高收入国家前列，说明了2016年10月25日发布的《"健康中国2030"规划纲要》成效明显。这主要得益于人类科技、医疗技术、生活质量的不断发展和不断进步。

请思考：

人们在享受医学成果的同时——

为什么社会对医学界产生诸多的不满、提出尖锐的批评？

为什么医患矛盾和冲突仍是社会中发生频率较高的事件之一？

为什么医学界在社会中的信任程度有所降低？

一、人文概述

在中国，"人文"一词最早出现在《易经》中贲卦的彖辞："刚柔交错，天文也。文明以止，人文也。观乎天文以察时变；观乎人文以化成天下。"宋代程颐《伊川易传》卷二释作："天文，天之理也；人文，人之道也。天文，谓日月星辰之错列，寒暑阴阳之代变，观其运行，以察四时之速改也。人文，人理之伦序，观人文以教化天下，天下成其礼俗，乃圣人用贲之道也。"在这里，人文指的是礼乐教化方面的人类文明。《后汉书·公孙瓒传论》中说："舍诸天运，徵乎人文，则古之休烈，何远之有！"李贤的注释是："天运犹天命也，人文犹人事也。"在这里，人文指的是与人有关的事情，是处理人与自然、人与社会以及人与自身之间关系的事情。人文原来是指人的各种传统属性。《辞海》对人文一词的解释是："人类社会的各种文化现象。"在这里，人文涵盖了除原始、天然的现象之外的人类自己创造出来的所有文化现象。

在西方，"人文"一词源于拉丁文"humanus"，用它来表示与正统经院神学研究相对立的世俗人文研究。英文中"humanity"表示"人文"，它含有人性、人类、人道或仁慈几层意思，强调以人为中心，重视人生幸福与人生责任。

可见，无论在中国还是西方，"人文"一词都包含两方面意思：一是"人"，即关于理想的"人"或"人性"的观念；二是"文"，是为了培养这种理想的人（性）所设置的学科和课程。综上所述，可以认为人文是指人类文化中的先进部分和核心部分，即先进的价值观及其规范。其集中体现的是重视人、尊重人、关心人和爱护人。

二、人文科学与人文学科

（一）人文科学

人文科学指以人的社会存在为研究对象，以揭示人的本质和人类社会发展规律为目的的科学。人文科学最早出自拉丁文"humanities"，是指人性、教养。15世纪欧洲用此词指有关人类利益的学问，区别于曾在中世纪占统治地位的神学，后含义不断演变。在欧洲中世纪时代，神权高于一切，宗教统治社会，为了冲破封建藩篱的束缚，出现了文艺复兴。15~16世纪，欧洲启蒙思想家提出人文科学教育，旨在对抗神本主义和宗教主义对人性的禁锢，强调要学习古典语言（希腊文、拉丁文），要扩大课程门类，如社会科学、文化艺术以及自然科学。人文科学的基本任务概括为：①探讨人的本质；②建立价值体系；③塑造精神家园。正是在这些基本任务上，人文科学显示出自身的特质。这一特质，如用中国哲人的话说，就是"为己之学"，而非"逐物之学"；用西方哲人的话说，就是"认识你自己"。

（二）人文和科学的关系

人文对科学而言，贯穿科学始终，为科学导向，为科学提供精神动力。同样科学对人文也很重要，科学要贯穿人文始终，为人文奠基，为人文提供素材，为人文保证正确的道路，为人文的发展与表现提供犀利武器。科学求真，却不能保证其本身方向正确，科学越是向纵深发展，产生的问题越凸显。因此，科学需要人文导向，求真需要求善导向。人文求善，但不能保证其本身基础正确，只有基于求真基础之上的求善方能达到目的。有人这样比喻：科学是桨，人文是舵，没有人文的指引，科学就是瞎子。从某个角度来看，科学是在讲"天道"，人文是在讲"人道"，虽然"天人合一"在更深层的意义上是指"天道人道合一"，但也可看作科学与人文的互动、互补、交融、合一。"天人合一"是中华民族文化一大精华，因此人文跟科学是互动的、互补的。人文环境好，会影响人们对科学的重视，自然科技就会提升，人们的素质也会提高，自然会开始接受一些新兴事物。因此可以讲，没有科学的人文是残缺的人文，人文中有科学基础；没有人文的科学是残缺的科学，科学中有人文的内涵与精神。

（三）人文学科

这一名称本身就是科学所界定的，是20世纪对那些被排拒在自然科学和社会科学之外的学科的简便总称。现代哲学是由科学形成时清除出来的东西界定的，其他现代人文学科则首先以古典语文学的形式出现，其后衍生出历史、现代语言甚至艺术史。人文学科也可以概括为是以观察、分析及批判来探讨人类情感、道德和理智的各门学科的总称，是集中表现人文精神的知识教育体系。

人文学科就其内容而言，其主干可以用人们常说的文（文学）、史（历史）、哲（哲学）来指称，或者再加上艺术。广义的人文学科还包括语言学、考古学，乃至含有人道主义内容和方法的社会科学，例如，医学伦理学、医学法学、护理社会学、护理心理学、护理教育学、护理管理学、护理美学等医学人文学科。总之，人文学科是一个宏大的学术集群，不论人文学科内涵多么广泛，其涉及的知识都是以人格修养和人性形成为核心的。

（四）人文科学与人文学科的关系

人文学科不等同于人文科学，人文学科归属教育学教学科目分类。人文科学要依托人文学科的教育形态，而人文教育是将人类优秀的文化成果，将人文科学通过知识传授、环境熏陶，使之内化为人格、气质、修养，成为人相对稳定的内在品格。

三、人文修养及人文精神

（一）人文修养的含义

修养，是人们在思想、品德、知识和技能等方面，经过长期学习和实践所达到的水平，比如艺术修养、文化修养等，通常也是一个人综合能力和素质的体现。人文修养（human cultivation）则是指一个人在人文思想、人文知识、人文精神和人文技能等方面的综合水平，是一个人成为人和发展为人才的内在品质。如果说生理机制是一个生命体成为人的物质条件，那么人文修养则是决定这个生命体是人还是非人，或是人才还是非人才的主要内在因素。

(二)人文修养的组成

1. 人文思想

人文思想的核心就是人,主张关注人本身。是相对于宗教神学、君权思想的学术范畴,特指人文科学领域中所内含的思想精髓,主要以人对于生命意义与人生方向的看法为核心。现代人文思想的核心是"人",即"人本观念""人本位"。"本位"者,标准也,人是衡量一切的标准。现代人文思想强调以人为本,关心人,爱护人,尊重人,对于人性、人伦、人道、人格、人之文化及其价值充分尊重。

2. 人文知识

人文修养不是空中楼阁,其基础是人文知识底蕴。知识就是力量,知识有助于提升人文修养。人文知识是人类认识、改造自身和社会的经验总结。人文知识可分为两类。

① 感性的人文知识。主要是通过人们的日常生活获得,是零碎、肤浅、不系统的,主要表现为社会生活习俗相关的人文知识。

② 理性的人文知识。主要通过学习、实践和反思而获得,是系统化、理论化的人文知识,是一种高水平、高层次的人文知识。理性的人文知识即人文学科知识,包括文学、历史学、哲学、艺术学、语言学、法学、美学、伦理学、心理学、宗教学等人文学科知识。

3. 人文精神

人文精神是人文修养的核心要素,是护士应当领会并付诸实践的精神范式。如有崇高的理想和坚定的信念、崇尚优秀道德情操、热爱和追求真理、向往和塑造健全完美的人格、养成和采取科学的思维方式等,都是人文精神的体现。这种精神品格在宏观方面汇聚于作为民族脊梁的民族精神之中;在微观方面体现在人们的气质和价值观取向之中。人文精神的培育能使社会充满温暖的人情味和维持协调的人伦秩序。现代意义上的护理人文精神,应以人类可持续发展的健康生存为价值理想,一切护理活动实践都应是这种价值理想的具体体现。

4. 人文技能

人文技能是指与人共事的一种能力,是在综合掌握人文知识的基础上,学会用人文的方法思考和解决问题。从某种意义上说,人文是人类文饰自己的方式。文饰的方式有很多,技能就是一种很好的文饰,是人文的艺术化与操作化。与专业技能强调精确性和普遍适用性不同,人文技能重在定性,强调体验,且与特定的文化相联系。护理人员在职场中需要的人文技能主要有思维判断技能、人际交往技能、沟通技能、写作技能、心理支持技能、教育引导技能、观察分析技能、协调整合技能等。

在人文修养的四个组成部分中,人文思想是根基,人文首先是一种思想,一种理念;人文知识是基础,具备人文修养必须有人文知识底蕴;人文精神是人文修养的核心要素,是护理人员必须领会并付诸实践的精神范式;而人文技能则是人文修养的外显部分，是理念与精神的外化，是理论联系实际的体现。

（三）人文修养的层次

为了便于把握人文修养不同的表现状态，可将人文修养大体分为三个层次，即基本层、发展层和高端层。

1. 基本层人文修养

表现为珍惜生命，有同情心、羞耻感、责任感，愿助人，有一定的自制力，做事较认真；做到己所不欲，勿施于人；能顺利运用母语，思维顺畅清晰，有逻辑性和个人见解，言行基本得体；懂得一些文史哲基本知识等。

2. 发展层人文修养

表现为积极乐观、崇尚仁善、热情助人、热爱生活，有较强的责任感，有明确的奋斗目标和较强的自制力，做事认真；能准确、流畅地运用母语，思维清晰、灵活，逻辑严密，有独到见解，言行得体；有一定文史哲知识或文艺特长，能品评艺术等。

3. 高端层人文修养

表现为关爱所有生命和自然，厚德载物，道济天下，有高尚的使命感，百折不挠；能生动自如地运用母语和熟练应用一门外语，思维敏捷、深刻，善于创新，言行得体且优雅，有魅力，对文史哲艺有较高的造诣等。

这三个层次并不一定与年龄、学历呈正相关。任何年龄段、任何学历的人都有人文素质培养和修炼的问题。人文修养的四个方面可相辅相成和谐发展，但不是每个个体都能做到均衡发展，有的个体在某方面可能已达到较高境界，而在其他方面还处在基本层。不过，任何一个方面都是逐层发展的，必须具备基本层，才可能上升到发展层；必须通过发展层，才可能进入高端层。

（四）人文精神释义及内涵

1. 人文精神释义

人文精神是指一种注重人的发展与完善，强调人的价值与需要，关注人的生活世界存在的基本意义，并且在现实生活中努力实践这种价值、需要和意义的精神。人文精神，是在历史中形成和发展的由人类优秀文化积淀凝聚而成的精神，是一种内在于主体的精神品格。

2. 人文精神的内涵

人文精神就是以人为本，或者说人文关怀。

（1）关注人的生存　是对人自身命运的理解和把握，是对人的生存价值和意义的关注。人文精神对人的关怀和关注是全面、多层次、多维度的，既包括物质性的关爱，也包括精神性的关怀。人文精神在个人与个人、个人与社会之间，是一种双向互动式、平等自由式的关爱，而不是单方面奴役式的所谓关怀和关注。

（2）尊重人的尊严和价值　人文精神把人自身作为发展的根本目的，尊重人的尊严和人的基本权利,尊重人的主体地位。人文精神要求尊重和保护一切有益于人民和社会的劳动,不论是体力劳动还是脑力劳动,不论是简单劳动还是复杂劳动,一切劳动都是光荣的,都应该得到承认和尊重。无论在什么场合,无论在什么时候,护理人员都应尊重患者、尊重生命、尊重个人尊严和权利,消除国籍、种族、肤色、性别、政治、宗教信仰的差异,这是全世界护理人员应有的信念。

(3)维护人的权利　人文精神要求人们在政治、经济和文化等方面的权益得到切实尊重和保障,发展社会主义民主,健全社会主义法治,保证人民充分行使民主选举、民主决策、民主管理、民主监督的权利,使人民享有广泛的权利和自由,尊重和保障人权。

(4)重视人的发展　人文精神不仅关注人的生存、尊重人的价值、维护人的权利,而且更重视人的发展。重视人的发展是社会主义人文精神的根本体现。人文精神重视人的自我完善和发展,以实现人的全面发展为最终目标,人文精神也为人的全面发展提供了最深厚的精神动力资源。

(五)医学人文精神的内涵

医学人文精神是对人的生命神圣、生命质量、生命价值、人类未来的健康和幸福的关注,是对人类身心健康和自然、社会与人之间的和谐互动及可持续发展的关注。医学人文精神的核心就是关爱生命。瑰丽多彩的生命现象、奥妙无穷的人体、复杂多变的疾病,既是医学永远的认知对象,也是促使医学发展的内在精神力量。

案例分析

台州医院一位导诊护士的自述

那天我在叶主任门口导诊,一对远路赶来的母女过来加了一个叶主任的号,刚好前面患者没来,我就给她提前安排就诊,患者表示万分感谢。后来她坐在我旁边说叶主任明天的号都约不进去了,明天过来加号的话万一加不上怎么办。我听到这些话,帮她翻看了一下,明天的号果然都约满了。但是我后面关注了一下,刚好运气好,有个人退号了,我立马和她说:"明天有号啦,我赶紧给你约进去。"她和她的女儿一直和我说感谢,说得我都不好意思了。

下午我一来上班,她的女儿便送上蛋糕、奶茶表示感谢,说我太好了,帮了她们大忙了。我只是随手帮了个小忙,也没想到患者会一直记在心里。有时候觉得只要稍微多关心一下患者,帮她们多留意一下,患者就会觉得台州医院是个温暖的地方,并不是想象中冷冰冰的医院。

请分析:导诊护士的举动为什么能赢得患者与家属的感谢?

实践活动　以小组为单位,学生分享自己或家人就医的经历及感悟,每组推选出一个较为感人的故事在全班分享。

> **学习思考**　各小组观摩学习后,结合所学知识,谈体会与感受,认识到人文修养的重要意义。

练习测试

单选题

1. 以下对"人文与科学"关系的认识,哪项不对?(　　)
   A. 科学需要人文导向
   B. 人文需要科学奠基
   C. 个人要发展,人文与科学同样重要
   D. 人文与科学是相互协同、相互支撑的
   E. 科学求善,人文求真,两者缺一不可

2. "人文"一词最早出现在(　　)。
   A. 《诗经》　　　　　B. 《论语》　　　　　C. 《离骚》
   D. 《易经》　　　　　E. 《左传》

3. 《辞海》中对"人文"的解释是(　　)。
   A. 人文指人类社会的各种文化现象
   B. 人文是指以人为中心
   C. 人文指的是诗书礼乐等人类文明和文化
   D. 人文指的是各种研究人类的人文学科
   E. 人文是指人道或仁慈、人性、人类

4. 对"人文修养"理解正确的是(　　)。
   A. 人文修养是指一个人的人文知识水平
   B. 学历越高,人文修养就越高
   C. 有了人文精神就等于有了人文修养
   D. 人文修养的核心是掌握人文方法
   E. 掌握人文知识并不等于拥有了人文精神

5. 以下对人文精神内涵的阐述哪项不正确?(　　)
   A. 关注人的生存　　　　　　　　　　B. 尊重人的尊严和价值
   C. 尊重脑力劳动,轻视体力劳动　　　　D. 维护人的权利
   E. 重视人的发展

任务二
领略护理人文关怀

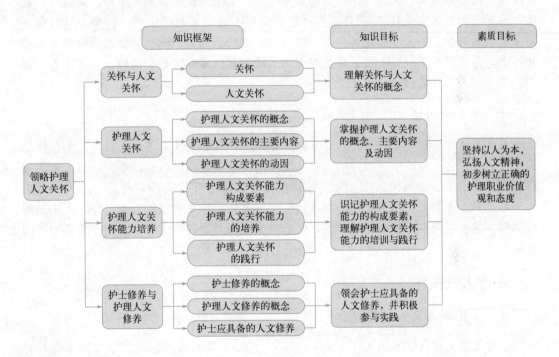

情景导入

  一位肺癌晚期的患者住在病区靠窗的床位，房间里共住着两位患者。不管白天还是晚上，患者及家属都要将床帘拉好。管床护士过来操作，会顺手将床帘拉回来系一起。随后家属又会将床帘拉好。反复几次后，护士很不高兴地对患者说："叔叔，我们病房管理有规定，白天统一不能拉床帘，你这样既挡了窗户的光，我们各项操作也不方便……"护士长巡视病房时，患者气冲冲地反映："这个护士态度太差了，每次我拉好床帘，她一声不吭地给我系回去。反反复复，最后还很生气地跟我说，病房不允许我拉床帘。我不想让别人看到我的样子，我就要这样子围起来……"说完，患者眼睛都红了，默默地流下眼泪。
  请思考：在本案例中，患者为什么不满意那位护士？他为什么会哭泣？
  教师启发引导：请从患者人文需求及护士人文素养角度思考。

一、关怀与人文关怀

护理学作为与人类健康息息相关的一门科学,只有单纯的科技手段远远不够,人文关怀必不可少。人文关怀是一个哲学范畴的概念,是对人的生存状态的关注,对人的尊严与符合人性的生活条件的肯定和对人类的理解与自由的追求。

(一) 关怀

一般来讲,关怀(caring)是指关心、帮助、爱护、照顾的意思,也有对某事、某人在意、操心的含义。关怀一词在我国最早见于《宋书·孔觊传》:"不治产业,居常贫罄,有无丰约,未尝关怀。"关怀既可以是上级对下级、老师对学生、医护人员对服务对象、长辈对晚辈的关心和爱护,也可以是朋友之间、同事之间、同学之间的相互关心和帮助,还可以是下级对上级、学生对老师、晚辈对长辈的关心和照顾。总之,人人都需要关怀,人人都能够也应该成为关怀者。

(二) 人文关怀

人文关怀(human caring, humanistic caring),又称人性关怀,是指对人生存状态的关注,对符合人性的生活条件的肯定,对人的尊严、自由、权利的维护,对人类的理解与自由的追求。简而言之,人文关怀就是关注人的生存和发展,就是关心人、爱护人、尊重人。人文关怀是当今社会发展的一个重要特征,其对象除人类以外,还拓展到自然界,以体现万事万物的相依共生,营造一个充满关爱的整体,并在相互关系中达到和谐相处。

二、护理人文关怀

(一) 护理人文关怀的概念

护理人文关怀(human caring in nursing)是一个复合概念,是哲学与护理学的有机结合。此概念有广义和狭义之分。护理人文关怀从狭义的角度来看,是指在护理过程中护理人员以人道主义精神,对患者的生命与健康、权利与需求、人格与尊严的真诚尊重、理解、关心和帮助。从广义来讲,护理人文关怀不仅包括护理人员对患者的关怀,也包括护理管理者对护理人员的关怀、护理人员之间的相互关怀及护理人员的自我关怀。护理人员每天面对承受着疾病痛苦、心理压力和经济负担的患者及家属,因而处于一个践行人文关怀的天然位置。同时,护理人员的相互关怀和自我关怀能使护理人员更好地实施对患者的关怀。

在护理过程中,护士以人道主义精神为患者提供必需的诊疗技术服务之外,还要为患者提供精神、文化、情感的服务,以满足患者的身心健康需求,体现对人的生命与身心健康的关爱。护理人文关怀是实践人类人文精神信仰的具体过程,其基本要素包括两个层面,即护理人文精神的观念意识层面和护理人文关怀的主体实践层面。

（二）护理人文关怀的主要内容

1. 尊重患者的生命价值

护理人文关怀的核心是关心患者的健康需求，尊重患者的生命价值、尊严与权利。护士作为人文关怀的提供者，不论在何种情况下，都应尽最大力量拯救患者的生命；通过与患者的互动，帮助患者在遭受疾病痛苦而心情沮丧时认识到自身生命的存在价值，使其获得心理愉悦与整体和谐，从而提高患者的生命质量。这就要求护士有更高的职业素质，除了掌握护理专业知识与技能之外，更需具有人文关怀的价值观，能促进患者生成"坚信自身生命具有存在价值"的精神力量。可见，尊重患者的生命价值是患者从失望走向希望的力量源泉，也是护士专业素质的核心体现，更是护理人文关怀行动的灵魂所在。

2. 理解患者的文化背景

不同文化背景的人有不同的关怀体验，需要不同的关怀表达方式。例如，对一般高热患者，护士可用触摸其额头的方式来表达关注和关心，但对某些少数民族患者，则尽量不要碰其头部。可见，护士实施的关怀照护措施必须考虑到患者的文化背景，建立适合文化现象的护患关系，满足患者的文化需求。对文化背景的理解，是护士提供人文关怀照护的基础。

3. 表达护士的关爱情感

人有同情弱者的心理。护理人文关怀的实质是一种充满爱心的人际互动，是护士将获得的知识经内化后自觉给予患者的情感表达。护士作为护理人文关怀的提供者，必须具备关注、关心与尊重的个性特征；对自己及他人要有关怀敏感性，在临床护理实践中要主动关心并帮助患者。护士的职业情感是护理人文关怀行动的内在动力。

4. 满足患者的个性需要

患者在疾病状态下，对人文关怀的需求会因不同的情境而有所差异。如同样是分娩过程中胎儿死亡，有的产妇希望看看孩子，留下孩子的足印以作留念；有的则不忍见到；有的产妇愿意亲友陪伴，多与她交谈分担悲痛；有的则希望个人独处，默默地消化悲痛。因此，护士在实施关怀行动之前，首先应对患者的需要作出准确评估，然后给予针对性的帮助，让每个服务对象在需要某种帮助的时候，得到恰到好处的应有的支持、鼓励与肯定。

5. 协调护患的人际关系

护士在护患之间建立一种帮助信赖的关系，能促进与接受患者正性与负性情绪的表达，能为患者营造一个维护、改善与支持其健康的环境。例如，护士在接待新入院患者时帮助其尽快熟悉环境，了解治疗护理程序，查房时与患者"拉拉家常"，注意患者的感受和信息反馈，同时帮助患者之间建立友好互助关系，令患者感到亲切和踏实，更自觉主动地参与和配合治疗护理活动。由此可见，人际关系的协调是护理人文关怀实践的保证。

（三）护理人文关怀的动因

1. 人文关怀是护理学的核心

护理学的核心目的是守护健康，满足人对健康的需求；而人的健康不仅包含躯体健康，更包括心理健康和完好的社会适应能力。护理专业作为与人的健康、人的生命息息相关的专业，特别强调关怀和照顾整体的人，是关心人、照顾人、体现人道的专业，这是护理专业区别于其他专业和学科的根本所在。由此可见，护理专业本身具有人文关怀的内核和追求，并非外在强加给护理专业的。护理专业既是高科技、高技术含量的知识密集型专业，又是一项富有人性和需要情感投入的工作。护理技术与人文关怀，如车之双轮、鸟之两翼，缺一不可。在未来，护理专业会不断发展，但无论怎样变化发展，满足护理服务对象的健康需求不会改变，护理专业的内核——人文关怀不会变，需要同步发展的是如何让人文关怀发扬光大。

2. 人文关怀是护理人员的法定责任

对患者实施人文关怀是护理人员必须履行的基本职责。中华人民共和国国务院2020年新修订的《护士条例》第十八条规定："护士应当尊重、关心、爱护患者，保护患者的隐私。"这从法律的层面规定了护理人员人文关怀的职责或义务。这意味着，对患者实施人文关怀，不仅是评选优秀护理人员的标准，而且是护理人员的一项基本职责，与其他职责例如为患者进行静脉输液一样。两者的区别就是有无医嘱。医学专家已充分认识到人文关怀的重要性，提出：医生给患者开的第一张处方应该是人文关怀，而这张处方的执行者既是医生，也是护士。

3. 人文关怀是护理道德伦理的要求

医护道德伦理对护理中的人文关怀提出了相关要求。中华护理学会编写的《护士守则》第十八条指出，护士应当尊重、关心、爱护患者，保护患者的隐私。中华护理学会和中国生命关怀协会人文护理专业委员会制定的《中国护士伦理准则》对护士关怀患者提出了非常明确和具体的要求。第四条是伦理原理：尊重、关爱、不伤害、公正。第五条是尊重权益：敬畏护理对象的生命权、健康权、身体权，维护生命尊严；尊重知情同意权、自主权、隐私权，维护个体尊严；理解护理对象的原生文化、生活习俗、个性特征，维护人格尊严。

4. 人文关怀是患者的需求及权利

患者到医院诊治的过程中，不仅有生理的痛苦，还有心理的压力、经济的负担。患者及其家属除了需要护理人员具备专业知识、技能和经验外，还需要护理人员有好的态度、提供好的服务，即得到情感支持及关怀照顾。翻看医院病区患者留言簿，患者或其家属给医护人员写的表扬信、感谢信中，表扬或感谢的理由都有一个共同点，就是他们感受到来自这些医护人员的关怀。大量事例证明，能提供关怀的医生、护士是患者最需要的医护人员。患者对人文关怀的感受越深，对护理服务的满意度就越高。美国患者权利第一条就是患者有权得到有尊重的照护。如果对患者实施非关怀行为，轻者招致患者抱怨或不满，重者会引起投诉、纠纷，甚至成为恶性伤医事件的导火索。

5. 人文关怀能促进护患关系和谐，提升护士职业满意度

护理人员对患者实施关怀，一方面让患者有好的体验，有更高的满意度；另一方面，患者因感受到关怀，对医护人员发自内心给予赞美、表扬和感谢，把护士当亲人一样去信任和依靠，甚至对护士给予关心和关怀，能促使护患关系和谐。护士在友好、感动的氛围中工作，可大大提高其幸福感和成就感，因而提高其职业满意度。另外，护理中的人文关怀也包括医院领导及护理管理者对护士的关怀。医院通过制定人性化的管理制度、提供良好的福利待遇、提供优良的工作环境和发展前景，使护士热爱医院、热爱工作，激发其工作潜能，提高其职业满意度。

正因为人文关怀有着上述极为重要的意义，国家卫生行政主管部门自2010年起在全国范围内开展的"优质护理服务示范工程"活动中，每年颁布规范性文件，都要求将"以患者为中心"的护理理念和人文关怀融入对患者的护理服务中，在提供基础护理服务和专业技术服务的同时，加强与患者的沟通交流，为患者提供人性化护理服务；要"加强人文关怀和护患沟通"。这也说明，国家政府层面将护理中的人文关怀提到了新的高度，提出了明确的规定和要求。

要使我国的护理服务真正发展起来，真正为服务对象提供优质满意的护理，必须注重其内涵建设，即人文关怀的落实。可以说，没有关怀，就谈不上护理。在当今形势下，护理人员要充分意识到人文关怀在护理实践及专业发展中的重要性，把人文关怀融入日常工作中，让人文关怀成为一种习惯。

三、护理人文关怀能力培养

（一）护理人文关怀能力构成要素

护理人文关怀能力是由多种能力要素构成的一种综合能力，目前被普遍接受的有以下7种能力要素。

1. 价值判断能力

泛指对事物价值属性的领悟、分析和判断能力，它的高低取决于价值思维水平。什么是真善美，什么是假恶丑？什么当为，什么当不为？这种价值判断能力既体现了护士的基本素养，也决定着护士的人文关怀水平。护士应有激浊扬清的价值判断能力，在为患者实施关怀照顾过程中形成人道、利他价值观，尊重患者的价值观和个体独立性，为患者的利益和状况考虑，并由此获得满足感的思想境界。知易行难，价值判断能力并不完全等于价值行为。明确了是非、善恶、美丑，还要择善而行，将人文关怀付诸护理实践，使价值评价标准成为行动的自觉准则。

2. 情感交流能力

指个体在情感方面采用有效且适当的方法与对方进行沟通交流的能力。作为护士必备的基本能力，护士的情感交流能力包括爱心及施爱能力、对患者的尊重与理解、情感调控能力、情感了解能力、情感语言与表达技巧等。护士运用沟通技巧，接受和表达积

极情感，与患者沟通思想、交换意见、分享经验，正确引导患者，建立和谐护患关系。

3. 身心调适能力

指运用心理学的一般理论和方法来调适心理，缓解各种压力，排除心理障碍，达到适应环境、身心健康的能力。护士的身心调适能力一方面可以保证自己的健康工作心境，另一方面可以指导患者正确应对疾病带来的心理和社会压力。

4. 精神支持能力

即鼓励和支持他人树立信心，对各种应激和变化充满美好设想和希望的能力。护士应了解患者的经历、观点，帮助并接受患者寻求精神寄托和精神支持、信仰的行为，应用心理指导使患者进行积极的自我暗示，给予正能量，帮助其树立恢复健康、保持健康的信念。

5. 健康帮助能力

只有人文关怀的心，没有相应的专业能力，护理人文将成为空谈。作为健康帮助的专业护士，应能及时、准确评估并确认患者与健康相关的身、心、社、灵等方面的需要，并采取恰当的照顾行为，运用专业的知识技能，满足患者各种健康需要。健康帮助还包括健康指导，护士为患者提供健康信息资源，促进患者进行自我照护与保持健康。在健康帮助过程中，还要为患者提供良好的支持性、保护性的生理、心理、精神和社会环境。

6. 解决问题能力

指运用科学理论分析和解决实际问题的能力。敏锐及时地发现患者或护理工作中的问题需要观察力和预见力，科学、正确地分析、判断问题需要专业力和思维力，制定解决问题的计划、措施需要沟通力和决策力，切实解决问题需要协调力和执行力。护士将科学解决问题的原则和方法运用于工作中，统筹安排工作内容，作出最佳决策，帮助患者解决健康问题，使人文关怀落到实处。

7. 共情同理能力

共情（empathy）也叫作同感、同情、移情、同理心等。共情能力是一种换位思考的能力，即站在他人的立场，设身处地地感受和理解他人的处境和情感的能力。具备共情能力，有助于护士学会理解、关注、宽容、尊重他人。从实际运用角度看，护士的共情可以分解为：倾听观察，即通过观察、沟通和主动倾听，了解患者的感受和意图；换位思考，即设身处地地感受和理解患者的情绪和情感；共情表达，即以恰当的方式表达自己对对方的理解与尊重，在必要时用合适的方式向患者提供针对性的帮助。共情是人文关怀的基础，具备共情能力的护士才能切身感受到患者的需要与苦恼，并能以一种合适且有益于患者的方式迅速作出反应，主动提供帮助。

（二）护理人文关怀能力的培养

护理人文关怀能力的培养是以人文关怀为价值取向，以关怀理论为指导，以关怀情感为基础，以关怀能力为要务，通过多种教学策略，培训护理人员关怀患者的意识、态度、知识、技巧和能力的过程。

1. 设置护理人文关怀课程

关怀能力的培养需要设置护理人文关怀课程，其包含科学、艺术和人性的关系，注重教学反思，关注关怀的核心知识、技能和实践。在护理教学中，护理教师和护生之间基于关怀互动的经历和关怀分享，将护理人文关怀理论和实践进行有效连接，提升师生的人文关怀能力，能更好地适应迫切需要人文关怀的当代医疗环境。

2. 营造护理人文关怀的环境氛围

营造充满人文关怀的氛围，利用环境育人，是人文关怀能力培训的有效途径。要加强环境建设，增加校园和医院的人文景观。优美的环境，加上随处可见的名人名言、大家画像、中外名画等，既给人视觉上的美感，也给人精神上的享受，从而达到"陶冶人、激励人"的目的。有研究表明，环境中关怀氛围越强，护生或护士关怀能力分值就越高。

3. 运用多种人文关怀培训模式

（1）小组教学模式 组建关怀小组，通过角色扮演、案例分析、分享经验、小组讨论等启发护士临床中的关怀意识，用人文的、整体的方法来进行临床护理活动，逐渐将人文知识内化为护士的品质性格和工作态度，形成护理的人文核心，使护士重视疾病更重视人，重治疗的同时也注重对患者的关怀。

（2）网络教学模式 由于护理工作需要倒班、护士集中学习的时间较少等原因，网络教学的优点越来越得到凸显。将关怀教育与网络媒体相结合，如微课和教学APP，将护理关怀语言注入在线模块中，完成一定课程并通过考核获取相应学分，利用网络教学的多样性拓展人文关怀教育的空间。

（3）其他教学模式 应用分层教学法，即在学生知识基础、智力因素和非智力因素存在明显差异的情况下，教师有针对性地实施分层教学，从而达到不同层次教学目标的一种教学方法；翻转课堂，即重新调整课堂内外的时间，将学习的决定权从教师转移到学生。

（三）护理人文关怀的践行

1. 医院文化与人文关怀

（1）对医院人文关怀本质的认识 有史以来，医院的宗旨和核心就是对服务对象的人文关怀。"hospitality"的来源是拉丁文的hospes，有"接待客人"的意思，之后发展到英文的"hospital"（医院）、"hospice"（救济院）等其他单词。可见，从医院诞生开始，其本质就是对有疾苦的人提供热情接待、照护和关怀。

（2）医院人文关怀文化建设 医院通过文化建设，培养员工文化修养和人文关怀意识，形成医院内部的精神体系和优质服务理念体系。

① 构建人文关怀的精神文化。人文关怀的精神文化是指建立人文关怀的价值观和信念，包括医院的人文办院宗旨、人文服务理念和人文医院精神。其中绝大部分医院的

精神文化都充分体现出人文关怀这一核心要素。如北京协和医院"待患者如亲人，提高患者满意度；待同事如家人，提高员工幸福感"；武汉协和医院"仁爱济世，协诚人和"；浙江大学医学院附属第二医院"精湛演绎技术，关爱体现服务"；浙江大学医学院附属邵逸夫医院"给您真诚、信心和爱！""以患者为中心，以员工为主体"；台州恩泽医疗中心（集团）"仁心仁术，济众博施""厚德恩泽，如水行医"等。这些理念和宗旨不仅仅挂在墙上，更重要的是融入医院每位员工的精神和日常工作中。

② 构建人文关怀的制度文化。为了顺应时代的新要求，医院必须制定和完善相关制度，把医院对患者的"仁爱"体现在诊疗过程中的各种人性化设计和人文关怀中，让医院的发展惠及患者，为优秀的医院文化和医学人文精神的发展提供良好的环境和土壤。

③ 构建人文关怀的行为文化。医院的行为文化是医院的形象。人文关怀的行为文化促使员工为医院发展贡献自己工作中的经验，通过人文思想进行创造性人文护理活动，包括关怀流程、关怀行为、关怀语言、关怀礼仪等多方面。

④ 构建人文关怀的物质文化。医院人文化的医护工作服、建筑风格，为患者提供便利的爱心车、轮椅、防滑防跌倒设施及个性化的营养餐等构建了医院人文关怀的物质文化，为患者就医提供了舒适、放心、安全的环境。

2. 护理人文关怀的组织实施

（1）医院护理人文关怀的组织管理　同医院其他各项工作一样，护理人文关怀的推进需要有效的组织管理。护理人文关怀组织管理是医院护理管理者在人文精神指导下的一种管理，其鲜明的特征就是以人为本，以文化育人。护理人文关怀组织管理通过构建和谐优美的人文环境，营造温馨融洽的人际关系，不仅以"润物细无声"的方式给广大护理人员以潜移默化的影响和引导，还通过制度的制定和实施推进护理人文关怀的开展，提升他们的职业化素质，激发他们的积极性和创造性，从而实现优质护理服务的目标。医院护理人文关怀组织管理包括以下几个方面的工作。

① 建立护理人文关怀组织。医院成立护理人文关怀委员会，形成"分管院领导-护理部主任、副主任-科护士长-护士长-护士"的自上而下关怀护理管理组织。制定各级各类护理人员关怀职责，相关人员切实履行职责。

② 制定相关制度、流程和标准。建立护理人文关怀制度、规定、标准，规范工作流程，实施培训并组织落实。

③ 营造人文关怀氛围和环境。营造人文关怀的氛围，如在合适的地方悬挂或张贴体现人文关怀的医院理念、院训等；创造优美的就诊环境，种植绿树和花草；明确标识，有检查平面图和指示牌，地面贴"注意楼梯"等安全提醒；提供免费轮椅给老弱病残患者；为残障人士准备专用卫生间等。

④ 优化就诊流程，改善患者就医体验。为患者提供多种形式的挂号渠道；设立自助挂号、缴费、打印检查结果的机器等，加强信息化建设，便于患者网上查阅或发送检查结果到患者绑定手机上；整合、精简就诊环节，节省患者排队等待时间。

⑤ 畅通沟通渠道。采取设立管理者接待日、建立意见箱和沟通本等措施，便于服务对象和工作人员及时反映心声和问题，并及时解决相关问题、化解矛盾。

⑥ 建立和完善人文关怀培训考核制度。制订护理人文培训计划，设定培训目标、内容和方式。采取多种适宜的方法实施培训，并考核人文关怀培训效果。

⑦ 建立人文关怀评价及改进机制。构建管理者评价、服务对象评价、护士自评和同行评价的评价机制，设置评价标准和条目。评价内容包括护理人文关怀知识评价、护理人文关怀能力评价、患者对关怀满意度评价、护士工作满意度评价等。运用自我评价、同行评价或第三方满意度测评等方式。条件成熟的医院可将人文关怀评价纳入常规质量督导中。还要注重评价结果的利用，对表现出色的科室、个人及其行为进行表扬或奖励，例如评选人文关怀示范单位和先进个人。对发现的问题要进行原因分析并提出针对性改进措施并实施，促进人文关怀质量的持续提高。

⑧ 对护理人员实施人文关怀。医院应实施柔性管理，制定护理人员人文关怀政策，保障护理人员福利和待遇，开展巴林特小组等形式的活动，为其减轻工作压力，使其心情舒畅，提升其工作满意度。

(2) 护理人文关怀工作职责　护理人文关怀工作职责是从制度规范层面上要求各层次护理人员在工作中运用人文关怀知识和技能，为患者实施照顾护理，并不断学习，提升自身人文关怀能力，进行护理人文关怀教学与研究，促进护理人文关怀的进一步发展。

四、护士修养与护理人文修养

(一) 护士修养的概念

护士修养是在内心信念的驱动下，将道德规范、职业规范内化为自身的品质，并外化为行为的过程和结果。护士修养的过程是长期的、复杂的，受主客体因素的制约，只有主客体契合，才能达到理想的境界。

(二) 护理人文修养的概念

护理人文修养是指护士具备的人文精神、人文素质、人文关怀以及人文科学等方面的修养，它包括护士必须掌握的自然知识、社会知识等知识体系，和由政治观、价值观、道德观等组成的精神体系。其范畴主要包括护士伦理道德、护士的职业形象美、人际沟通技巧及护士礼仪等方面。如果说，护理质量是一棵树，那么护理人文修养就是其赖以生存的土壤，土壤的肥沃与贫瘠，决定了这棵树是否能枝繁叶茂，这也正是我们提高护理人文修养的出发点。提高护理人文素养，关注人文关怀，不断提高医疗护理质量和服务质量，是我们的工作目标和要求，也是我们的努力方向。

(三) 护士应具备的人文修养

1. 伦理道德修养

良好的人际关系必须以双方认同和遵循的伦理观念和道德行为准则为基础。今天，医学和护理都面临着前所未有的伦理道德问题的挑战，如患者的权利、护理人员的义务、患者的知情同意、医疗保密、医疗科技、讲真话与保护性医疗手段、生命伦理问题等，所以提高护士的伦理道德修养已迫在眉睫。伦理道德修养的提高，可以使护士树立正确的人生观和价值观，增强道德责任感，理性地面对护理过程中的冲突和棘手事件，同时有助于护士懂得爱，体悟人生，有信仰，勇于奉献。

2. 人际关系修养

良好的人际关系有利于提高人的健康水平和群体的凝聚力，有利于提高工作效率和完成工作目标。在工作中，护士既要处理好一般的人际关系，更要处理好专业人际关系，包括领导与被领导关系、护士与患者及家属关系，以及护士与护士、护士与医生及其他医务工作者之间的关系。这些关系并非完全独立，它们往往同时存在而且相互作用、相互影响。因此，通过运用移情、确认、分享控制和自我表白等沟通策略，表达出尊重、真诚和关注的态度，是护士人际关系修养水平的体现，它决定了护士的身心健康、工作质量和工作效率。

3. 文化修养

当今世界是一个开放的世界，护士面对的服务群体趋于多元化，不同文化背景的人有着不同的服务需求，这就要求护士具备较高水平的文化修养。护士通过提高文化修养，可以认识文化与生活方式、文化与健康的关系，了解来自社会不同职业、不同阶层、不同地域、不同民族的服务对象的社会关系、经济条件、政治文化背景和宗教信仰，从而为他们提供多元文化和跨文化护理，体现护理人文精神。

4. 文学艺术修养

世界卫生组织提出的健康新概念，将健康与美联系在一起。一方面，人体的美在很大程度上会影响人的心理健康；另一方面，美感是一种积极的心理状态，良好的心境是一个人健康的重要条件。对护士而言，文学艺术修养能让他们找回一双发现美的眼睛，从而学会欣赏美和创造美，能促进他们自身的身心健康，提高他们观察人、认识人、理解人的能力，帮助他们更好地关怀人和照顾人。

5. 理性思维修养

这是人文修养中最高层次的修养。理性思维修养主要表现为在观察各种现象时善于发现事物间的内在联系，透过现象看本质，找到规律；在思考问题时善于分析综合和推理概括。在护理实践中，护士每天都要面对纷繁复杂的临床现象，都要对患者进行健康评估。在此过程中，能否准确地提出护理问题、有效地开展护理干预，体现了护士理性思维修养的水平，所以提高护士理性思维修养是提升护理服务质量的关键。

以上几方面的人文修养虽然在层次上有所区别，但都是相互制约并相互联系的，最后在一定水平上合为一体。

案例分析

一位肝硬化晚期患者的反常行为

一位肝硬化晚期严重腹水的患者最近几天基本没有外出活动，以卧床为主。白天输液时偶尔家人过来陪伴一下，基本上都是一个人完成输液，三餐会有人送点饭菜过来，晚上从来没有家人陪护。患者沉默寡言基本上不与同室病友聊天。下午责任护士巡视病房发现患者不在，打电话问患者家属，家属说不知道。正在大家寻找时，患者回来了。同室病友反映患者下午一个人出去大概有一个多小时。

请分析：在本案例中，患者存在什么问题？如果你是他的责任护士，你会做点什么？

实践活动 学生分享一则护理人文关怀案例并发表个人感悟。

学习思考 各小组观摩学习后，结合所学知识，谈体会与感受，领略护理人文关怀。

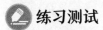

练习测试

单选题

1. 下列对人文关怀的概念的表述正确的是（　　）。
 A. 对人文化的关心　　　　　　B. 对人的尊严、自由、权利的维护
 C. 对人格的关心　　　　　　　D. 人的文化修养
2. 下列不是护理人文关怀内容的是（　　）。
 A. 尊重患者的生命价值　　　　B. 理解患者的文化背景
 C. 不用表达护士的关爱情感　　D. 满足患者的个性需要
3. 关于护理人文关怀的动因，表述错误的是（　　）。
 A. 人文关怀不是护理学的核心　　B. 人文关怀是护理人员的法定责任
 C. 人文关怀是护理道德伦理要求　　D. 人文关怀是患者的需求及权利
4. 人文的核心是（　　）。
 A. 人　　　　　　　　　　　　B. 护理
 C. 一切事物　　　　　　　　　D. 患者
5. 下列不是护理人文关怀能力构成要素的是（　　）。
 A. 独立学习能力　　　　　　　B. 共情同理能力
 C. 身心调适能力　　　　　　　D. 精神支持能力
6. 下列哪项是护理人文关怀能力培养的价值取向？（　　）
 A. 关怀理论　　　　　　　　　B. 关怀情感
 C. 关怀能力　　　　　　　　　D. 人文关怀
7. 下列哪项不是护理人文关怀委员会的成员？（　　）
 A. 院领导　　　　　　　　　　B. 护理部主任

C. 科护士长 D. 主管护师

8. 护士修养是在（　　）的驱动下，将道德规范、职业规范内化为自身的品质，并外化为行为的过程和结果。

A. 内心信念 B. 外在信念
C. 自主信念 D. 人文关怀信念

9. 护士应具备的人文修养不包括（　　）。

A. 伦理道德修养 B. 人际关系修养
C. 文化修养 D. 科学知识

10. 下列哪项是人文修养中最高层次的修养？（　　）

A. 伦理道德修养 B. 人际关系修养
C. 文化修养 D. 理性思维修养

任务三 提高护理人文修养

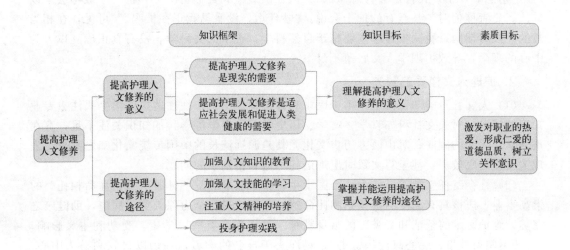

情景导入

普外科病房里住了三位患者：高某、李某与洪某。洪某是昨天下午入院的，今天早上一上班，高某与李某就闹着要换病房。责任护士进一步了解到，原来昨天晚上住进来的洪某整晚拿着手机玩游戏，有时还发出很大的动静，而原先住着的两位患者年纪较大本来入睡困难，于是责任护士告诉患者，等有空床了优先给其换病室。

请思考：夜班护士的工作是否有欠缺？你如何协调同室患者之间的关系？

教师启发引导：从关爱患者健康的角度出发，如何开展有效的健康宣教？

一、提高护理人文修养的意义

（一）提高护理人文修养是现实的需要

1. 我国护理学人文底蕴不足，起步晚

随着现代医学的发展，人文关怀的作用和地位在护理工作中日益突出，医学人文学

的倡导者乔安妮·特劳特曼·班克斯（Joanne Trautmann Banks）等提出学习人文知识有利于学生理解同情患者、学会换位思考以及运用人文知识解决道德上的困惑。从20世纪70年代起，美国就有一些医学院校增加了人文学课程。目前，美国高等护理教育已将伦理、人类文化、全球健康服务、健康服务与政策纳入专业教育的核心内容，人文素质教育的地位进一步明确，护理工作已迈出了由技术至上向人文关怀过渡的步伐。在我国，护理专业的学生应具有广博的人文学知识，这样才能更好地理解人的心理和行为，更有效地与人沟通，虽然这已是护理界的共识，但护理教育者并没有将文学和艺术课程置于护理教育中突出的位置，与国外相比，还有很大的差距。在国外，当护士看到有焦急等待的患者时，尽管他正在紧张地忙碌，但他会轻轻拍拍患者肩膀，温和地说声："请您等一下，我肯定会为您做的。"但在国内碰到类似情况时，护士一般不会予以关注，患者催促时，甚至有的护士会说："吵什么，没看见我正在忙吗？"可见，在相当长的一段时期内，我国护理学主要精于自然科学，荒于人文科学，没有真正确立以人为中心的理念，导致护理学人文底蕴不足。

2. 护理人文修养的缺失

（1）人文社科类知识薄弱　由于医学教育课程负担重，往往造成医学生只注重专业知识的摄取，对人文社科如哲学、文学、历史学、社会学等学科的知识关注不足，存在重医学轻人文的倾向，对中西方历史文化尤其是源远流长的中国传统文化知之甚少，表现为人文功底较弱，甚至写文章时出现语句不通和错别字的问题。

（2）社会责任感缺乏　作为一个医学生，将来从事的是"健康所系、性命相托"的崇高事业，应该具有高度的责任感和使命感，具有"竭尽全力除人类之病痛，助健康之完美，维护医术的圣洁和荣誉"的献身精神。然而现在有些医学生，受功利主义影响，"两耳不闻窗外事，一心只读圣贤书"，只埋头于自己的学习，一切以自我利益为中心，不愿参加学校各种社会活动，没有奉献精神和关爱意识，对社会缺少责任，对生命缺乏关爱，对患者缺乏同情，甚至对生命和健康表现出极端不负责任的态度。

（3）心理素质欠佳　随着社会竞争不断加剧，医学生学习压力和就业压力愈来愈大，导致他们心理健康状况存在不少问题，许多人心理素质下降。医学生常见的心理问题有：抑郁、焦虑、交往障碍、敌对、冷漠、自卑、偏执等。一旦发生心理问题，医学生面对学习和就业压力就会表现出较差的抗压性，产生心理障碍或疾患，甚至导致行凶或自杀的严重行为。

（4）创新能力不足　高等教育的目的之一就是培养大学生的创新精神，然而长期的应试教育，阻碍了大学生创新思维、创新意识、创新能力的发展，产生了思维标准化的创新障碍。思维标准化对学生独立思考产生了三种破坏作用：功能固着、迷信权威和思维惰性。结果导致学生不善于学习和缺乏创造力，创新思维能力下降，更不会将所学知识在实践中灵活运用与创新发展。

（5）人际交往障碍　医学生人际交往障碍表现为不适应大学校园集体生活，以自我为中心，不愿与他人相处，有的出现心理孤僻问题，有的在人际交往过程中出现表达障碍，对班集体漠不关心，与同学关系紧张，对老师"敬而远之"，害怕与同学、老师交往相处，甚至封闭自己和离群。

（二）提高护理人文修养是适应社会发展和促进人类健康的需要

生物-心理-社会医学模式主张在更高层次上把人作为一个整体来认识，从生物学、心理学、社会学、文学等诸多学科来考察人类的健康和疾病，来认识护理的功能和潜能，从而对护理人员的知识结构和整体修养提出了新的要求。就人类健康的恢复、维护与增进而言，护理工作涉及的服务范围将越来越广泛，肩负的职责亦愈来愈重。这些变化对护理人员的知识结构提出了新的标准，对护理人员的整体素质也提出了更高的要求，如丰富的护理知识及护理心理学知识、娴熟的技能、良好的职业道德、较高的人文修养等。同时，"以人的健康为中心"和"以人为本"的服务理念也强调，一个合格的护理工作者，不仅应该懂得关心患者的躯体，还应该懂得关爱患者的心灵，掌握一些与促进患者健康有关的人文知识，具备良好的人文素质和修养。大量事实表明，在为患者健康保驾护航的过程中，护理人员的学识、技能固然重要，但是，他们对待生命、对待患者的态度，他们的敬业精神以及他们自身的个性品质亦不容忽视。这些因素，会直接影响到他们的技术水平，影响到他们的服务质量，进而影响到患者及其家属的幸福和安康。据有关部门统计，在众多的医疗事故、医疗纠纷中，大约有55%是由于医务人员的人文素质较低或缺乏敬业精神造成的。因此，加强护理人员的人文素质培养，对优化护理人员的职业个性、提高其整体素质和服务水平是非常重要和必要的。

二、提高护理人文修养的途径

1. 加强人文知识的教育

（1）人文课程奠定一定的人文功底　人文知识的教育是提高学生人文修养的首要途径。人文知识可以通过学人文课程、听人文讲座、读人文书籍来积累。学校开设的护理人文修养、马克思主义基本原理、思想道德修养与法律基础等课程就是基于此目的。通过系统的学习，学生可以掌握有关人文学科的基本理论，奠定一定的人文功底。

（2）其他课程渗透着人文教育　除人文课程外，所有专业基础和专业课程教学的课堂和实验室，都是进行人文教育的场所，所有的课程内容都渗透着人文教育。例如进行护理情景训练时，就要学会分析综合和推理概括，学会合作学习和互帮互助，学会语言沟通和信息交流，这有利于护理人员理性思维、人际关系和语言文字修养的提高；在进行护理操作练习时，不但要学技术，同时要学会尊重、关爱患者，养成严谨作风，这有利于护理人员道德修养的提高。

（3）校园文化有利于提高人文修养　人文教育的另外一个重要途径就是组织护理人员参加各种文化活动。通过文学作品和艺术作品鉴赏、文化活动等，可以深深打动人的情感，使人从美的享受中获得教育，提高文学艺术修养。高品位的校园文化环境能陶冶人的情操，有利于学生健康成长。例如，将南丁格尔奖章得主的图片和事迹制成画册进行展览，能让护理专业学生受到优秀护士感人事迹的教育；在学校组织的各种文化艺术节上，结合护理专业的特点，通过表演小品、歌舞、演唱等让学生进行直接的审美实践和审美创造，体会运用艺术形式进行交流的感受，体验艺术创作的自豪感和成就感。开展文化艺术活动，对于培养和提高学生的人文修养具有其他形式难以替代的作用，尤其是对于培养学生正确的审美理想、健康的审美情趣，提高对美的感受力、鉴赏力、表现力和创造力有着重要的作用。

2. 加强人文技能的学习

对于护士来说，人文技能方法与专业技能同等重要。例如，在进行护理操作练习时，不但要学技术，同时要学会尊重、关爱患者，学会语言沟通和信息交流；在确定护理方案时，要学会分析判断和科学决策，学会合作学习和互帮互助。这些无疑有利于提高护士科学思维能力、人际交往能力和语言文字能力。

3. 注重人文精神的培养

护理工作不仅仅注重护理技能，还必须加强对人文精神的培养，单纯的技巧是初级的，言行仪态只是人文精神的外显反映。内心没有的东西，外表就无法显露；内心有了，外在自然而然就能表现出来。人的心灵杰出，行为才可以杰出，人的内心美好，气质才会美好。人文精神的培养不同于一般的道德教育和法治教育，它始于人性的自觉，着眼于情感的潜移默化。不是强迫人要怎样，而是启发人从心灵深处自悟应该怎样。护士应注重自我修炼、灵魂陶冶，从根本上领悟做人之道，护理之本。

4. 投身护理实践

护理的人文精神、护士的人文修养都直接反映在护理实践中。在护理过程中，护士可以观察到职业道德、人际关系、理性思维等抽象概念的具体表现；可以体验到人的社会性，达到自我提高的效果。所以，护理实践是提高护理人文修养的必由之路。人文修养的提高是一个潜移默化、终身教化的过程，护理教育工作者必须充分认识到自己承担的人文教育的责任，要把人文知识和人文精神贯穿于教育的各个环节中。护理专业的学生必须充分认识到自己是人文教育的主体，要主动融入人文教育的过程中，在积累人文知识的同时，学习人文研究的方法，培育自己的人文精神，真正成为适应护理事业发展的新型护理人才，在建设和谐社会的伟大事业中发挥自己的作用。

案例分析

真诚服务

记得刚入院的时候，那位奶奶身上的气味较大，头发都有点打结了，照顾的家属也是年迈的老伴。我了解情况后决定帮这位患者洗个头，擦个身，能让她舒适些。随后推了移动洗头车，耐心地帮她洗了两遍，又帮忙吹干头发，以防感冒。记忆最深的是帮她洗头的那瞬间，她说："我已经好几个星期没有洗头了，真的太谢谢你了。"然后我看到她红红的眼眶里流出两颗晶莹的泪珠。快出院时，患者的女儿送给护士站一盆米兰，她说："感谢你们对我妈妈的精心照护，你们的爱心就像米兰一样散发着清香。"

请分析：这位护士的行为为什么能感动患者及其家属？

实践活动 以小组为单位，学生分享一则人文关怀案例，每组推选出一个较为感人的案例在全班分享。

学习思考 各小组观摩学习后，结合所学知识，探讨如何提高护士人文素养。

练习测试

一、单选题

1. "两耳不闻窗外事，一心只读圣贤书"，表达的是护理人文修养缺失中的哪一方面？（   ）
   A. 人文社科类知识薄弱　　　　　　B. 社会责任感缺乏
   C. 心理素质欠佳　　　　　　　　　D. 创新能力不足
   E. 人际交往障碍

2. 韩愈说，青年人"无望其速成，无诱于势利，养其根而俟其实，加其膏而希其光，根之茂者其实遂，膏之沃者其光晔。仁义之人其言蔼如也"，表达的是注重人文素养中哪方面的培养？（   ）
   A. 加强人文知识的教育　　　　　　B. 加强人文技能的学习
   C. 注重人文精神的培养　　　　　　D. 投身护理实践
   E. 人文环境建设

二、多选题

1. 目前，美国高等护理教育已经将下列哪几项纳入专业教育的核心内容，从而使护理工作迈出了由技术至上向人文关怀过渡的步伐？（   ）
   A. 伦理　　　　　　　　　　　　　B. 人类文化
   C. 全球健康服务　　　　　　　　　D. 健康服务与政策
   E. 法律

2. 护理人文修养的缺失主要体现在哪些方面？（   ）
   A. 人文社科类知识薄弱　　　　　　B. 社会责任感缺乏
   C. 心理素质欠佳　　　　　　　　　D. 创新能力不足
   E. 人际交往障碍

3. 以下哪些理念强调了一个合格的护理工作者，既要关注患者的躯体，还要关注患者的心灵？（   ）
   A. 以人的疾病为中心的服务理念　　B. 以人的健康为中心的服务理念
   C. 以人为本的服务理念　　　　　　D. 以技术为主的服务理念
   E. 以未来发展为主的服务理念

4. 提高护理人文修养是现实的需要,是适应社会发展和促进人类健康的需要,那么提高护理人文修养的途径有哪些呢?( )

A. 加强人文知识的教育　　　　B. 加强人文技能的学习

C. 注重人文精神的培养　　　　D. 投身护理实践

E. 发展专科护理

专题二
叙事护理

　　随着现代科学技术的进步和卫生政策的改革，医学领域对技术的重视程度越来越高，一定程度上忽视了医学的人文属性。医学界呼唤人文关怀，也一直探索着推动人文关怀深入临床。近年来，临床医学和护理领域引入叙事、反思的概念和方法，很大程度上推动了人文关怀与护理实践的深入结合。

　　本专题将介绍叙事、叙事医学、叙事护理、反思的基本概念、意义、基本内容和方法，并结合教学医院临床护理工作中发生的温馨动人、充满爱心的关怀故事，给人以美的享受、爱的教育。分享同伴的关怀与感动既提高了护理人员对职业价值的认同感，也培养他们对职业的崇高情怀，同时达到改善患者就医体验、和谐医护患关系的目的。

　　本专题的重点是掌握叙事护理的理论基础——叙事医学的基本形式、特征，理解叙事医学、叙事护理的概念；难点是叙事医学在护理工作与生活中的灵活运用，以及提升叙事能力。

任务一
认识叙事护理

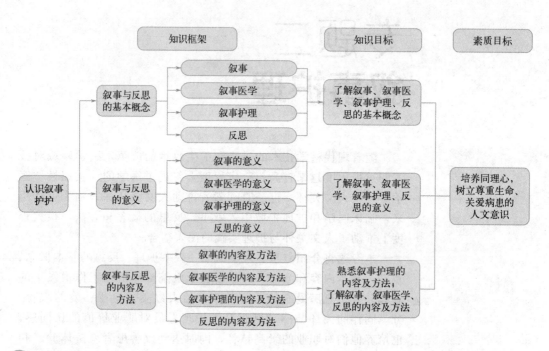

情景导入

　　我所实习的产科有一位产妇,她很伟大,在得知自己得了银屑病(俗称牛皮癣)之后,为了小宝宝,她没有使用那些激素类药物治疗,而是选择了保守治疗。后来身上的银屑病越来越严重,产科医生请了其他科室的医生进行会诊,开了其他消炎药物静脉输液,之后还进行了全院大会诊,科里决定她所住双人间的另一张床不安排其他人,各班护士时刻关注产妇的情况,给产妇很多的关爱与照料。在这里,我还学到了很多产科的相关知识与技能,如胎心监护、多普勒听胎心,知道了很多产前产后的注意事项,感谢老师的悉心教导,我受益匪浅。

——一位护生的实习周记片段

　　请思考：这则实习周记中哪几个点触动到你？为什么？

　　教师启发引导：从产妇、医护人员、护生多方不同的角度进行分析。

一、叙事与反思的基本概念

1. 叙事

叙事是指对系列事件的描述，也指将各种经验组织成具有现实意义的事件的基本方式，这种方式向我们提供了了解世界及向别人讲述我们对世界的了解的途径。简单地说，叙事就是讲故事，从自己的主观视角，带着自己的看法和理解、情绪和情感讲述故事。

2. 叙事医学

2001 年 1 月，美国的内科医生丽塔·卡伦（Rita Charon）在《内科学年报》上发表了一篇文章，即《叙事医学：形式、功能和伦理》，首次提出了叙事医学这样一个概念。同年 10 月，Charon 又发表文章，正式发起了叙事医学的运动。

叙事医学指的是一种医疗的模式，在这样的模式当中，具有叙事能力的临床医生，通过吸收、解释、回应患者的故事和困扰，为患者提供一种充满尊重、共情和生机的医疗照顾。实际上就是提倡一种人文关怀。

3. 叙事护理

叙事护理是指护理人员通过对患者故事的倾听、吸收，帮助患者实现生活、疾病故事意义重构，并发现护理要点，继而对患者实施护理干预的护理实践。

叙事护理的核心观是"叙事"与"护理"的融合，是创新突破。叙事护理是指把后现代心理学叙事治疗的理念与方法运用到临床护理中的一种心理护理工作模式。

4. 反思

反思指思考过去的事情，从中总结经验教训。反思是不同于直接认识的间接认识。叙事医学和叙事护理都强调医护人员的叙事能力，其中反思是其核心之一。

二、叙事与反思的意义

1. 叙事的意义

叙事是人类组织经验的方法，是理解、构建社会与自我身份的重要途径，人们通过叙事理解世界、讲述世界。

唐纳德·波尔金霍恩（Donald Polkinghorne）认为叙事使人理解过去，并构想未来，它是人类存在且获得意义的方式。叙事把人类过去、现在和未来融合为一体，其意义表现在三个方面：

① 叙事是对过去生活的总结和升华，即从对过去生活的叙述中概括出经验得失，为自己或他人提供借鉴与启示，从而在这个基础上过充满智慧的生活。

② 现实生活中，人们总会受到一些无法满足的愿望的困扰，如何应对这些困扰成了叙事的重要来源。人们往往以现实生活为蓝本，借助想象，讲述对未来期望的故事，事实上对未来期望的叙事往往最后会变成现实生活。可以说，一系列现实生活中司空见

惯的事实几乎都能在古老的叙事中找到踪迹。

③ 叙事的本质是一种交流行为，包含主体与受体，主体即叙述者，受体即倾听者。叙事为叙述者提供了一条自我实现的途径，同时也是倾听者知识增长的来源之一。

2. 叙事医学的意义

叙事医学的提出有利于反驳冷漠的、基于证据的医学，缓和医患关系，同时还能作为一种医疗实践干预患者的治疗及康复。叙事医学的意义主要体现在医生、患者、医患沟通三个方面。

（1）医生方面　当前的医学要求医生在情感上与患者保持距离，因为医学界误认为主观情感会干扰医学的"科学"判断，这直接导致了医生的情感、安慰性语言与技法的苍白，使医学变得冷漠。叙事医学的出现让医学逐渐复温，它强调医生的叙事能力，要求医生增加与患者的交流，站在患者的立场上看待生老病死，这有助于提高医生的沟通能力。另外，叙事医学合并读写的叙事方法还能使医生进行自我心理疏导和职业压力的释放，从而降低职业倦怠感。国外研究表明，在外科住院医师教育中采用叙事的方法可以估量医生的一般能力，如基于系统的实践能力、基于实践的学习能力、沟通技巧以及专业能力等。

（2）患者方面　叙事医学对患者有两重意义。

① 身体疾病的治疗。当患者在诉说疾病故事时，会选择符合治疗主题的信息，但难免有遗漏，具备叙事能力的医生会帮助患者找出遗漏的片段，引导他们说出自己不曾察觉的部分，从而利于疾病的治疗。

② 精神的抚慰有时比身体疾病治疗的意义更大。英国医生科克伦是一位叙事医学的探索者。第二次世界大战时，他在战俘营从事医疗工作。一天，一位士兵哭叫不停，最初他认为由胸膜炎的疼痛引起，但他手中没有镇痛片，科克伦绝望地坐到士兵床上，把他抱在怀里，奇迹发生了，士兵停止了喊叫，数小时后平静地死去。后来，他认为士兵不是因为躯体痛苦而哭叫，而是孤独引起的精神上的痛苦，于是他开始质疑药物治疗人类疾病的确定性。医学不能解决所有问题，更多的是在安慰。叙事让医生走近患者，在心灵情感上给予他们支撑，引导他们乐观地看待疾病，树立正确的疾病观、生死观。

（3）医患沟通方面　医学叙事的过程是医患沟通的过程。在这个过程中医生能从患者那里得到对诊断有益的线索，并考虑每位患者的独特性。患者可以理解疾病、治疗的意义，有利于医患关系的改善。

3. 叙事护理的意义

护士听患者讲述自己的生命故事，让患者在叙述事件的同时自己打开心结，从而从心理上主动配合治疗。这种工作模式让患者在肢体得到治疗的同时，得到切实的心理照顾与关爱，填补了临床护理中心理护理内容的空白与空洞。叙事丰富了护理领域内容，主要表现为提供了一种临床护理方法、护理教育方法和护理研究方法。

（1）叙事提供了一种临床护理方法　对于患者来说，叙事在护理领域的应用有两重意义。第一，倾泄意义。患者叙说疾病与痛苦的经历，利于其保持健康心态，促进疾病康复进程。有研究表明，通过叙事对受虐导致情感障碍的儿童进行治疗和护理，能使其语言沟通能力、日常生活技能以及社会化程度明显提升。第二，建构意义。患者将经验片段组织成完整的故事，能增强自我在疾病和治疗中的个人控制感，从而使其积极参与治疗。

对于护理人员，在倾听患者叙事时，常能发现故事背后的潜藏意义，这不仅能为患者实施个性化的护理提供依据，还能培养护理人员敏锐的洞察力。

(2) 叙事提供了一种护理教育方法

① 叙事教育使护理教育不再只注重教育结果，而更关注教育过程及教育者和被教育者的体验。

② 有助于帮助学生形成相关道德品质。叙事教育能通过讲故事等形式，帮助学生习得具体的道德品质。2003年，林赛（Lindsay）等以叙事护理师生在妇产科带教实习的故事为例，说明护士终身学习的重要性。

③ 有利于护理教育中某些抽象概念的表达和理解。如学习护理人文关怀理念时，单通过教科书很难理解对患者实施人文关怀的体验，叙事教育通过让护生阅读文学作品、观看人文电影及倾听护士、患者关怀与被关怀的体验去学习人文关怀，能取得意想不到的效果。叙事教育是一种具有护理专业特色的教学方法，能深入挖掘和传授护理人文内涵。

(3) 叙事提供了一种护理研究方法，且能促进临床护理实践

① 叙事研究有利于发展护理知识。博伊金（Boykin）等认为，护理知识的载体是护理情景，而叙事研究是重现、创造护理情景的方法，通过叙事研究能发展植根于护理情景的护理知识。另外，护理叙事研究的资料提供者包括患者、家属及所有健康人员，因此，叙事研究者能全方位、多角度地收集叙事资料、审视护理对象、发展护理理论。

② 叙事研究能促进护理实践。叙事研究通过"自下而上"的归纳法得出研究结论，能指导护理人员认识到护理现象背后的实证内涵，并采取针对性措施改善护理情境，从而改进护理实践。

③ 叙事研究有利于构建关怀性护患关系。叙事研究的过程是护理人际关系互动的过程，对人内心世界具有冲击性，是传统科学方法难以达到的。通过叙事研究，护理人员能真正走进患者内心，从而有利于建立一种关怀、和谐、相互理解和支持的护患关系。

4. 反思的意义

(1) 反思在叙事医学中的意义　反思是叙事能力的核心之一，足以见其重要性。其意义体现在以下几个方面。

① 反思有利于优化诊疗思维，提高医务人员的专业能力与水平。叙事医学中，反思主要通过平行病历体现，卡伦认为书写平行病历是医生每天的必修课，医生必须每天到患者床边倾听患者的感受或故事，充分了解患者的心理和疾病状况。此外，平行病历书写后要进行小组讨论，交换经验，并进行诊疗行为和疾苦理解的反思，这个过程是不断优化诊疗方案与提升医生专业能力的过程。

② 反思有助于提高医务人员的人文素质，增强工作责任感和使命感。有学者将平行病历的评价归纳为"四有"标准，即有意思、有意味、有意蕴、有意义，完成平行病历的过程是自身人文素养的提升过程，当医生被文学作品或患者的叙事打动并进行反思时，才能真正提高其共情能力、职业精神和可信赖程度，以及人文素质、工作责任感和使命感。

③ 反思能构建和谐的医患关系。医生和患者双方在叙说和倾听故事时，会审视自己，在这种反思或审视中，医患双方都变得自律并对工作和生活负责，医生带着疏导与安慰走近患者，患者带着理解和配合接受医疗，医患之间和谐而温暖。

(2) 反思在叙事护理中的意义　反思在叙事护理中的意义体现在三个方面。

① 临床护理反思的意义。反思不仅能使护士从患者角度出发，为患者提供更好的人性化服务，创造和谐的护患关系，还能提高护士观察能力、解决问题能力、研究和创新能力。

② 叙事教育中反思的意义。反思是一种重要的教学方法，有学者指出，反思叙事法对提高护士人文关怀能力有正向促进作用，通过反思能使护士学会与患者交流，并进行换位思考，认识到护理人文关怀的价值所在。

③ 护理叙事研究中反思的意义。护理研究者通过对叙事材料的不断诠释与反思，能更深层次地挖掘事件背后的意义要素，从而更好地进行护理叙事研究。

三、叙事与反思的内容及方法

1. 叙事的内容及方法

(1) 叙事的内容　叙事就是讲故事，所讲的故事就是叙事的内容。一个故事的内容主要包括背景、人物、情节、主题、感受，故叙事的内容也包括这五个方面。叙事的内容可以是已经发生的故事，也可以是正在发生的事情，还可以是对未来做出的预测和筹划。这些故事和事件可以是实际发生的，也可以是虚构的。

(2) 叙事的方法　叙事的形式包括：教育性娱乐活动，如照片、文学作品、电影等；故事，如历史案例、榜样故事、寓言故事等。不同形式的叙事需要借助不同的叙事方法来表现，叙事的方法有两种。

① 转述。叙事者先为倾听者，通过观察或访谈等方式搜集故事，然后进行整理和分析并提炼出相关信息，作为下次叙事的材料。

② 自述。叙事者将自我生活中有意义的事件或经历在合适的时间及空间里进行叙述，这种叙事方法的实质是"从个人生命经历中透视整个世界"，因此"充满生命的体验和感动，容易牵动人心"。

2. 叙事医学的内容及方法

(1) 叙事医学的内容　根据不同的叙事主体，叙事医学的内容可分为两部分。

① 患者叙事。患者通过将疾病过程叙事化、疾病症状生活语境化，以表达痛苦的体验。

② 医生叙事。分为两个方面：第一，医生关于病患的叙事，医生以人文关怀的笔

触将临床病例写成平行病历范式，并将其用于医学知识的交流和临床信息的分享；第二，医生自我叙事，医生由于自身职业压力，往往也需要利用叙事进行心理压力疏导，尤其是在发生医疗事故后，如果得不到及时疏导，会产生严重的后果。米莉根（Milligan）等研究表明，经"医学忏悔叙事"，医生最终能克服心理阴影，从而吸取教训并改过。2010年，加拿大进行了一项平行病历的研究，结果显示平行病历对医生自己也有疗伤作用。

(2) 叙事医学的方法　开展叙事医学应做到以下几点。

① 注重聆听患者，学会站在患者的立场看待生老病死。

② 用人文关怀的笔触记录患者叙事。

③ 撰写医学批评自传，将自己的医疗经历以自我反思和自我批评的方式展现出来，包括对成功或失败经历的反思、对错误诊断给患者带来伤害的思考，以及对伤、残、生、老、病、死的体验等。

3. 叙事护理的内容及方法

(1) 临床护患叙事

① 患者叙事。当患者叙说疾病、疼痛等的故事后，护理人员应按叙事步骤对患者实施护理。第一，倾听。努力发现患者的价值观、期望，且避免过早进入问题解决阶段。第二，将问题分离外化。使问题独自成为外在实体，即问题是问题、人是人，护理人员帮助患者一起面对问题。第三，对外化的问题进行解析。护理人员与患者一起探索问题的历史、影响力及结果，引导患者从不同角度看问题，体会故事不同层面的意义。第四，重写故事。指导患者重新编写、叙述自己的生命故事，为生活赋予新的、积极的意义。

② 护理人员叙事。护理人员的叙事方法与叙事医学中的医生叙事方法颇有类似，出版故事集，书写反思日记、平行笔记，进行小组讨论等方式是其常用的叙事方法。

叙事护理的核心观点：第一，人不等于疾病，疾病才是疾病；第二，每个人都是自己疾病的专家；第三，每个人都有资源和能力；第四，每个人都是自己生命的作者；第五，疾病不会百分之百地操纵人。

叙事护理有五种技术，分别是外化、解构、改写、外部见证人和治疗文件。

外化，实际上就是给问题命名。叙事护理中最关键的技术就是外化，也是最难的一步。外化有四个步骤，分别是问题命名、询问影响、评估影响、论证评估。通过这四个步骤就可以探索到来访者的价值观，以及他最看重的东西。外化不仅是一种技术更是一种生活方式。外化就是把问题和疾病客体化的过程，把人和问题分开，把人和疾病分开。也就是说人不是问题，问题才是问题；人不是疾病，疾病才是疾病。人是面对问题或疾病困境的活生生的人。

解构，实际上就是探索问题或行为背后的社会、文化原因，探索问题的来龙去脉。

改写，一定是在行为蓝图和认同蓝图之间来回地穿梭。它是一个长时间的曲折过程，在探索过程中去发现例外事件，以及对例外事件的评价，由此构成自我认同，然后把新的自我认同迁移到现在和未来。认同蓝图，实际上是一种意象性的理解；是对这个对象的富有价值或意义的理解。简单来说，行为蓝图就是人的行为。认同蓝图就是对这个行为所产生的看法，怎么去评价这个行为。在改写过程中有一个非常重要的技巧，就是重塑对话，包括两个部分：第一个部分就是重要人物对来访者产生的影响，第二个部分就是来访者对重要人物的生命产生的影响。此过程分四个步骤，第一个步骤就是询问重要人物对来访者所做出的贡献。第二个步骤就是重要人物对来访者的身份识别产生的影响。第三个步骤就是来访者对重要人物所做出的贡献。第四个步骤就是来访者对重要人物的自我认同产生了什么样的影响。

外部见证人技术由叙述、复述、再复述三部分组成。复述是一个流程，包括：表达、意象、共鸣、触动、好奇。

治疗文件，传统文件包括奖状、证书、信件。现在可以使用微信、短信、电子邮件。

（2）护理叙事教育　开展护理叙事教育的步骤如下。

① 创设情境。教师通过故事、音乐、图片等，为所传授的护理内容创设情境。弗赖（Frei）等将人文关怀的理念隐藏在油画等艺术作品中，让护生观察、鉴赏，从而引导其走进患者内心，为患者提供人文关怀。

② 激发情感。教师通过对叙事资料的解读、讨论、提问引导护生思考，激发他们对护理的情感。

③ 躬行实践。教师利用实践机会，使护生置身真实的护理情境中，以临床范例为叙事素材，指导护生学习、体验。

④ 引导感悟。叙事教育通过反思实现教育意义，教师应在护生实践学习的基础上，引导其反思和领悟护理内涵。瑞典学者林达尔（Lindahl）等构建了以护生为中心的反思性临床教学单元模式，收到了很好的教学效果。

（3）护理叙事研究　研究流程及方法包括：

① 确定研究问题。叙事研究旨在探究研究者和参与者共同关心的、有意义的故事，因此研究问题要适合用故事表达并具有相应意义。

② 选择研究对象，进入研究现场。应把握好进入研究现场的时机。

③ 收集资料。用访谈法、文献法和观察法收集资料，尽量让叙事者呈现与研究问题相关的最丰富的生活经验。在该过程中，访谈者应注意与被访谈者保持地位平等，重视情感交流。

④ 资料的整理分析。又称叙事分析。目前运用较多的是科兰蒂宁（Clandinin）和康纳利（Connelly）的三维度叙事研究法，这种方法分别考察故事的过去、现在和未来，个人经验与社会经验的关系，以及故事发生的场景，然后在此基础上构建意义。

⑤ 撰写研究报告。研究者须对叙事材料不断反思与诠释，找出对被访谈者信念、态度和行为有巨大影响的事件、人物、场景等要素，并按一定顺序编排这些要素，使故事呈现出秩序和意义。报告往往采取深度描写的方式，使读者身临其境，从而对研究者阐释的故事意义产生共鸣。

4. 反思的内容及方法

（1）反思的内容　叙事医学的反思主要包括医务人员对患者疾苦的理解和自我诊疗行为的反思。叙事护理反思主要包括：

① 临床护患叙事反思。主要指护理人员对患者疾苦和自己护理照顾行为的反思。国内一项研究表明，护士工作反思日记主要记录工作中遇到的问题、他人的经验给自己的启示、心理压力与困惑、对患者的同情关心等。

② 护理叙事教育的反思。主要是教师和护生在教学过程中开展的关于教与学的反思。

③ 护理叙事研究中的反思。主要指研究者对研究方法、叙事材料的反思。

（2）反思的方法　虽然叙事医学和叙事护理反思的内容有区别，但方法大同小异，概括为：

① 质疑反思。对每次医护行为及教学行为都要反思："这样做对患者（学生）有益吗？"有质疑才会有发现，有发现才会有努力，有努力才会有发展。

② 归纳反思。将医疗、护理、学习经历通过回忆、分析、整理、归纳，不仅能找出"得"与"失"，完善自己的思维与行为，还能成为宝贵的自我叙事材料。

③ 换位反思。对每次医护行为与教学行为应换位思考："如果我是患者（学生）会怎样？"经常进行这样的换位移情反思，对于形成关怀性的医患、护患、师生关系大有裨益。

④ 对比反思。有比较才有鉴别，医护人员或者护理教师要善于向别人学习，吸取同行们的经验，并以此来反思自己的行为。

⑤ 评议反思。通过评价能使当事人认清自我，受到启发和教益，又能使评议者学会反思，引以为戒。学会如何正确看待和利用别人的评价以及对别人作出正确的评价，能不断改进自己的工作，培养自身反思的习惯及能力。

案例分析

滚蛋吧，肿瘤君

作者：台州医院血液肿瘤内科　叶金丹

讲述人：徐维彤

老方是我们血液肿瘤内科的老患者，是一名白血病患者。血液科的化疗患者都是反复入出院，所以对一些老患者的性格在接触中也是大致有所了解。印象中老方是一名开朗、健谈的人，经常与病友开开玩笑，平时也总是嘻嘻哈哈的。可是最近一次住院心情很是烦躁，对各种治疗也不是很配合。

滚蛋吧，
肿瘤君（音频）

一天，老方有点低热，我根据医嘱准备输液，携用物到他床旁："老方，今天医生给您开了消炎药，我先给您把输液港针准备好吧，等一下药来了，挂上去就好了。"

老方一脸不耐烦地说："弄什么输液港针，这么贵，你给我打普通的留置针就好了。"

我说："普通留置针保留时间短，而且您静脉条件比较差，会有多次穿刺的概率。"

还没等我说完，老方一脸不耐烦地说："你当然没事了，又不是用你的钱，一个输液港针要上百，留置针就几十块钱，医院就知道赚患者的钱。这么啰唆，叫你打留置针就打留置针。"

我看老方这么坚持，就说："那好吧，我给您打普通留置针吧，但是您自己平时也要保护好哦，要不然明后天又得重新穿刺哦。"

老方极不耐烦地说："打吧，打吧，知道了，这么啰唆。"

我给老方打了普通的留置针，输上液体。我说："老方，我现在不忙，咱俩聊会天吧。您最近家里是有什么事情吗？能跟我说说吗？"

老方眉头一皱，若有所思，一副欲言又止的样子。

我说："没事的，有什么事情您都可以跟我说，也许说出来就舒服点。"

老方看了看我，又迟疑了一会儿说："唉，小叶，你说人活着到底有什么意思呢，你说我倒霉就倒霉吧，得了这个恶病，为什么屋漏偏逢连夜雨，我儿子也得了和我一样的病，现在正在化疗。"说着说着眼泪模糊了双眼。

听到这个消息我真的震惊了，怪不得老方前后变化这么大，无论是谁都会被这种压力给压倒的，我当时真的不知道用什么语言来安慰老方，想起了李春老师说过："人不等同于疾病，疾病才是疾病，只有带着一颗心，靠近对方，才能真切地了解对方的世界发生了什么。"

我说："我很理解您现在的心情，孩子是父母的心头肉，任何一个人遇到这种事都会感到很痛心、难受的。那您能用一个词语来概括您现在的状态吗？"

老方眉头紧锁，想了想说："焦虑。"

我说："那焦虑是什么时候开始的呢？"

老方说："自从我儿子得了这个病开始的。"

我说："那焦虑对您及您的家人有什么影响呢？"

老方说："它会让我心情烦躁，干啥都没有意思，饭也吃不下，觉也睡不好。老伴也是整天哭泣、担忧，很崩溃，而且也会对我疾病恢复不利。"

我说："那您对您现在的状态满意吗？"

老方说："这个当然不满意，可是有什么办法呢？想想儿子连婚都没结，这一辈子就这么完了，能不焦虑吗？"

我说："老方，那您想想，怎样远离焦虑呢？"

老方幡然醒悟的样子，声音洪亮地说："对，我不应该那么消极，消极只会让情况越来越糟糕。我儿子从小就崇拜我，要是我儿子也像我一样消极，那真的是一点希望都没有了。我要成为儿子打败疾病的榜样，放心吧，我一定好好配合治疗，让肿瘤君滚蛋吧。"

我拍了拍老方的肩膀说："老方，您这么想很棒，疾病不可怕，可怕的是自己被自己打倒。我们要一起坚强，一起去面对困难，这样我们才能与疾病和平相处，未来才会有希望，我还等着吃您儿子的喜糖呢。"

接下来的几天，老方恢复了以前的开朗与健谈，在治疗上也积极配合，顺利地完成了这个疗程的化疗，如期出院。出院当天老方跑到护士站拉着我的手说：

"小叶，真的谢谢你，让我燃起了重新面对疾病的勇气，真的谢谢你。"

我开玩笑地说："不要忘记了我们的约定哦，下次记得给我带您儿子的喜糖哦。"

老方说："一定一定，哈哈。"

其实老方该谢的不是我，是李春老师，因为是李春老师教会了我如何去跟患者交流，如何了解患者内心的需求。因为叙事护理强调的不是技术，而是态度，只有生命才能进入生命，只有灵魂才能与灵魂交流。我们虽然不能改变夜的黑，但我们可以成为陪伴患者走夜路的人，愿我们的陪伴可以给走夜路的患者增加点勇气与力量。

请分析：在本案例中，患者发生了什么变故？护士采取了哪些举措改变了患者？

练习测试

一、单选题

1. 关于叙事护理，以下表述正确的是（　　）。
   A. 是整体护理的一种工作模式　　B. 是将心理护理落地的一种工作模式
   C. 是责任制护理的一种工作模式　　D. 是优质护理的一种工作模式

2. 解构就是（　　）。
   A. 探索问题或行为背后的社会、文化原因，探索问题的来龙去脉
   B. 解析问题结构
   C. 解决问题
   D. 解除问题

3. 关于改写，以下表述正确的是（　　）。
   A. 就是根据"外化"对话所发现的片段和例外，让故事走向改变
   B. 根据患者叙事记录，绘制行为蓝图和认同蓝图
   C. 用积极实践建立的支线，来改写当前的消极主线
   D. 帮助其重整自我，为新生活建立心理空间

二、多选题

1. 叙事护理的核心技术有哪些？（　　）
   A. 外化　　　　　　　　　　B. 解构
   C. 改写　　　　　　　　　　D. 外部见证人
   E. 治疗文件

2. 以下哪几个是外化的步骤？（　　）
   A. 问题命名　　　　　　　　B. 询问影响
   C. 评估影响　　　　　　　　D. 论证评估

E. 问题评估
3. 外部见证人技术的固定程序是（　　）。
A. 叙事　　　　　　　　B. 复述
C. 再复述　　　　　　　D. 叙述
E. 总结

任务二
提升护士叙事护理能力

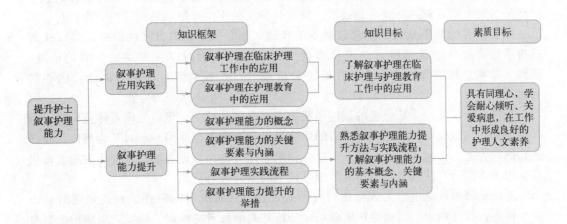

情景导入

生命垂危的邵老师为什么那么烦躁？

7月3日23点，我接到电话被告知邵老师开始呼吸困难、意识模糊，激素与血管活性药物持续维持治疗已经毫无效果……同在医院工作的女儿一起帮忙推床将邵老师转移到重症加强护理病房（ICU），途中邵老师异常地烦躁，不知哪里来的力气差点从床上滚下来，心电监护显示生命体征也很不稳定。一对儿女围在床前握着她的手不住地安慰她，她含着眼泪已经说不出话来。我走过去在她耳边轻轻地问："邵老师，痛吗？"邵老师直直地看向我，摇摇头，慢慢伸手够我胸前的签字笔，我连忙把笔塞到邵老师手里，又把兜里揣的小本放在她手边，看着邵老师颤抖着写下"不要"两个字。看到这，邵老师的儿女一下子背过身去，我也第一次忍不住在患者面前流泪，抱了抱邵老师，想了想，只说了6个字："别怕！咱不插管。"邵老师点点头，又拉过儿女，眼里没有恐惧，只有平静。

——台州市中心医院老年病房值班护士长的日志

请思考：
① 该案例中，护士应用了哪些沟通技巧？
② 针对以上案例，护士应如何将叙事护理应用于临终关怀？

教师启发引导：人性化护理最最重要的是对生命的尊重，让生命有尊严，减少无谓的痛苦。

一、叙事护理应用实践

1. 叙事护理在临床护理工作中的应用

近年来，护理学者多以叙事护理的意义为切入点，展开叙事护理临床干预研究。叙事护理作为一种人文属性的护理方式出现，是对人性化护理服务内涵的补充。它强调护士以倾听、回应的姿态进入患者的故事中，了解患者的体验经历。一方面能引导患者疏泄情绪、感受关怀温暖，推动护患友好和谐相处；另一方面，还能启发患者对自身故事多角度思考，发现自身潜在力量，从而有利于疾病预后。有学者指出，临床工作的叙事护理分为倾听患者叙述并进入其故事、倾听后护士的正向反馈和总结反思三个过程。

倾听患者的故事是叙事护理最基本的步骤，也是叙事护理开展的前提。倾听患者或查看患者叙事记录是进入患者故事的主要方法，倾听时应注意观察患者的语速、声调、情绪、体态等方面的变化，综合分析患者对疾病的反应，挖掘出患者内心的真实体验。

正向反馈需要护士从患者的叙述中找出有意义之处给予肯定，使患者体验到听者对其经历的共鸣或鼓励，如患者对术后的镇痛泵进行合理规范使用时，对其合理应用止痛药物的行为进行正向表扬与鼓励。当然，如果利用其他相似患者的就医经历为患者提供借鉴思考，应适当从其他患者的故事中寻找正向意义进行传达。

总结反思可以通过个人或集体两种形式进行，针对患者的叙述，对其叙述时的语言、体态、叙述内容、情绪等作出总结，分析并判断患者对疾病的反应，提出护士自身的观点、情感并制定相应的护理策略。

2. 叙事护理在护理教育中的应用

目前，已有第二军医大学、新乡医学院等诸多院校将叙事医学引入护理课程教学过程中。叙事护理的课程设计应包含阅读、讨论、反思性写作三个环节。从功效的层面上来看，短期内不宜过分强调叙事的文学技巧性，毕竟护理教育的目的是培养护理人才而不是作家。

首先，课程要选入一些与医学和护理相关的文学作品供学生阅读，素材的选择要鲜明、生动、典型。一方面，要有国外有关叙事医学的优秀文学作品，比如葛文德"医生三部曲"，描写了现代医生的明察秋毫，同时写出了患者的生命意义和情感。每一个病例、每一个故事，都像是惊悚的小说，惊心动魄。另一方面，要有国内优秀的叙事医学或护理相关作品，比如作家周国平根据亲身经历所著的《妞妞》一书，作者用极为细腻的笔法记录下了他与爱女妞妞共同生活的562个日日夜夜，他们像养育健康小孩一样细心地呵护她，直到她患病停止呼吸的那一刻。在日记般的记录中间，还穿插着他由此得出的对人生的感悟。学生在阅读的过程中，不断认识自己、反省自己。其次，针对作品中有关疾病、疼痛、衰老、死亡和心理痛苦的叙述技巧展开集中讨论。除了对作品技巧的讨论，还要注意培养学生清晰叙述疾病的能力、其他参与者耐心倾听的能力和对别人叙述的理解能力。最后，开展反思性写作，结合护生的临床实习，由指导教师与学生共同讨论制定访谈和写作提纲，以帮助学生更深入地挖掘患者内心的体验。用自己的语言记录自己所护理的患者及其家属所遇到的麻烦、困难、痛苦，内容不拘泥于对疾病本身的描述。

二、叙事护理能力提升

1. 叙事护理能力的概念

叙事护理能力指的是在护理实践中，护理人员能够充分感受和理解患者所表达或表现的疾痛体验和疾病境遇，并对患者疾苦困境作出恰当回应的专业能力。

2. 叙事护理能力的关键要素与内涵

叙事护理能力的关键要素包括以下几方面：①不带预先假设地接受患者疾病叙事；②认真倾听患者疾病叙事；③具备叙事学知识，理解患者疾病叙事中的隐喻；④准确地从患者疾病叙事中提炼重要信息，作出恰当的回应；⑤有想象力地理解患者疾病叙事，设计不同结局；⑥站在患者角度理解其疾病叙事，表达出理解与认同；⑦对自身的行医经历进行反思；⑧感受患者疾病叙事中流露的情绪，建立与患者的情感共鸣。将上述叙事护理能力构成要素转置重述后形成叙事护理能力的具体内涵（表2-1）。

表 2-1 叙事护理能力具体内涵

1	尊重患者并不带预先假设地接纳患者的疾痛体验和疾苦困境？
2	敏感地观察患者的非语言行为？
3	主动有效地倾听患者的疾病叙事
4	有想象力地解读患者疾病经历的背景以及影响因素
5	分析理解患者疾病叙事中所含隐喻的意义
6	同理患者所讲述的疾痛体验和疾苦困境
7	针对自身在护理工作中对患者疾病叙事的认知、理解及处理方式进行反思
8	通过书写、讲述等多种形式对患者的疾病叙事作出反馈
9	利用可及资源帮助患者协调其疾病叙事中所反映出的矛盾与问题
10	运用语言或非语言方式表达对患者的关心，与患者分享彼此的情感体验

3. 叙事护理实践流程

该流程包含关注、理解、反思、回应四个阶段。

（1）关注阶段　在叙事护理实践的起始阶段，护士应首先通过日常工作中的留心观察及资料收集，选择需要并适合针对其开展叙事护理实践的患者，也就是观察发现有倾诉需求的患者，或是虽无倾诉需求，但表现出痛苦和无助的患者。资料来源可以是患者的病历，也可以是患者或家属提供的信息。在确定适合参与叙事护理实践的患者后，护士应在对方身体状况允许的前提下，以一种自然的状态在日常护理照护中融入叙事护理实践。护士应了解患者希望的倾诉时间和环境，选择恰当时机与患者进行叙事交流，地点以患者能够放松、获得安适感为准。在叙事开始时，护士应表现出积极开放的态度，良好的感受性、接受度以及人际亲和力，让患者意识到护士是值得信任、可以倾诉的对象。为保证患者在关注阶段的持续投入与参与，获得理想的实践效果，护士应注意以下要点：

① 树立敬畏患者生命的态度，做到不带预先假设地接纳患者的疾病遭遇。

② 保持职业敏感性，了解患者的社会文化背景，准确捕捉其情绪、神态等非语言行为。

③ 通过提问等方法引导患者讲述自己的疾痛体验与疾苦困境。

④ 在患者讲述其疾病经历的过程中，做到有效积极的关注性倾听。

（2）理解阶段　一般发生在关注阶段之后，但在理解患者疾病叙事时，护士仍需不断落实上述关注阶段的注意要点来获得对患者疾病体验的准确理解。在理解阶段，护士首先要将自己置于与患者平等的位置，放弃居高临下的医者姿态。其次要形成推己及人和换位思考的态度，做好充分的情感准备去走进患者的疾痛体验和疾苦困境。这一阶段护士可以运用的具体实践技术包括：

① 解构患者所述疾病故事中的叙事要素。

② 留心患者所述疾病故事背景中的社会文化因素。

③ 深度挖掘并有想象力地解读患者疾病叙事中的促进或阻碍因素。

④ 识别患者疾病叙事中所包含的隐喻，理解其蕴含的意义。

⑤ 同理患者所讲述的疾痛体验与疾苦困境。

（3）反思阶段　叙事护理实践中的反思是指护士针对自身认知、理解及处理患者疾病叙事所采用的方式进行反思，对存在的问题进行总结，具体包括以下三个方面：

① 思考自身已形成的稳定的兴趣、偏见、情感倾向、价值及信仰，以及这些因素在关注、理解患者疾病叙事过程中产生的影响。

② 检视自己对患者所述疾病故事及患者表现事先做出的假设、评判、解释模式是否存在偏差。

③ 修正影响自己在叙事护理实践中做出正确思考和护理对策的不当情绪和习惯。

反思阶段包含"行动中的反思"与"对行动的反思"两种反思模式。行动中的反思是指护士在与患者首次面对面交流其疾病遭遇的过程中进行的即刻思考，与关注及理解阶段同时进行；要求护士迅速辨别并接纳患者叙事与自身认知之间可能存在的差异，及时主动地思考并寻找恰当的回应方法。对行动的反思一般发生在护士与患者的首次交流互动之后，是对已完成的关注和理解阶段的反思。护士通过批判性地回顾分析前述过程，对自己在患者叙事前先入为主的印象和想法偏差进行矫正，深度总结从患者叙事中学到的内容，同时剖析自身在关注、理解患者疾病叙事过程中的表现。

（4）回应阶段　叙事护理实践中的回应包括两层含义。

① 即时回应。即护士在关注、理解、行动中反思的同时当场对患者的疾病叙事作出反馈。护士应始终保持对患者叙事的留心，以饱满的情感跟随患者的叙事线索，从患者立场出发捕捉其疾病叙事中反映的问题，并在患者表现出情绪反应、需要情感支持时作出针对性的反馈。护士可以运用提问、启发等方法鼓励患者进行更为完整的叙事，邀请患者为问题命名，最终帮助患者将问题外化，也就是将患者自身面临的问题当作一种对其产生影响的外界存在，而不是患者个人的性格或特质。衡量护士即时回应效果的标

准是患者的疾痛体验得以缓解或释放，患者情绪趋于稳定，患者能够感受到护士的关心与支持。

②延时回应。护士在完成对行动的反思后，对患者进行的延时回应，也就是护士基于对患者叙事的深度分析与把握，通过全面细致地反思设计具体回应方法，并作出回应的过程。在这一阶段，护士可以通过对患者疾病叙事的重述帮助患者获得对疾病和生命新意义的理解。这一过程可以通过开展床旁创造性写作项目，邀请患者根据自己的需要进行创作来实现。护士应学会使用支持性的语言与行为鼓励患者参与疾病叙事的重述，还可以通过充分的情感投入与患者建立深入的情感联结，分享彼此的情感体验。例如鼓励患者放下负担，支持其正性与负性情感的表达，营造适合情感表达的安全环境，以理解和接受的态度沟通等。延时回应效果的衡量标准应该是患者能够主动接受自身的健康或疾病状态，通过对全新生命意义的理解获得个人的满足感与成长感。

4. 叙事护理能力提升的举措

叙事护理能力提升主要举措包括阅读、关注、再现与归属这四个方面。

(1) 阅读　培根说，阅读使人充实，谈论使人机敏，写作使人精确。叙事能力的培养基于大量的医学文学作品阅读。卡伦教授将叙事体裁的文本分为五个方面——框架、形式、时间、情节和意愿，他认为医学生在通过阅读叙事文本进行阅读训练时都应该考虑以上特征，就像学习X射线片时需要分析骨骼、纵隔、心脏和肺一样。

框架指阅读之前读者建立的文本框架，包括文本的来源、原因、主题及意义等。形式不仅指体裁、部分、选词、隐喻等文本的形式因素，还包括文本对读者施加影响的方式。时间是指文本的持续时间、故事时间、话语时间和速度等，一旦文本的时间结构得以定位，即便是没有经验的读者也似乎能够理解让人困惑的情节错位和多重叙事的故事情节。情节是读者理解文本，再通过理解文本而理解生活的一种方式，临床工作者如果能够更好地聆听或阅读情节，就可以对患者的病情、心理变化、行为反应等作出更精确的判断。意愿则是读者在阅读文本并融入故事情节中后自身所经历的突破和改变，比如读者在阅读后自身得到了什么样的满足，创作这个文本实现了什么愿望等。

(2) 关注　任何医疗卫生工作都起始于对患者的关注。关注的状态是复杂的，要求较高。临床工作过程中，大部分患者并不具备将自己的疾病信息有逻辑、有组织地讲述出来的能力，医生则需要通过患者的言语、沉默、手势、面部表情、姿势形体以及实验室数据等信息对病情进行判断。丽塔·卡伦认为临床医生应主动减少内心干扰而将全部注意力集中在患者身上并充分吸收患者的话语、暗示、表现和意义，以达到严肃、静默的关注状态，理解和接受患者的观点与立场，从内心深处理解患者的需要和欲望，进而做出有效的诊断和治疗工作。

(3) 再现　再现行为是将感知、神经处理、相关体验等复杂过程进行组合，然后再想象性地填补、迂回、发展所见，这种状态既包括身体的，也包括精神的。关于再现的理论和实践，文献数量、种类较多。在叙事护理实践中，临床工作者必须再现他的所见所闻，并以文本的形式记录下来才能更准确地、充分地捕捉患者的心理体验。

(4) 归属　在护理实践中，关注状态和再现行为之间是互惠互利的，关注和再现在行动中达到顶峰，两者是螺旋上升的"归属"关系，这种关系在沟通中达到顶峰。归属是叙事的结果,是与患者之间具有治疗效果的归属关系,是与护士、医生、社区工作者等同事之间的归属关系。临床医生只有通过严格、持续贯彻关注和再现才能够产生良好的患者、同事之间的归属关系,才能够进一步体会叙事护理实践所带来的意义。

案例分析

如约而至的爱

作者:台州医院感染科　王湘怡
讲述人:陈晓丹

如约而至的爱(音频)

天气好像并没有随着季节转换而变暖。早晨出门,寒风时不时灌进衣服,我紧紧地圈住了自己,想要留住身上的温度,太阳就好像在看着我做这一切,朝我散发着它的温暖,这股温暖让我想到那天奶奶怀里的温暖,让人眷恋……

"等下要收一位肺部感染并有慢性阻塞性肺疾病(COPD)的患者。对了,患者九十多岁了,患有阿尔茨海默病。"医生会诊回来对着护士站交代了一声。紧跟着没多久,这位奶奶就被送到了科室,身上带着些"怪味"。和我一起接待她的同事先给她接好了心电监护和吸氧,随后便和我一起检查她的皮肤状况。但当我让奶奶侧身,告诉她我要检查她皮肤情况,需要她把裤子松一松的时候,她却死死地拽着自己的裤子不让我检查,家里人好说歹说她才松手。我这才发现她身上的"怪味"源头是湿了的裤子。我拿了一套新的衣服给她家里人,问奶奶解小便时自己不知道吗,奶奶说自己是知道的,但医生说不让她下床,身上还给她绑了那么多东西,她就一直忍着没说,最后实在忍不住了——所以刚才不想让我们检查,觉得自己太丢人了。奶奶说着还把脸往被子里藏了藏,像极了我小时候做错事的样子。我突然心里一酸,告诉奶奶以后有什么事可以和我说,我会帮她的,奶奶满口答应。

第二天来接班的时候,奶奶已经用上了无创呼吸机,因为无创呼吸机的氧气面罩无法和她消瘦的脸颊贴合,所以氧气风会吹到她额头,加上呼吸机一晚上发出运转的声音,奶奶就发脾气说自己不治了。大伙都以为这又是位任性难搞的患者。

想到奶奶昨天的事,我觉得一定有别的原因,于是我一个人去问奶奶不用呼吸机的原因。她告诉我风吹着难受就算了,自己一个人睡不好就算了,但这个机器还影响整个病房的人睡不好,要跟着她一起遭罪。由于患有阿尔茨海默病,奶奶似乎已经不记得我了,她看着我的眼神有些陌生,却又像小孩一般纯净。我没有想到真正的原因竟然是这样,我说服她重新戴上了无创呼吸机。我问奶奶还记得昨天我和她说的该怎么预防跌倒的知识吗,她说她想不起来了,也不记得是谁和她说的,只记得有位护士和她说了很多话。我心里有一点点的失落。无创呼吸机并没有困扰奶奶太久,奶奶的病情好转便撤掉了无创呼吸机。那一整天奶奶都笑眯眯的,说自己好像从"监狱"里解放了一样。我看着奶奶的笑容,自己的脸上也开始笑眯眯的。

我觉得奶奶是个很温暖的人。从那天起我每天下班前都去她的床边和她说一声我回家了，明天再来看她，就算她第二天照样不记得我；即使我每天给她换瓶，给她发药，她对我的记忆好像也从没留到第二天。九十多岁的奶奶耳朵和年轻人一样灵敏，唯独她的记忆力一天不如一天。

　　直到那天我带着动脉血气针要给她抽动脉血，她和我说："护士，一定要轻点，我怕疼的。"我做足了心理建设，终于"一针见血"，我松了口气。奶奶说："小王，你看我就说你抽血一点也不疼的。"听到奶奶对我的昵称，我一惊："奶奶你叫我什么？你记得我是谁？"奶奶笑呵呵的，用自己的额头碰了碰我的额头，对我说："你不记得我老太婆了，我也会记得你的，我记得你给我换衣服，扶我上厕所，每天下班和我说话的也是你吧，别以为你换了衣服我就认不出你了。"奶奶一边说着手一边在我背后摩挲。那是一个深秋的下午，金色的阳光照进病房，照在一位躺在病床上的瘦弱老奶奶和她怀里的那位年轻的小护士身上，照在两颗渐渐靠近的心上，特别温暖。

　　后来，那间病房里的每位患者都在说着老奶奶忘记了自己孙女是谁，却记得一位小护士每天来看她。

　　奶奶出院那天我没去送她，大概是我没有体会过奶奶的爱是什么感受，却在这个九十多岁有阿尔茨海默病的患者身上收到了来自奶奶全部的爱，而我无法面对我和她的分离。如果我没有和她说再见，那奶奶的爱明天一定会和那缕暖阳一样如约而至吧！

　　自此之后我好像对自己的职业有了不一样的感受，我好像能理解前辈们说的把患者当家人是什么样的一种感觉。护理要做的不仅仅是疾病的恢复，还有心灵的慰藉，每一位患者都有他们的特殊之处，而我们需要用自己的关心和爱心，来拉近医护人员和患者之间的距离。我好像不再每天机械地重复着同样的操作流程了，我慢慢地从一位、两位到我照管的所有患者，都开始耐心地、细心地和他们相处，走近他们、了解他们，让他们感受到我对他们的关爱，尽自己所能为他们提供身心上的帮助。

　　这条路还很长，我的故事才刚刚开始……

　　请分析：在本案例中，护理患者过程存在什么困难？护士哪些举动打动了你？

实践活动　　阅读学生临床顶岗实习周记节选材料，或者上网搜索叙事护理案例，分享一则护理人文关怀案例。

学生临床顶岗实习周记节选

> **学习思考**
> 各小组观摩学习后，结合所学知识，谈体会与感受，领略叙事护理魅力。

练习测试

一、单选题

1. 关于叙事护理的关键要素描述不是很恰当的是（　　）。
   A. 不带预先假设地接受患者疾病叙事
   B. 认真倾听患者疾病叙事
   C. 具备叙事学知识，理解患者疾病叙事中的隐喻
   D. 马上作出回应
   E. 站在患者角度理解其疾病叙事，表达出理解与认同

2. 以下哪项不属于叙事护理的反思阶段？（　　）
   A. 思考自身已形成的稳定的兴趣、偏见、情感倾向、价值及信仰，以及这些因素在关注、理解患者疾病叙事过程中产生的影响
   B. 检视自己对患者所述疾病故事做出的假设、评判、解释模式是否存在偏差
   C. 修正影响自己在叙事护理实践中做出正确思考和护理对策的不当情绪和习惯
   D. 解构患者所述疾病故事中的叙事要素
   E. 检视自己对患者表现事先做出的假设、评判、解释模式是否存在偏差

二、多选题

1. 叙事护理实践流程包含哪几个阶段？（　　）
   A. 关注　　　　　　B. 理解　　　　　　C. 反思
   D. 回应　　　　　　E. 记录

2. 叙事护理能力提升主要举措包括哪几个方面？（　　）
   A. 阅读　　　　　　B. 关注　　　　　　C. 再现
   D. 归属　　　　　　E. 回忆

专题三
人际关系修养

　　近年来随着科学技术的进步、医疗护理水平的提高，人们的健康状况得到了很大改善。同时，人们的自我保护意识和维权意识也在逐步增强，医疗及护理纠纷的发生有上升的趋势，各种人际关系变得紧张而又复杂。造成这种不良局面的原因与人际关系的处理不当有很大关系。因此，建立良好的人际关系，以减少医疗及护理纠纷的发生，保证工作的顺利进行，提高工作效率，成为摆在广大医务工作者面前的一个重要问题。而在护理工作中如能建立和谐的人际关系，则有利于促进护理工作的开展，有利于提高护理工作质量，有利于营造良好的健康服务氛围，对提高患者的满意度、减少护患纠纷起到积极的促进作用。而护理工作中良好人际关系的建立，不仅需要丰富的理论知识和过硬的技术水平，更重要的是要有较强的人际沟通能力。人际沟通，即人与人之间传递信息的过程，简称沟通，有时又称为交往、交流等。护理工作中积极而有效的沟通，是建立良好的人际关系，保证各部门之间协调合作，提高护理工作效率的基本条件，也是护理实践中的一项重要内容。

　　本专题的重点是解释人际交往的主要理论，理解人际关系发展策略；难点是如何正确处理护患关系和医护关系。

任务一 认识人际关系

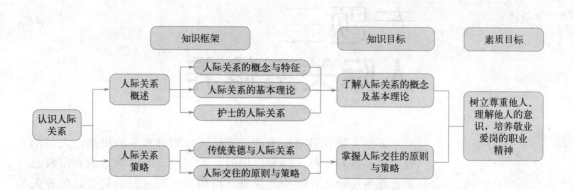

情景导入

残忍的实验，深刻的警示

13世纪，德国腓特烈二世让人做过一项实验，他想研究与世隔绝的孩子长大后会讲什么语言，会有什么样的行为习惯，会怎样与人交往。于是他让人把参与实验的孩子与外界隔绝，让养育看护孩子的人只能给孩子提供喂奶、洗漱等生活照料，绝不允许与孩子有任何语言交流或微笑、抚摸等非语言交流。结果由于没有交流，没有情感，没有爱抚，没有人际交往，参与这项实验的孩子，一部分永远失去了说话的能力，在几年后就夭折了；还有一部分孩子没能撑到实验结束，就因为缺少抚摸和接触而死去。

这个残酷的实验警示人们：人不能与世隔绝、离群索居，人只有在与他人交往和互动中才能生存并实现其社会价值。

一、人际关系概述

人类的进化与生存是以群体的形式发展和存在的。在社会生活中，人不可能完全脱离他人而独立存在，每个人都生活在与他人共同组成的社会之中，不可避免地与自然、他人和社会发生联系，正如我国古代荀子所言"人生不能无群"，在这个"群"中，必然存在"人际关系"。因此，人际关系是人与社会相互作用的基本形态，反映个体或团体寻求满足社会需要的心理状态。

（一）人际关系的概念与特征

1. 人际关系的概念

人际关系（interpersonal relationship）作为人类关注的主题，虽然在人类社会早期已有许多精辟的论著，但对其开展系统、全面的研究，始于20世纪20年代后期由美国心理学家梅奥等学者进行的"霍桑实验"。随后不同学科的学者从不同角度提出了自己的观点。社会学家认为，人际关系是在社会生活中人们直接交往而形成的社会关系；社会心理学家认为，人际关系是人与人之间心理上的关系，表示心理距离的远近；行为科学家认为，人际关系是人与人之间的行为关系，体现人们社会交往及联系的状况。

本书中讨论的人际关系是指人与人之间在交往过程中产生的情感上的关系和心理上的距离。反映了个体或群体寻求满足其社会需要的心理状态。

人际关系是一个多层次、多向度、极其复杂的网络系统。对于人际关系结构类型的划分，目前学术界有多种方法和标准。使用比较多的主要有：从宏观上划分为经济关系、政治关系、法律关系、伦理关系、道德关系、宗教关系等；微观上从人际关系的内在纽带来划分为血缘关系、地缘关系、业缘关系、学缘关系、事缘关系、趣缘关系等。

2. 人际关系的特征

人际关系经过漫长的发展，形成了一些基本特征，主要体现在以下几个方面。

（1）社会性 人是社会的产物，社会性是人际关系的基本特点。社会性是指通过人的社会关系表现出来的属性，它是人际关系的本质属性，它把人的群体关系与动物的群体关系区别开来，把社会与自然界区别开来，没有无社会性的人际关系。人际关系的社会性，首先体现在人类繁衍自然形成的家族关系与人们在赖以生存的劳动过程中结成的相互依存的社会关系，这种生存发展的自然属性就决定了人的社会性。其次，从社会发展进步过程看人际关系的社会性，现代社会人与人之间的交往更为频繁、更为迫切，交往内容更为丰富，社会的依存性表现得更为显著，人际关系的社会性也体现得更为明显。

（2）复杂性 人际关系是由多方面不断变化的因素联系起来的，并且具有高度个性化和以心理活动为基础的特点。首先，人际关系本身的构成是纷繁复杂的，交往层次的错综复杂、交往内容的丰富多彩、交往形式的多种多样，无不使人际关系变得复杂而难以厘清。其次，每个社会个体在现实生活中都扮演着不同的人际角色，根据交往对象的不同随时变化着角色身份，这种不同人际角色的变化、众多复杂的心理和社会因素使人际关系呈现出复杂性的特征。

（3）多重性 人际关系具有多因素和多角色的特点。每一个人都是一个多重角色的角色集，每个人在同一时期、不同时期还同时扮演着多种角色，这种角色的多样性决定了人际关系的多重性。如人一出生就会自然构成亲子等血缘关系，上学后形成同学、师生关系，工作后会形成上下级、同事等关系，到婚嫁年龄会形成恋爱、夫妻等关系。从横向看，每个人在同一时期，还可能同时扮演着多种角色，同时处于多种人际关系中，作为一个自然人可能同时既为人子女又为人父母，作为一个员工可能既被别人领导同时也领导着别人。每一种人际关系的形成都是客观的、多重的。人际关系的多因素影响，如时间、地点、人物、环境、场景、方式等也同样造成了人际关系的多重性。

（4）多变性　人际关系随着年龄、环境、条件的变化不断发展变化。首先，人际交往是在一定社会环境中的交往，社会环境的构成因素无时无刻不在变化中，如政治因素、经济因素、文化因素、道德因素、习俗因素、科技因素等都处于不断变化中，当社会环境中的这些因素发生变化时，人际关系也会随之发生变化。其次，人际交往的双方都是能动的主体，人际关系会随着交往主体的态度、行为、年龄、环境、条件的变化而变化，从而适应当时的情境建立恰当的人际关系，以达成有效的人际交往。

（5）目的性　在人际关系的建立和发展过程中，均具有不同程度的目的性。随着市场经济的推进，人际关系的目的性更为突出。人们为了各自的目的和需要，与各种各样的人进行交往，保持一定的联系，以实现自己的目的。这些目的或许是兴趣爱好，或许是事业情感，无论其出于何种目的，这些目的构成了人际关系的必备因素，这就是目的性。在市场经济高度发展的今天，人际关系的目的性相对更为明显。

（二）人际关系的基本理论

1. 人际交往的动机

人类的交往活动是一个复杂的过程，人的需求动机不同造成了人际交往的多样性与复杂性。动机是激发、维持、调节人们从事某种活动，并引导活动朝向目标方向发展的心理过程或内在动力。正是出于各种动机才有了人际交往、沟通，形成了人际关系。

（1）亲和动机　人际交往中的亲和动机出自人的本能，是人类长期进化形成的一种集群习性，人之所以为"人"，就在于人能"群"。西方人本主义著名代表人物马斯洛的需求层次理论（need hierarchy theory）强调了在人的基本需求中，群体的归属需要占有重要的地位。对人际交往的需要是人类的本性，群体的存在可以满足人们诸多的心理需求。荀子说："（人）力不若牛，走不若马，而牛马为用，何也？曰：人能群，彼不能群也。"这种本能的动机使个人觉得只有与他人保持正常的人际交往才能有安全感，这也就使每个个体都自觉或不自觉地要与他人亲近、交往。可见与人交往并结群既是社会的需要也是现实社会中人们普遍的心理需求。

在医疗服务工作中，患者在身体不适的时候特别渴望与人亲近，希望能向他人尤其是医护人员倾诉，这种倾诉不仅是解除疾病痛苦的需要，更是为了满足渴求与他人亲近、得到同情并有人陪伴的心理需求。

（2）成就动机　指个人专注于自己认为重要的工作，并愿意全力做好这一工作的心理倾向。每个人都有显示自我、创造性地完成工作任务的愿望，希望在同类性质的人群中成为优秀的人。

人是理性的动物,一个人从有自我意识的那一天起,就开始用一定的价值观来进行自我评价,这种评价是社会性的,个体往往通过自身与他人的比较来确定自身的价值,评价自己的成就。美国社会心理学家费斯廷格用社会实在理论(social reality theory)来解释人际交往的动机,他认为个体的能力评价、体验,直到人格特征的形成,均是通过与他人的能力的比较而实现的,是一个"社会比较过程"。如考试成绩公布后,学生往往会把自己的成绩与同学的进行比较,如果成绩明显高于同学的则会有一种成就感;而如果自己虽然是高分但与多数同学的成绩相当,这种成就感就会大打折扣,于是有可能激发进一步努力学习的动机,以获得更优于他人的成就。研究成就动机对于人际交往的实践很有意义,一个人或一个组织要想实现自己的目标,就会表现出强烈的成功欲望,这种欲望就是成就动机,有了这样的动机就会努力地工作去实现目标。

(3) 赞许动机 指交际的目的是得到对方的鼓励和称赞,从而获得心理上的满足。

社会学家尔文·戈夫曼的自我呈现理论(theory of self-presentation)说明了人际交往中的赞许动机。他认为,人总是通过与他人的交往来增加对自己的认识,人际交往是交往者借助自己的言语行动向对方叙述有关自己的事情,即向他人表现自己,希望给他人一个可接受的角色形象,同时也希望对方做出相应的报答行为。这种动机实际上是一种希望得到他人或组织的认同、称赞、尊重的需要。如果一个人不为他人或组织所了解、得不到赞许,就容易产生自卑感,缺乏自信,不愿与他人交往,久而久之便会对他人、社会失去信心,甚至产生敌对的情绪和行为。及时恰当地运用赞许动机能有效地帮助开展人际沟通,加强人际关系。如护士在工作中及时地称赞患者或患者家属的配合,在今后的护理工作中就可能得到更多的支持,因为对方的赞许动机得到了满足。

2. 人际交往的需求

美国社会心理学家舒茨提出了人际需要的三维理论,他提出了三种基本的人际需要,即包容需要、支配需要、情感需要。

(1) 包容需要 具有这种需要的人希望通过与人交往,得到接纳,建立和谐关系。表现出的行为特点是积极交往、参与、融合、相处。如果个人缺乏这种需要或动机,则表现为在人际交往中退缩、孤立、排斥和忽视。

(2) 支配需要 具有这种需要的人希望通过权力或权威与别人建立和维持良好的人际关系。其行为特征是运用权力和权威去积极影响、支配和超越他人。缺乏这种需要或动机的人表现为顺从、受人支配、追随别人。支配需要是每个社会成员都有的,并非身居高位者独有,是社会成员相互交往的特点之一。

(3) 情感需要 具有这种需要的人希望在感情上与别人建立良好的关系。行为表现是对他人亲密、友好、热心、照顾等。缺乏这种需要或动机的个人则表现为对他人冷淡、厌恶和憎恨。

舒茨认为上述三种基本的人际需要都可以转化为行为动机,使个体产生行为倾向,在表现三种基本的人际需要时又有主动和被动的区分,于是个体的人际关系行为倾向就可以划分为六种(表3-1)。

表 3-1　人际关系行为倾向

需要	主动性	被动性
包容需要	主动与他人交往	期待与他人交往
支配需要	支配他人	期待他人支配
情感需要	主动表示友好	期待他人情感表达

根据这种人际关系行为倾向，一个包容动机很强，同时又主动的人必然是个外向性格的人，他喜欢与人交往，积极参加各种活动；如果他同时又是一个情感动机很强的人，不仅喜欢与人交往，还很关心别人，同情爱护别人，他就会常常受到大家的爱戴，从而建立起良好的人际关系。

3．人际认知理论

（1）人际认知（interpersonal cognition）的概念　认知是指人的认识活动，人际认知则是指个体推测与判断他人的心理状态、动机或意向的过程。人与人之间正是通过相互认知而实现各种交往和互动的，人际认知包括对他人的仪态表情、心理状态、思想性格、人际关系等方面的认知。

（2）人际认知的特征

① 知觉信息的选择性。在人际交往过程中，每个人通过其外表、神态、言语、能力、行为等方面的特征，时刻向他人传递有关个人的信息。但交往对象并不会接受对方的所有信息，个体的某些品质更易被选择而对其印象的形成起关键作用。不同的社会文化环境，会形成不同的人际知觉特征。据研究，中国人较重视伦理道德方面的评价。在人际交往中，与"善良诚朴、阴险浮夸"有关的行为举止易被感知，并在评价中起关键作用。而西方文化中，与"热情、冷淡"有关的举止则在人际关系中起核心作用。

② 认知行为的互动性。人际认知是认知者和被认知者之间的互动过程。在认知过程中，被认知者不是被动地等待被感知，而是通过对自己的修饰，包括言谈、举止的选择，来改变认知者对自己的印象，赢得他人的好感。如护士在与服务对象的人际交往中，通过仪表、言辞、动作、表情等方面的修饰给服务对象留下良好的印象，从而达到调节护患关系的作用。

③ 印象形成的片面性。人对他人的总体印象是在有限的信息资料基础上形成的。在人际交往过程中，双方的认知会受许多复杂因素的影响，如主观感受、环境、文化背景、当时的心理状态等，人们如果仅从某一个方面来看待或评价认知对象，就会造成印象形成的片面性。

（3）人际认知的内容

① 自我认知（self-consciousness）。是人在社会实践中，对自己的生理、心理、社会活动以及对自己与周围事物的关系进行认知。包括自我观察、自我体验、自我感知、自我评价等。人是物质存在、精神存在和社会存在的统一体，具有物质属性、精神属性和社会属性。因此自我认知包括三个要素：物质的自我、精神的自我、社会的自我。自我认知的过程是通过社会生活的实践与体验，从社会交往中认识自己，使自己适应社会

环境，建立良好的人际关系。古人所谓"人贵有自知之明"的说法就是告诉人们要学会自我认知。

② 他人认知（others-consciousness）。社会交往中，认知主体和客体在认识互动中凭借认知素质来认识对方，为了使自己在人际交往中作出正确的判断，必须对交往对象作出全面正确的认识，即对他人的认知。对他人的认知包括：对他人情感的认知，可通过面部表情、身段表情和语调表情直接获得交往信息；对他人情绪的认知，通过心境、激情和应激等心理行为进行认知，通常主要是对他人心境进行认知；对他人能力的认知，如思维能力、学习能力、工作能力、组织能力、生活能力、交际能力、创造能力、应变能力等；对个人倾向的认知，包括对他人的需要、动机、兴趣、理想、信念与世界观的认知。

由于人心理和行为的复杂性，内心情感与外表和行动往往存在一定差异，常言道"知人知面不知心"，从一定程度上说明了对他人认知的困难。

③ 人际环境认知（interpersonal environment consciousness）。指对自身交往的小环境、小空间进行有目的的观察，包括自己与他人的关系、他人与他人之间关系的认知，以此判断、了解自我和他人在共同生活空间的群体中的整合性、选择性。人的认知是个相互感知的过程，人们按照自己的动机、价值系统去感知他人，同时观察他人对自己的看法和态度，判断相互之间的关系，并以此来修饰自己的行为，决定如何发展关系等。对人际环境的正确认知，是处理复杂的人际关系必不可少的内容。孙子兵法中"知己知彼，百战不殆"也同样告诉我们，有良好的人际环境认知，才能获得成功。

(4) 人际认知效应　社会心理学把人际认知方面具有一定规律性的相互作用称为人际认知效应。人际认知效应是指由于社会心理现象、心理规律的作用，人们在社会认知过程中，对人或事所持有的一些特殊反应。人们认知过程中的典型错误多数是由心理效应造成的。

① 首因效应（primacy effect）。即第一印象效应，是指观察者在首次与对方接触时，根据对方的仪表、打扮、风度、言语、举止等外显行为作出综合性判断与评价而形成的初次印象。究证明，在首因效应中，外表、身材以及言谈举止是主要的影响因素。例如，患者与某个护士首次接触时，感觉这个护士技术不错，后面就算遇到操作不成功，患者也会认为这是偶尔的情况。首因效应的产生是由于人在接触陌生的交往对象时，注意力的投入完全而充分，因此印象较为深刻。另外，人具有保持认知平衡的心理作用，第一印象一旦建立起来，就会对后续信息的理解产生强烈的定向作用，后续信息很难使其发生根本性的改变，所以最初印象有着高度的稳定性，出现"先入为主"的心理现象。首因效应的产生与个体的社会经历、社交经验的丰富程度有关。如果个体的社会经验丰富、社会阅历深厚、社会知识充实，则会将首因效应的作用控制在最低限度。

② 近因效应（recency effect）。在人际认知中因最近或是最后获得的信息而对总体印象产生了最大影响的效应称为近因效应。在人际交往中，当原有信息相对模糊时，人们常常会比较重视新的信息，由于新信息的影响而改变之前的某些印象。近因效应形成

的人际认知有时会左右人们对人或事的总体评价。

心理学研究证明，首因效应及近因效应都在人际认知过程中起着重要作用，但它们在不同的条件下作用强度不同。首因效应及近因效应的作用主要取决于认知主体的价值选择及评价。

③ 光环效应（halo effect）。又称晕轮效应，主要指人际交往中对一个人的某种人格特征形成印象后，以此来推测此人其他方面的特征。晕轮效应实际上是人际交往过程中个人主观判断的泛化、扩张及定型的结果。在对人的认知过程中，一个人的优点或缺点一旦被扩大，就会导致人际认知的偏差，高估或低估了对方。光环效应根据局部信息形成整体印象，容易出现以偏概全，如人们常常由外表特征推及其他特征，对外表较好的人赋予较多理想的人格品质，"情人眼里出西施"就是典型的光环效应。这也提醒我们，要注意观察事物的客观性和全面性，以免受到光环效应的影响而偏听偏信。

④ 社会刻板效应（social prejudice effect）。指社会上的一部分成员对于某一类事物或人物持一种固定不变、概括笼统、简单评价的现象。社会刻板效应不是个体现象，而是一种群体现象，它反映的是群体的共识；作为心理现象，"刻板"是它的根本特点。例如，社会上许多人认为商人精明、知识分子文质彬彬、女性温柔等。

社会刻板效应对人们的人际认知有积极的一面，也有消极的一面。它的积极面在于将群体的主要特征典型化，反映了群体的共性，有助于人们对各群体的认识，降低社会认知的复杂性，简化人们的认知过程。其消极作用则表现在对一个群体的社会刻板印象形成后，会直接影响并左右人们对该群体中的个别成员进行个性化的精细而正确的认知，抹杀了人的个性，严重时会导致较大的认知偏差；另外，社会刻板印象对客体的僵化性认知，也会妨碍人们对社会发展新事物属性的及时正确认知。

⑤ 先礼效应（first polite effect）。指在人际交往中向交往对象提出批评意见或某种要求时，先用礼貌的语言、行为起始，往往使交往对象容易接受，从而达到自己的目的。先礼是一种让交往对象建立人际认知的过程，能让交往对象感知到这些意见或要求是善意和诚恳的，当有了这样的认知后，交往对象也就更乐意接受意见和要求了。

⑥ 免疫效应（immunity effect）。当一个人已经接受并相信某种观点时，则会对相反的观点产生一定的抵抗力，即具有了一定的"免疫力"，这便是免疫效应。例如，已被传销组织"洗脑"的人很难接受"传销组织是非法组织，靠传销发财是异想天开"等信息，因为这些人已经产生了"免疫力"，不会轻易接受这种相反的观点，此时只能进行更大强度的教化灌输。

由于人的行为与人际关系的复杂多变，人际认知效应虽然具有一定的规律性，但并不是绝对、单一、不变的，在现实的人际交往中往往可能是多种效应同时作用强化了某种认知，或是相互抵消弱化了之前的某种认知。

(5) 临床护理中人际认知效应的应用　护理人员在人际交往中，掌握人际认知的规律，合理应用人际认知效应，将有助于减少认知偏差，构建良好的护理人际关系。

① 避免以貌取人。在人际交往中，首因效应或"第一印象"虽然重要，但不一定完全准确，如某患者衣着光鲜时尚，并不一定说明他经济条件宽裕。护士需多方观察以

修正首因效应导致的人际认知偏差。

② 关注一贯表现。为了准确、客观地评价交往对象，必须重视观察其长期表现。在特定环境下，一个人可能出于某种原因或动机而表现出与平时大相径庭的态度和行为，从而导致他人对其认知的偏差。如患者入院时可能因疾病原因而表现得"不可理喻"，但不一定说明此人素质差，需要护士在后续交往中不断深入观察。

③ 注重个性差异。尽管某类人可能具有固有、相似的特征，但人与人之间个性的差异是客观、普遍存在的。在人际交往过程中，如果忽视个性差异，势必会造成人际认知的偏差，给人际交往带来障碍。

④ 注意动态全面。在人际交往过程中，既要重视一个人过去的表现，又要重视其近期的变化和进步；既要看到一个人的优点和优势，又不能忽略其缺点和弱点。

4．人际吸引理论

（1）人际吸引的含义　人际吸引（interpersonal attraction）也称为人际魅力，是人与人之间产生的彼此注意、欣赏、倾慕等心理上的好感，从而促进人与人之间的接近以建立感情的过程。人际吸引是人际交往的第一步，是形成良好人际关系的重要基础。

（2）人际吸引的过程

① 注意。指对某一交往对象进行人际感知后，注意到对方的存在，对其产生了一定的兴趣并加以关注的过程。注意阶段包含着对交往对象的注意、抉择和准备初步沟通等多方面的心理活动。

② 认同。指对选择出来的对象更进一步深入地交往，接纳和内化交往对象的行为及表现，并给予其积极和正面的评价。认同使交往双方心理上的距离缩短。

③ 接纳。指情感上与对方相容，常以喜欢、同情、关心、好感等形式表达与对方的情感联系。在这一阶段，双方关系开始出现实质性变化，人际关系安全感已经得到确立，因而谈话也开始广泛涉及自我的许多方面，并有较深的情感融入。如果关系在这一阶段破裂，会给人带来相当大的心理压力。此时，人们会相互提供真实的评价性的反馈信息，提供建议，彼此进行真诚的赞赏和批评。

④ 交往。交往互动是在人际吸引后的必然行动。它不仅反映了人际吸引已经形成，而且使人际吸引进一步发展。交往的初期，双方尽力约束自己，并努力通过行动显示自己的诚意。随着交往水平的提高，双方的关系便发展到心理上相互依赖的高级阶段，即形成了良好的关系，相互的吸引力进一步增强。

（3）人际吸引的规律

① 相近吸引。是人们由于时间及空间上的接近而产生的吸引。交往双方由于时间和空间的相近，缩小了与交往对象的心理距离，而且还有交往的便利机会，因此彼此之间容易相互吸引，如当人处于一个新环境中时，他一般先和自己身边的人开始交流，这就是因时空的便利而产生的相近吸引。

② 相似吸引。指人们因彼此相似或一致性产生的相互吸引。当人们见到具有相同或相似特征的对象时，很容易激发出同感，产生强烈的人际吸引。各种情况的相似都能引起不同程度的人际吸引，人际吸引的相似点很多，如观点、态度接近，职业、背景接近，专业、国籍、民族、经历接近，出生地、居住地、文化水平接近，乃至共同的身体

特征（身高、体重、残疾等）接近，等等，都能在一定条件下不同程度地增加人际吸引。

在各种能引起相似吸引的因素中，观点和态度的接近具有较为重要的意义。这是因为当人们发现别人的观点或态度与自己相近时，会造成一种"我是正确的"奖励效果，他人的认同是支持自己的有力依据，具有很高的酬偿和强化力量，因而产生较强的吸引力。

③ 相悦吸引。指在人际关系中能使人感受到愉快及满足而相互吸引。古语"爱人者，人恒爱之；敬人者，人恒敬之"就说明了这种心理机制，因为人们都有被人肯定、接纳和认可的需求，当与对方能相悦时就说明受到了接纳和认可，满足了自己的心理需求，进而产生进一步交往的吸引力。

④ 互补吸引。当双方的个性或需要及满足需要的途径正好成为互补关系时，就会产生强烈的吸引力。互相补偿的范围包括能力特长、人格特征、需要利益、思想观点等方面。例如，文科好的学生可能会与理科好的学生在一起做作业，性格急躁型与耐心随和型的人可能会成为好朋友，活泼健谈的人与沉默寡言者可能会结成亲密伙伴。

研究表明，互补因素增进人际吸引多发生在感情深厚的朋友特别是异性朋友和夫妻之间。美国社会心理学家克尔霍夫（Kerdhoff）等人对已建立恋爱关系的大学生研究后发现，对长期伴侣而言，推动他们相互吸引的主要动力是价值观念，而促使长期伴侣关系更密切的动力则主要是双方需要的互补。

互补产生的吸引是因为人们都有追求自我完善的倾向，当个人无法实现这种追求时，便会设法从他人身上获得补偿，以达到个人需要的满足。

⑤ 仪表吸引。受首因效应的影响，观察者在首次与对方接触时，基本上是根据对方的仪表、装扮、风度、言语、举止等外显行为来决定其好恶的。好的外貌、风度能使人感到轻松愉快，能对他人产生很强的吸引力，这就是仪表吸引。同时，美好的仪表还会产生晕轮效应，人们往往会情不自禁地对美貌者作出积极的判定，说明仪表美具有很强的吸引力。这种由仪表美产生的人际吸引多见于年轻人，这与他们社会经验、社会阅历不足有关系。随着交往的加深，仪表吸引力会渐渐消退，人们会更多地关注到个人的内在品质。

⑥ 敬仰吸引。指一个人在能力、特长、品质等方面比较突出，或社会知名度较高，而引起他人的敬慕产生的人际吸引。如一些影星、歌星、球星，他们可能因为某些方面的突出表现而使人敬慕，进而吸引了众多的"粉丝"。护理事业的创始人南丁格尔因为她优秀的品质赢得了世人的敬仰，吸引了无数后人追随她为护理事业前仆后继工作。

了解人际吸引的主要规律，可以帮助护士在生活和工作中选择合适的交往对象，调整人际交往的方式，充分利用自身的优势，扬长避短，增强自己的人格魅力，同时可以提高自身的人际吸引力，获得人际交往的主动权。

"人情练达即文章"是前人对人际关系社会意义的精辟总结。这篇"人情文章"决定了个人的成败与命运，也影响着社会的进步和发展，护士作为这个社会的一员，有必要学会建立这种"练达"的"人情"。

(三)护士的人际关系

1. 护士人际关系范畴

护理工作主要是与患者及社会有关人群交往,为他们提供健康服务。交往的任何一方都希望建立一种亲切、和谐、友善、健康的人际关系。护士人际关系的范畴主要涉及护理工作中的各种人际关系,包括护士个体与医生、患者及其家属,以及其他群体在护理实践中发生的人际交往关系。

2. 护士人际关系在医疗机构中的作用

人际关系的建立与发展是不以人们的意志为转移的客观存在,尤其是现代社会中,人际关系就如同一张开放的多维网络,每个人都必然处在各种各样的关系网络之中,护士也一样。建立和协调好人际关系不仅是个人的愿望,更是护士做好护理工作的必要条件。护士是一个特殊的社会群体,在卫生技术人员队伍中占了最大的比重。他们在医疗机构中最频繁、最直接与患者等各种对象交往,他们也是患者与医生、患者与家属沟通的桥梁纽带。因此护士的人际关系处理得如何,将直接影响到患者的感受,影响社会对医疗机构的评价,必须高度重视。

护士人际关系在医疗机构中的作用包括以下几方面。

(1) 有助于提高护理质量和工作效率 良好的护士人际关系能促进护士与患者之间、护士与其他医务人员之间的信任与协作,有利于医疗护理工作的顺利开展。当医患都处于良好的心理状态时,无疑能提高工作质量和工作效率,加快患者病情的康复。

(2) 有助于创建和谐的工作氛围 良好的人际关系能使人与人之间的沟通更通畅,能使团队产生合力,减少内耗,进而创建和谐的工作氛围。正如常言所说的"人心齐,泰山移""众人拾柴火焰高",而和谐的工作氛围又可以进一步促进良好人际关系的发展。

(3) 有利于陶冶护士的情操和性格 良好的人际关系、广泛的人际交往可让护士从交往对象中学习到更多的知识,开阔眼界,积累经验,历练性格。良好的人际关系还可以使人在情感交流、认识沟通等方面都比较顺畅,养成良好的性情,拥有包容、慈爱的心理,陶冶护士的情操和性格。一个具有高尚情操、良好性格的护士团队往往是一个高质高效的工作团队。

(4) 有利于医学模式的转变 随着社会的发展、医学的进步,人们已经认识到影响人类健康的不仅仅是生物因素,还与人的心理因素和社会、道德因素有着非常密切的关系,生物医学模式被生物-心理-社会医学模式取代。这便要求护士要从整体上为患者服务,要关心患者的心理、社会等问题,如果没有良好的人际关系就很难提供相应的服务。所以良好的人际关系在医学模式的转变过程中也是不可或缺的因素。

二、人际关系策略

(一)传统美德与人际关系

国无德不兴,人无德不立。道德是人们共同生活及其行为的准则和规范。中华文明源远流长，孕育了中华民族宝贵的精神品格，培育了中国人民道德上的崇高价值追求。传统优秀的道德文化支撑着中华民族生生不息、薪火相传。

1. 中华传统美德与人际关系

中华传统美德是维系中国社会传统人际关系的准则规范，是构建中国和谐社会的基础。春秋时期，儒家提出了"和为贵"的思想，儒家思想一直被视为中华传统文化的重要组成部分，其道德观影响了中国社会数千年的历史，成为中华传统文化、道德规范的核心内容。

(1) 中华民族传统美德构成人际交往的基本准绳 "仁、义、礼、智、信"是中华民族传统美德的核心价值理念，也是中华民族人际交往的基本准绳。

"仁"即"仁爱之心"，要求做人要有关爱他人、宽厚待人的心胸。《说文解字》中说："仁，亲也。"意即家族亲人之间要"仁爱"。随着历史演变，"仁"的含义得到了扩展，要求人们应该像对待亲人一样对待他人，做人要有"仁爱之心"。

"义"即"正义之气"，是指正当、正直和坚持正义，追求美好、善良的态度。"义"的原意是指人的仪表，是人们对美好、善良的追求。后被引申为正直、正义、坚贞不屈的品行。孟子把"义"看得比生命还重要，提倡"舍生取义"，体现了中华民族传统美德对正义的重视。

"礼"即"礼仪之规"，是建立人际关系、社会秩序的一种标准和规则。《诗经》中就有"相鼠有皮，人而无仪；人而无仪，不死何为"的诗句，其意是说鼠都有皮，做人怎么能不知礼仪，做人不知礼仪，还不如死了。孔子提倡"克己复礼"，要求克制不正确的言行，"非礼勿视、非礼勿听、非礼勿言、非礼勿动"，做到视、听、言、行，一举一动都符合"礼"的规范。

"智"即"智谋之力"，是人认识自己、了解社会、解决矛盾、处理问题的眼光和能力。所谓"知之为知之，不知为不知，是知也"。人的知识再丰富，也会有不懂的问题，应当以实事求是的态度承认自己的不足而虚心学习，才是聪明的智者。古人认为辨是非、明善恶的"智谋之力"不只是个人"智力"的问题，还是一种道德规范。

"信"即"诚信之品"，是指诚实守信、坚定可靠、相互信赖的品行。老子说："言善信。"意即说话要恪守信用。孔子也说："人而无信，不知其可也。"他还把"言必信，行必果""敬事而信"作为规范弟子言行的基本要求，把诚信看作做人立世的基点。

"仁、义、礼、智、信"之间相互关联、相互依存、相互支撑，共同构成了中华民族传统道德文化的基石，是中国五千年历史流传下来的优秀道德遗产，是中华民族千百年来处理人际关系以及人与社会关系的基本准则。

(2) 人伦关系维护社会交往的基本秩序 人与人之间自然天成的关系，我们称其为人伦关系。从人出生的那一天起，由孩童到成人，人逐渐知道了谁是父母，谁是兄弟，谁是朋友，谁是夫妻，谁是子女，明白了这些关系，人才能明白自己是谁。中国人如此，外国人亦如此，人类自然地形成了这种共识，这就是人伦规则的共性。人伦紊乱是文明社会不允许的。中国人为了规范这种人伦关系，自古就以道德、法律、制度等形式明确了这种人际关系，即是"五伦"。

"五伦"是中国传统社会基本的五种人伦关系，即父子、君臣、夫妇、兄弟、朋友五种关系。强调父子有亲,君臣有义,夫妇有别,长幼有序,朋友有信(《孟子·滕文公上》)。五伦之间的亲敬关系,自然而然形成了人与人之间的伦理规则。"五伦"既是一种秩序,也是一种等级划分。它告诉人们,人际关系永远有高低之分、上下之序,平等只是相对的,要求人们根据自己所处的角色做好自己的本分,履行相应的责任。

(3) 孝道文化是中华优秀传统文化的重要组成部分　孝道是中华民族的传统美德,也是形成现代和谐人际关系的要素。乌鸦反哺,羊知跪乳,更何况人。弘扬孝道文化是对传统美德的传承,也是构建和谐社会的需要。孝道文化的核心是敬老养老,主要包含以下几个方面的内容:敬亲、奉养、侍疾、立身、谏诤、善终。

敬亲,是中国传统孝道的精髓,提倡对父母长者要做到"敬"和"爱",没有敬和爱就谈不上孝。对待父母不仅仅是给予物质供养,还应该有"爱",发自内心的真爱。孔子曰:"今之孝者,是谓能养。至于犬马,皆能有养,不敬,何以别乎?"就告诫人们对父母不能只是提供物质供养,不能不尊重他们,儿女晚辈要用真心真情爱戴、敬重他们,维持他们的尊严。

奉养,"生则养"即赡养父母,这是孝道文化中对孝敬父母、长者的最低要求。在中国传统孝道中,提倡在物质生活上要首先保障父母,应当把最好的物质条件让给他们先享用。

侍疾,中国传统孝道把"侍疾"作为重要内容,就是说当父母老迈病弱,不能自理时,儿女应当在老人身边精心照料,多给父母生活和精神上的关怀。

立身,儿女还应该有事业心,勤奋工作,要"立身"成就一番事业。这也是对父母的一种孝敬。正如《孝经》云:"安身行道,扬名于世,孝之终也。"

谏诤,《孝经·谏诤章》指出:"父有争子,则身不陷于不义。故当不义,则子不可以不争于父"。也就是说,在父母有不义的时候,不仅不能顺从,而应谏诤父母,使其改正不义,这样可以防止父母陷于不义的境地。

善终,指老人过世后要办好丧事,饰终以礼。《孝经》指出:"孝子之事亲也,居则致其敬,养则致其乐,病则致其忧,丧则致其哀,祭则致其严,五者备矣,然后能事亲。"

孝道文化伴随着中国文明社会的发展,形成了丰富的内涵和特定的外延,积淀和内化为中华民族的心理情感,成为一种人文精神、伦理道德,熔铸于中国儒家伦理道德思想体系及传统文化之中,对中国社会乃至整个东方文明都产生了广泛、深远的影响,被称为古老的"东方文明"。

2. 传统医学美德与医患关系

中华传统美德是我国传统医学美德形成的基础,传统医德中的人性关爱与道德伦理观,对今天医德修养的培养仍然有着重要的指导意义。

(1) 培养医者仁心,树立职业形象,和谐医患关系　古人说:"医,仁术也。仁人君子必笃于情,笃于情,则视人犹己,问其所苦,自无不到之处。"(清代医家喻昌《医门法律》)这些古代医家以"仁"行医的道德思想与行为实践,至今仍闪耀着令人景仰的人道主义光辉,对于规范当今医者的职业道德行为、改善医患关系具有根本的指导意义。医学生只有从医学本质上修炼，学习传统医学美德中"医者仁心"的职业道德，才能提升职业洞察力、职业智慧和职业精神，提升职业道德，也能更有效地处理好医患关系，才能树立良好的职业社会形象。

（2）重塑清廉医风，规范医疗行为，重建医患互信关系 "凡大医治病，必当安神定志，无欲无求""贫富用心皆一、贵贱使药无别"，这是古人对医者清廉纯正、平等对待患者的医疗行为规范的要求。古人"无欲无求""用心皆一"、清廉纯正的医疗行为规范，是赢得患者尊重和信任的主要原因。传统医德对医者诚信、廉洁、急患者所急、想患者所想的医疗行为规范非常值得我们借鉴。当今社会诚信危机、缺乏互信、医患关系紧张的局面亟待改变，构建诚信-合作-互谅的医患关系模式，弘扬中华传统美德，学习古人"仁心仁术""清廉纯正"的传统医德，将对我们重塑清廉医风，规范医疗行为，重建医患互信关系起到积极的作用。

（二）人际交往的原则与策略

1. 人际交往的原则

人类能够依据社会发展及自我完善的客观需要，按照一定的原则来建立和谐交往的人际关系，这些交往原则是人们对长期人际交往实践规律的总结，掌握这些人际交往的原则将有助于建立和谐成功的人际关系。

（1）平等原则 《世界人权宣言》第一条明确规定"人人生而自由，在尊严和权利上一律平等"。人与人之间不论职务高低、财富多寡，人格上是平等的。平等是交往的基础和前提，因为每个人都有自己的价值和尊严，都有平等的心理需要。平等交往的方式方法有许多，最常用的有：

① 尊重法。"爱人者，人恒爱之；敬人者，人恒敬之"的古训道出了相互尊重在人际交往中的作用。要得到别人的接纳和尊重，首先要尊重和接纳别人。不管对方条件、地位、身体状况如何，都看成平等的主体。在人际交往中，礼貌称谓、耐心倾听、表示理解等都是尊重的具体表现。

② 对等法。在交往中给对方以同等的回报也是一种平等的表现。如情感对等法，对方对你投入了多少情感，你也应对他投入多少情感；价值对等法，节假日互赠的礼品价值相当；地位对等法，单位间交往时对等安排接待规格、接待人员。

③ 平视法。在交往中，以平视的角色心理对待交往对象是一种尊重他人的行为，是给他人以"心理等位"的人际交往信号。人际交往中，要端庄而不过于矜持，谦虚而不矫饰作伪。既不要仰视，使自己低人一等；也不要俯视，使自己居高临下。在交往中，面对强者，不要唯唯诺诺，低三下四；而对弱者，不要趾高气扬，神气活现；不俯仰讨好位尊者，不藐视位卑者显示自己的自信心。只有一视同仁，平等相待，不卑不亢，才能保持自己的人格尊严，获得他人的尊重，建立良好的相互关系。

（2）诚信原则 诚信原则是指在人际交往中双方诚实、守诺并讲求信用的原则。"善大莫过于诚。"诚信不仅是人际交往的重要原则，也是一项古今中外的做人准则。从人际心理学的角度来看，一个人的思想观点、愿望和要求能否为对方所接受，往往与本人对对方的真诚程度成正比。诚信是做人之本，是维护正常人际关系的基础。诚信原则要求人们在交往中做到：

① 言必信。真诚待人，在交往中说真话、实话，不说空话、假话、套话、大话。以诚待人才可以取信于人。讲诚信会在交往中给人以稳重、可靠的感觉，就容易建立良好的人际关系。

② 行必果。即守诺言，践诺言，言行一致，说到做到，表里如一，正所谓"一言既出，驷马难追"。诚信是忠诚的外在表现。要做到行必果，就要注意：不要轻易许诺，一旦许诺，要设法实现，以免失信于人。

（3）理解原则　指交往双方互相了解、互相换位思考、替对方着想、相互体谅的原则。关系双方在人际行为中要互相设身处地、互相谅解及关心，了解对方的需要、观点、感受、个人特征等情况，并以此为基础认识自我，了解彼此之间的权利、义务、需要及行为方式。要相互谅解，交换观察、思考的角度，各自站在对方的立场上解释及分析其行为动机，以减少人际关系中的矛盾及冲突。

（4）宽容原则　指交往中双方需要有一定的忍耐度、能相互包容的原则。由于社会个体间存在差异，如成长经历、受教育程度、信仰习俗、行为习惯存在不同，交往中往往会产生不同的反应，宽容与包含别人的差异也就成为交往的必需条件。人际交往中最难做到的就是"宽容"，因为需要宽容的常常是对方的"短处"。当他人的个性、观点与自己较一致时，往往容易相处；而差异较大时，这些"差异"就成了别人的"短处"，让自己感到相处"困难"，这时宽容的品格也就至关重要了。所以宽容是一个人思想境界和品德修养的体现，也是人与人之间和谐相处的重要原则。

（5）互利原则　指在人际关系中，关系主体的双方都能得到一定的精神或物质利益，满足各自的身心需要。人际交往，从本质上来说是一种社会交换过程，是人满足个人需要的一种手段及方式。虽然这种交换与市场买卖中的交换并不完全相同，但本质是基本一致的，人们在交往过程中必然会考虑各自的利益。只有单方获得利益的人际关系是不会长久的。互利原则提示我们，与别人交往时，必须注意关系的维护，不能一味地只利用不"投入"，否则，原来再亲密、信任、友好的关系也会转化为疏远、虚伪的应付。

（6）适度原则　指与人交往时，言谈举止、态度、表情及行为等程度适当，把握分寸，恰如其分，恰到好处。人际交往成功与否在很大程度上取决于交往主体对自身交往行为"度"的把握。一切交往行为都要掌握分寸，在不同场合，根据不同的交往对象体现出不同的交往程度，具体应掌握以下几个"度"。

① 情感表露适度。个人情感的表露往往会对交往对象产生非常重要的影响，适时、适度的情感表达，常常是成功交往的开始。热情是个人良好修养的表现，但在人际交往中必须表露得恰如其分，在适当的时候表现出适当的情感，既不能热情过度，使人产生轻浮或不稳重的感觉，也不能缺乏热情，使人产生冷淡、无诚意交往的感觉。

② 举止行为适度。在人际交往中个人举止行为的表现是交往态度的晴雨表。在交往对象面前大方得体的举止、恰到好处的体态语表现，能增强交往对象的好感，产生继续交往的愿望。

③ 言语表达适度。要根据不同对象把握言谈的深浅度，根据不同场合把握言谈的

得体度，根据自己的身份把握言谈的分寸，说在该说时，止到该止处，这就是言语表达适度。

2. 建立良好人际关系的策略

（1）重视印象整饰　英国哲学家培根说过："相貌美高于色泽美，而优雅合适的动作美又高于相貌美。"这说明印象整饰对于个人的重要性。印象整饰又称"印象管理"（impression management），是指有意识地控制别人形成自己所需要的形象的过程。即通过有意识地修饰，主动而适度地展现自己的形象，使之在别人的印象中形成良好的第一印象。行为者选择得体的穿着、适当的言辞、恰当的表情和动作，可使知觉者对自己产生某种特定的看法。印象整饰与印象形成的区别是：印象形成是信息输入，是形成对他人的印象；印象整饰是信息输出，是对他人印象形成施加影响，其意义在于控制他人的行为，特别是他人对自己的回应方式。在与人交往时，要根据对方的特征、交往的目的和交往的情境，选择合适的装束、得体的行为，甚至事先对所交往对象的知识、言辞、表情和动作做一番必要的准备，以保证交往活动顺利进行，给对方留下一个美好的印象。

（2）主动提供帮助　互利互惠的交往理论已经告诉我们，任何一个人，只有当一种关系对他来说是值得的，他才愿意并试图去建立、去维持。因此，要想与别人建立良好的人际关系，给别人提供帮助十分重要，采取恰当的方式去帮助别人也十分重要，让他人觉得不是"施舍"而乐于接受，才能真正实现"帮助"的意义。帮助既包括解决困难上的协助和物质上的支持，也包括情感上的支持。心理学家发现，以帮助或相互帮助开端的人际关系，不仅容易确立良好的第一印象，而且可以迅速缩短人与人之间的心理距离，使良好的人际关系迅速建立起来。

（3）关注对方兴趣　交往的双方往往处于两个不同的情感和理解基点，有不同的兴趣和不同的关注点，根据相似吸引的规律，交际时必须寻找双方的共同点。在交谈过程中，只有双方的兴趣和关注焦点汇聚在一起时，交谈才成为双方同等参与的过程，才能真正起到有效沟通和加强相互关系的作用。谈话兴趣与关注焦点的汇聚是一个渐进的过程，需要谈话双方都将注意力投向对方，信息发出者应当牢记，说话不能仅图自己痛快，还必须顾及对方的兴趣，要为听者着想。如果一个人只以自己的理解和情感作为唯一的出发点，不关注对方，肯定会降低自己的吸引力，继而淡化交往的倾向性。

（4）肯定对方价值　人类普遍存在着自尊和得到他人肯定的需要，每个人都有强烈的自我价值保护倾向，只有在自尊心高度满足的情况下，才会产生最大程度的愉悦，才会接受对方的态度、观点。当人们的自我价值面临威胁时，机体会处于强烈的自我防卫状态，这是一种焦虑状态，与人们的不愉快情绪直接关联。因此，人们对否定自我价值的人，有着强烈的排斥情绪。心理学家认为，适时的赞扬可以增进彼此的吸引力。选择恰当的时机和适当的方式表达对方的赞许是增进彼此情感的催化剂。赞许别人的实质是对别人的尊重，传递的是信任和情感。

（5）掌握批评艺术　在人际交往中，难免会有错误发生，尤其是出现关系裂痕时，要保持人与人之间的协调，为别人的错误提供必要的反馈十分重要。批评是负性刺激，通常只有当用意善良、符合事实、方法得当时，才会产生效果，才能促进对方的进步。批评要掌握技巧，否则会挫伤对方的积极性与自尊心，措辞应该是友好的、委婉的、真诚的。学会幽默常常能在"剑拔弩张"时"化干戈为玉帛"。例如，一个丈夫找不到东西请太太帮忙，太太一眼就看到了，于是生气地指着丈夫的眼睛说："上帝给你这么好的东西你不用！"丈夫笑笑指着太太说："上帝给我这么好的太太我正在用！"刻薄的批评就这样被幽默化解了。

（6）学会感恩报恩　古人有"滴水之恩，涌泉相报"之说。得到别人的帮助是否进行回报，应当怎样回报且不说，但记住别人的好处，心存感激应当是基本的人之常情。作为受益人应当记住别人的好处，如果能够落落大方地说谢谢，在适当的时候以适当的方式提及，会使对方铭记于心。这样一方面表达了对提供帮助者的尊敬和感激，另一方面也显示了当事者是重情重义的可交之人。

（7）经常互致问候　人际关系是以情感联系为纽带的，人们常说"远亲不如近邻"，这是由于远亲之间虽然有血缘等亲情关系，但因为相隔距离较远，为彼此交往带来一定困难，造成双方之间的熟悉、密切程度甚至不如交往频率较高的邻居。可见彼此之间的经常交往对维持密切人际关系是至关重要的。

（8）大胆主动交往　在人际交往中以主动热情的态度和行为影响交往对象，更容易获得交往的成功。许多人在人际交往时，不是主动发起交往活动，而是被动地等待别人接纳。然而我们知道，根据人际关系的互利原则，别人是不会无缘无故地对我们感兴趣的。因此，要想赢得良好的人际关系，就必须做交往的始动者，克服羞怯、自卑的心理，大胆主动地与他人交往，使自己处于交往的主动地位。

成功从做人开始！一个人事业的成功与其良好人际关系是分不开的，而良好人际关系的建立取决于他会不会"做人"。做一个诚实的人、自信的人、热情的人……根据人际关系策略学会做人，这将是成功的第一步。

案例分析

身边关怀至深，真情温暖你我
记台州医院优秀护士——柯玲珍

在护理工作中，发生过很多温暖人心的故事，她用行动去践行"有时去治愈，常常去帮助，总是去安慰"。她毫无保留地向患者释放自己的热情，对身边的人关怀至深，对于患者的方方面面，她总有操不完的心。

有一次，科室里收治了一位年轻的脑梗死患者，突如其来的变故加上缺乏家属的关心，他常常暗自神伤、萎靡不振。阿柯老师注意到他的情绪，便常常找他谈心，及时帮他解决困难，成了他的知心姐姐。同时，她积极做好家属的工作，引导家属对患者投入更多的关心和照顾。最后在阿柯老师的努力下，家属对患者的照护多了份耐心和细心，患者也走出疾病的阴霾，积极配合治疗，微笑面对生活。

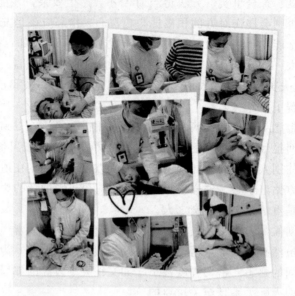

阿柯老师和患者——"如果你需要我,我一定在!"

阿柯老师还是一个梳辫子小能手,一些长发患者因为病情限制,需要卧床休息,一头长发因为缺乏打理,凌乱地贴在脸上、散落在枕间、床面……阿柯老师见了,便会顺手将患者的长发加以梳理,没几分钟便编成一条精致的辫子——患者的长发不凌乱了,舒适度提升了,整个人看着也精神多了。

阿柯老师管理的护理组是取栓组,患者的病情大多比较危重,也极易发生病情变化,日常的护理工作极为繁重。阿柯老师几乎每天都是第一个来到病房,微笑地问候,仔细地倾听,捕捉患者的点点滴滴,开启她一天忙碌而充实的工作……

她可以在与患者及家属的交流中发现细微的病情变化,并报告医生,做出及时准确的治疗和护理。医生说:"有你在,将危重患者交给你,我们放心!"

她乐于帮助搭班的年轻护士,指导她们如何进行危重患者的病情观察及护理,她常在她们无助的时候挺身而出,助其一臂之力。她还经常帮助同事解决燃眉之急。同事说:"有你在,我们就有了坚强的后盾!"

她对患者的爱心、耐心、细心和责任心同样也受到患者的肯定:"有你在,我们就放心了!"

请分析:护士阿柯老师为什么能与患者的关系这么亲厚?如何维系良好的护患关系及护际关系?

实践活动 学生分享同学之间、室友之间日常相处的趣事、暖心之事。

> **学习思考**　传统美德对人际关系有何影响？人际关系交往中需要遵守哪些原则？咱们可采取哪些策略改善人际关系？

练习测试

一、单选题

1. 下列哪项不属于人际关系的特征？（　　）
   A. 社会性　　　　B. 复杂性　　　　C. 多重性
   D. 不变性　　　　E. 目的性

2. 在人际认知中因最近或是最后获得的信息而对总体印象产生了最大影响的效应称为（　　）。
   A. 首因效应　　　B. 近因效应　　　C. 光环效应
   D. 社会刻板效应　E. 先礼效应

3. 下列哪项不属于人际吸引的过程？（　　）
   A. 注意　　　　　B. 认同　　　　　C. 接纳
   D. 拒绝　　　　　E. 交往

二、多选题

1. 人际关系的功能包括以下哪几个方面？（　　）
   A. 发展自我意识　B. 促进个人社会化　C. 促进行为改变
   D. 增进身心健康　E. 优化社会环境

2. 人际关系的影响因素包括（　　）。
   A. 仪表　　　　　B. 空间距离　　　C. 交往频率
   D. 相似性　　　　E. 个性品质

任务二
学习处理护理工作中的人际关系

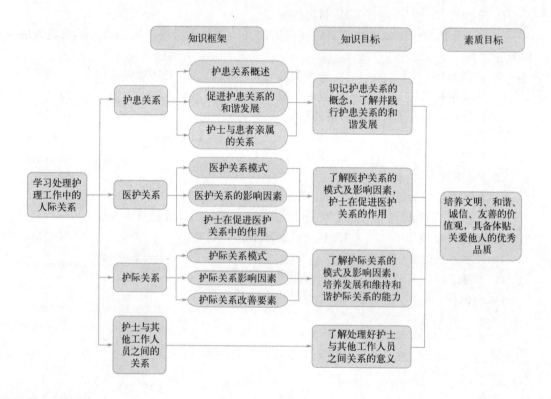

情景导入

如何接待新入院患者？

患者蔡奶奶第一次住院，陌生的环境让她觉得不安，原本就留有脑梗死后遗症的老奶奶不禁自言自语，诉说着要回家。这时，责任护士小翁来到了蔡奶奶的床边……

请思考：如果你是小翁，该如何实施新入院患者的接待工作呢？

教师启发引导：请同学们讨论患者存在哪些心理问题，提出在接收新入院患者时，建立良好护患关系的策略。

一、护患关系

（一）护患关系概述

在健康服务过程中，护患关系贯穿于医疗护理过程的始终，是护理工作中人际关系的关键，良好的护患关系是促进患者身心健康的重要条件之一。

1. 护患关系的概念与基本内容

（1）护患关系的概念　护患关系（nurse patient relationship）是在特定条件下，通过医疗、护理等活动与服务对象建立起来的一种特殊人际关系。广义的护患关系是指围绕服务对象的治疗和护理所形成的各种人际关系，包括护士与服务对象、家属、陪护、监护人之间的关系。狭义的护患关系则是指护士与服务对象在特定环境及时间段内所形成的一种特殊的人际关系。护理工作中护患关系与护理效果密切相关，因此，构建和谐、平等、信任的护患关系是护理工作者的重要职责。

（2）护患关系的基本内容　由于受到多种因素的影响，在医疗护理活动的过程中会形成不同内容的护患关系，基本内容主要包括技术性关系和非技术性关系。

① 技术性关系（technical relationship）。是护患双方在一系列护理活动过程中所建立起来的，以护士拥有相关的护理知识及技术为前提的一种帮助关系。技术性关系是护患关系的基础，是维系护患关系的纽带。在技术性关系中，护士处于帮助患者解决病痛、恢复健康的主动地位，是服务主体，对护患关系的发展趋势产生决定性作用。

② 非技术性关系（non-technical relationship）。指护患双方由于受社会、心理、经济等多种因素的影响，在实施医护技术的过程中形成的道德、利益、价值、法律等多种内容的关系。包括：道德关系、利益关系、法律关系、价值关系。

2. 护患关系的性质与特点

护患关系是护士与服务对象之间的一种工作关系、信任关系和治疗关系，其实质就是满足患者的健康需要。护患关系除了具有一般人际关系的性质与特点外，还具有专业性人际关系的性质与特点。

（1）治疗性工作关系　是护患关系职业行为的表现，是一种有目标、需要认真促成和谨慎执行的关系，带有一定的强制性。面对不同身份、年龄、职业和素质的患者，护士作为一名帮助者、治疗者，有责任与患者建立并保持良好的护患关系，使护理工作起到积极的治疗作用。

（2）专业性互动关系　护患关系是护患之间相互影响、相互作用的专业互动关系。这种互动不仅体现在护士与患者之间，也表现在护士与患者家属、朋友和同事等社会支持系统之间，是一种多元化互动关系。互动双方不同的经历、情感、价值观、对疾病与健康的看法，都会影响相互间的期望与感受，进而影响沟通，影响护理效果。护患之间要达成健康行为的共识，就是一个专业性的互动过程。

（3）指导性服务关系　患者的治疗康复需要专业性的指导和治疗护理，这种需要构成了护患双方关系的基础，这种指导性服务关系贯穿于患者就医全过程，包括门诊、入院、住院及出院等环节。过去认为，一旦患者出院，面对面的护理服务结束，这种人际关系也就结束。现在，护理服务已从医中服务延伸到医前、医后服务，许多患者出院后，仍可能与护士保持联系，寻求帮助和指导，因此，新时期的护患关系是没有终点的。

（4）帮助性人际关系　护患关系建立于患者的健康需要得到帮助时。护患之间通过提供帮助与寻求帮助形成特殊的人际关系，这种关系不仅仅是帮助者与被帮助者之间个人的关系，也是两个系统之间的关系。帮助系统包括医生、护士、辅诊人员以及医院的行政管理人员，被帮助系统包括患者、患者家属、亲友和同事等。帮助系统的作用是为患者提供服务，履行帮助职责，代表医院组织的社会形象。正因为如此，一旦发生矛盾，往往是两个系统之间的纠纷，而不会局限于个人。另外，这种帮助关系不同于普通的社交关系。普通的社交关系强调关系的双方互利互惠；而护患关系中，护士是患者的健康帮助者，是一种单向性帮助性关系。

（5）满足需要的关系　护士与患者关系的实质在于，护士作为关系的一方，其职责主要是满足患者的护理需要。这正是护患关系与其他人际关系的不同点。患者因患病入院接受治疗护理，护士掌握着帮助患者恢复健康的知识和技能，应当履行职责，对患者提供帮助。正是患者的这种需要和护士准备满足这种需要，使双方发生了满足需要的人际关系。

（6）主次之别的关系　在护士与患者的关系中，护士是决定这一关系的主导方面，是决定关系好坏的主要责任者。患者由于有疾病，经受病痛的折磨，生活不能自理，来到医院接受治疗，处于被动地位。而护士的责任是帮助患者，是这一关系的主导方面，因而在这一关系中要承担更多的责任。

3. 护患关系的基本模式

护患关系模式是医学模式在护理人际关系中的具体体现。根据护患双方在共同建立及发展护患关系中发挥的作用、各自具有的心理方位、主动性及感受等的不同，将护患关系归纳为以下三种基本模式。

（1）主动-被动型模式（active-passivity model）　这是传统的、单向性的、以生物医学模式及疾病护理为主导思想的护患模式，把患者看成单纯生物学的人，把疾病看成单纯的生物理化因素所致，把治疗护理全寄托于药物、手术，完全忽视患者的心理活动和需要。模式原型是"父母-婴儿"，特点是"护士为患者做什么"。此模式过分强调了护士的权威性，忽略患者的主观能动作用，护士处于主导地位，患者处于被动接受护理的从属地位，要求患者绝对服从医护人员的处置和安排，显而易见，这种模式不能取得患者的默契配合。

该模式适用于不能表达主观意愿，不能与护士进行沟通交流的患者，如全麻、昏迷、婴幼儿、危重、休克、智力严重低下者，以及某些精神病患者。此类患者部分或完全地失去了正常的思维能力，需要护士有良好的护理道德、高度的工作责任心及对患者的关心与同情。使用此模式时应注意，即便是面对危重或精神病患者，护士为其做某些操作如使用约束具时，也需要与家属沟通，取得知情同意。

（2）指导-合作型模式（guidance-cooperation model） 这是一种微弱单向性、以"生物-心理-社会医学模式"及"疾病护理为中心"作为主导思想的护患关系模式。模式原型是"父母-儿童"，特点是"护士教会患者做什么"。护士在护患关系中仍占主导地位，护患双方的心理为微弱的心理差位关系。此模式是把患者看成是有意识、有心理活动的人。在护理活动中，患者有一定的主动性，但护士的权威仍是决定性的，患者的地位是合作者。患者的主动合作包括诉说病情、反映治疗情况、配合检查和各种护理措施，都以护士的要求为前提。这种模式下患者一般仍处于消极配合状态，护患关系仍然不能完全对等。

该模式适用于护理急危重症患者、重症初愈恢复期患者、手术及创伤恢复过程的患者。此类患者神志清楚，但病情重、病程短，对疾病的治疗及护理了解少，需要依靠护士的指导才能较好地配合治疗及护理。使用时也需取得患者的知情同意。

（3）共同参与型模式（mutual participation model） 这是一种双向性的、以"生物-心理-社会医学模式"及"健康为中心"作为主导思想的护患关系模式，与前两种有着本质的不同。模式原型是"成人-成人"，特点是"护士帮助患者自我照顾"。护患双方的关系建立在平等地位上，双方的心理为心理等位关系。

在此模式中，护士常以"同盟者"的形象出现，把患者的意见看成是完善护理工作的一个组成部分。患者不仅是合作者，而且积极主动地参与自己的治疗护理讨论，向护士提供自己的病情，参与护理决策，自己独立完成某些护理措施，如自己测尿糖等。患者在治疗护理中获得了某种支配权，人格也得到了尊重。护患双方处于平等地位，双方相互尊重，相互协商确立护理目标、方法，共享护理信息，双方的积极性都能得到充分的发挥。此模式是一种理想的护患关系模式。

该模式适用于具有一定文化知识的慢性病患者。此类疾病的护理常会涉及帮助患者改变以往的生活习惯、生活方式、人际关系等。因此，护士不仅需要了解疾病的护理，而且要了解疾病对患者的生理、社会心理等方面的影响，设身处地为患者着想，以患者的整体健康为中心，尊重患者的自主权，给予患者充分的选择权，以恢复患者在长期疾病过程中丧失的信心及自理能力，使患者在功能受限的情况下有良好的生活质量。

以上三种护患模式不是固定不变的，即使在同一位患者身上，随着病情的变化或护理项目的不同，也可从一种模式转向另一种模式。在实际护理活动中，护士应注意区分不同情况的护理对象，采用恰当的护理模式。选择建立哪一种关系模式，不仅取决于疾病的性质和严重程度，而且需考虑到患者的人格特征。

（二）促进护患关系的和谐发展

1. 护患关系的发展过程

护患关系的建立与发展是一个动态过程，一般分观察熟悉期、合作信任期和阶段评价期三个阶段；三个阶段相互重叠、相互影响。

(1) 初始期 也称观察熟悉期,指服务对象与护士初期接触阶段。此阶段的工作任务是护患之间相互认识,彼此建立初步信任关系。在此阶段,护士应向患者做自我介绍,并介绍病区环境及设施、医院规章制度、与治疗护理有关的人员,同时进一步了解患者病情进展、一般情况、家庭和社会情况等。目前实施责任制护理,责任护士向患者介绍自己,表明是责任护士,对患者的护理负责,患者有事可随时找护士,这是非常好的建立护患关系的手段,对患者适应新环境、尽快消除陌生和紧张的心理可起到帮助作用。在此阶段,护士应通过得体的举止、热情真诚的服务为患者留下良好的第一印象,为开展护理工作奠定良好的基础。

(2) 工作期 也称合作信任期,指护士为服务对象实施治疗护理的阶段,是护士完成各项护理任务,患者接受治疗和护理的主要时期,是护患之间相互获得信任关系的时期。这一时期主要的任务是在彼此信任的基础上,帮助患者解决已确认的健康问题,满足患者的需求。在这一阶段,护士通过高尚的医德、熟练的技能和良好的服务态度赢得患者的信任,取得患者的合作和满足患者的需要。由于工作期的时间跨度较长,护患关系可能会因为一些不愉快的事情发生波动,护士要始终保持关注、真诚和尊重的态度,维护患者的权利,鼓励患者充分参与自己的康复与护理活动,热情为他们服务,尽量满足他们的合理需求,以获得患者的信任。

(3) 结束期 也称阶段评价期。经过治疗与护理,患者的疾病好转或基本恢复,达到预期目标,患者出院意味着护患关系将进入阶段评价期。此时的任务是护士与患者共同评价前一阶段护理目标的完成情况,并根据存在的问题或可能发生的问题制定相应对策。在这一阶段,护士对患者进行健康教育、出院指导和征求意见。护士应提前做好患者出院前的准备工作,了解治疗效果,进行出院指导,评价护患关系发展全过程,了解患者对自己目前健康状况和护理质量的满意程度,写好出院小结等,帮助患者逐渐脱离疾病康复期出现的依赖心理,学会自我照顾,促进全面康复;妥善处理护患双方尚未解决的一些问题。

护患关系的每个阶段都各有重点,三个阶段相互重叠,但满足患者健康需要始终是护患关系的实质,护士应以良好的沟通技巧、真诚的服务态度、熟练的专业技能赢得患者的信任,促进护患关系向良好方向发展。

2. 护患关系的影响因素

护患关系受到多方因素的影响,护患双方本身及外部环境都存在着引起冲突的因素,因此分析影响护患关系的因素,才能有针对性地加以预防冲突,使护患关系和谐发展。

(1) 护患双方因素

① 角色模糊和责任冲突。护理人员和患者对自己承担的角色功能认识不清,造成双方不完全理解对方的权利和义务,导致护患双方的责任冲突。如部分护理人员专业知识缺乏、护理工作不落实、健康教育不到位、不主动了解患者需求、护理质量不高,甚至给患者带来了伤害,这势必让患者不满,影响护患关系;患者一方不了解自己的权利和义务,不知道自己能做什么、该做什么,不积极配合治疗护理,康复效果不佳就一

味责怪护理人员，就会出现护患双方相互角色期望不一致的状态，导致护患冲突的发生。

② 忽视权益和过度维权。在临床工作中，部分护理人员忽视了患者的权益和感受，累积了患者的负性情绪，使其产生不良心理外向投射。少数患者对治疗护理效果的期望值过高以及过度维权，也是当前医疗纠纷的原因之一。

③ 理解分歧和沟通障碍。由于护患双方的职业、受教育程度等多方面的不同，在沟通过程中容易产生差异。另外，部分护理人员沟通意识不强、语言表达不当、不注意谈话的方式和语气，或语言过于简单，或由于工作繁重、紧张，护理人员急于完成工作，没有足够的时间倾听患者的倾诉，都会影响护患关系和谐。

(2) 医院因素　医院为更有序地保障患者的诊疗秩序，制定了各种管理制度，但服务于患者的制度却难免与部分患者的个人习惯和需要相冲突。护理人员作为医院管理制度的主要执行人，常成为患者不满的焦点，导致护患冲突的发生。另外，医院某些软硬件不足也会引发患者不满，如医生人手不够或医院床位紧张，导致患者因等候过久而抱怨。

(3) 社会因素　当前，我国医疗卫生事业的发展尚不能满足人民群众的需要，主要表现在卫生资源不足、使用分配不公、社会医疗保险制度改革不到位、相关卫生法律法规的修订滞后、医疗服务收费标准不合理、舆论宣传对整个卫生行业所做贡献不足等，这些因素都直接或间接影响着护患关系。

3. 护士在促进护患关系中的作用

(1) 提升自身素质，建立信任关系　信任感的建立是良好护患关系的前提。针对信任危机产生的主要原因，护士必须全面提升自身素质。护士不仅应具备高尚的职业道德，还必须有适应工作需要的专业知识和娴熟的操作技能。只有掌握现代医疗护理科学的知识和技能，才能赢得患者的信任，也才能有效地避免护理工作中的冲突和纠纷。

(2) 明确角色功能，切实履行职责　在护理工作中，护士是照顾者和安慰者；对患者的健康问题进行诊断和处理时，护士是计划者和决策者；在帮助患者争取权益时，护士是代言者和维护者；在进行健康教育和卫生宣传时，护士是教育者和咨询者。护士只有全面认识和准确定位自己的角色功能，才能更好地履行自己的角色责任和工作职责，使自己的言行符合患者对护士角色的期待。

(3) 维护患者权益，改善就医感受　患者享有对自身疾病诊断、治疗和护理措施的知情权和同意权，但由于各种原因，许多情况下患者只能依靠医护人员来维护自己的权益。如果医护人员忽视了患者的权益，不能及时将疾病进展、治疗方案、护理措施、用药类型等信息传递给患者，甚至拒绝回答其提出的问题，患者的知情权就得不到保障，其就医感受和满意度也就会随之下降，护患关系就不能得到正常发展。

(4) 加强护患沟通，减少理解分歧　在进行护患沟通时，要注意沟通内容的准确性、针对性和通俗性，尽量使用患者易于接受的方式和语言，确保沟通效果，减少误会和分歧。

(三) 护士与患者亲属的关系

1. 护士与患者亲属关系的意义

在护理工作涉及的众多关系中，最容易被忽视的是护士与患者亲属的关系。患者亲属是沟通和联络患者感情、调整护患关系的纽带，护士与患者亲属的关系是护患关系的组成部分。在许多情况下，护理患者的工作都是通过患者亲属配合来完成的，特别是遇到一些特殊患者，如婴幼儿、重症昏迷患者、高龄患者、精神病患者时，护士与患者亲属保持积极有效的沟通显得尤为重要。在护理实践中，护士与患者亲属之间的良好关系在提高护理效果和促进患者康复中起着非常重要的积极作用。

2. 影响护士与患者亲属关系的因素

（1）角色理解欠缺　护士与患者亲属之间缺乏相互理解，很容易产生矛盾冲突。目前由于我国医疗机构中护士普遍缺编，临床护士不足，护理任务繁重，护士长期处于超负荷工作状态，且因医学的局限性，护士不可能为患者解决所有的问题。由于很多患者亲属不了解护理工作特点，不理解护士工作的难处，护士的工作稍有耽搁，就会被埋怨、指责甚至受到暴力伤害。另一方面，有少数护士，由于长期处于权威性的帮助者地位，养成了较强的优越感，不善于移情，缺乏沟通技巧，甚至对患者或其亲属流露出厌烦的情绪，因而与患者亲属产生矛盾冲突。

（2）角色责任模糊　在护理患者的过程中，家属和护士应密切配合，共同为患者提供心理支持、生活照顾。然而部分家属将全部责任，包括一切生活照顾责任推给护士，自己只扮演旁观者和监督者的角色；个别护士也将本应自己完成的工作交给家属，从而严重影响护理质量，甚至出现护理差错、事故，最终引发护士与患者家属之间的冲突。

（3）角色期望冲突　患者家属因亲人的病情容易产生焦虑、烦躁心理，对护士期望过高，他们认为护士应该有求必应，有问必答，百问不厌，操作无懈可击，能为患者解决一切健康问题。他们常用这种理想化的标准来衡量现实中的每一位具体的护士。当发现个别护士的某些行为与他们的期望不相符，或患者的某些健康问题通过护理手段得不到解决时，就会对护士产生不满或抱怨，甚至少数家属还采取过激言行，从而导致护士与患者亲属之间的矛盾冲突。

（4）经济压力过重　部分患者就医时没有医疗保险来支付费用，患者家庭的经济压力较大，当患者家属花费了高额的医疗费用却未见明显的治疗效果时，往往产生不满情绪，从而引起矛盾冲突，导致护士与患者家属双方关系紧张。

3. 护士在促进与患者亲属关系中的作用

（1）充分尊重，热情接待　护士要尊重患者家属并主动热情地接待，向其介绍医院环境和有关规章制度，并嘱咐探视中的注意事项；主动向患者家属介绍患者的病情、治疗护理措施、预后等内容。

（2）倾听意见，耐心解答　患者家属最关心患者的病情变化，会经常向护士询问，护士应理解患者家属的心情，耐心倾听患者家属提出的问题和反映的情况，并给予相应的解释，为他们的困难提供有效的帮助。

（3）加强沟通，提供帮助　护士通过与患者家属的沟通，了解患者生病后的家庭情况，评估其存在的问题。针对该家庭面临的困难，与家属共同商讨解决问题的办法，并提供必要的帮助，这对于护士与患者家属建立良好的关系是十分必要的。

（4）给予患者家属心理支持　护士应耐心、细致地做好家属的思想工作，减轻患者家属的心理负担，共同稳定患者情绪，使其能配合医护工作。

二、医护关系

在医护护理服务过程中，护士为患者提供整体护理时，也需要与其他医务工作者协作和配合。因此，护士必须与健康服务群体中的所有人员进行沟通和协调，成为生命战场上的同盟军，共同完成工作任务。

关系是护士为了服务对象的健康和安危，与医生共同建立起来的工作性人际关系。医生与护士是临床医疗工作的两支主力军，是工作中经常合作的两个团队，建立良好医护关系是提高医疗服务水平的重要保证。

1. 医护关系模式

随着医学模式的转变，护理学逐渐形成自己独立的理论和实践体系，成为一门独立学科。医护关系模式已由传统的"主导（医生）-从属（护士）"型模式转变为现代的"独立（护士）-协作（医护）"型模式，并形成"并列-互补"的新型医护关系。"并列"是指在治疗疾病的过程中，医疗和护理是两个并列的要素，共同构成了医疗护理体系；"互补"指的是护士在与医生不断进行信息交流的过程中，实现专业互补、优势互补、不足互帮。这一模式具体表现为：

（1）相互依存，平等协作　医生的诊疗过程和护士的护理过程的目标是一致的，既有区别又有联系，既有分工更有合作，两者相互依存，相互影响，平等协作。"并列-互补"型医护关系中，医生和护士同等重要，缺一不可。

（2）相对独立，不可替代　在医疗过程中，医生起着主导的作用，患者疾病的诊断、治疗方案的确定、治疗效果的评价，主要由医生完成；在护理过程中，护士发挥着主导作用，护士根据患者的情况和医生的诊疗方案，从患者的具体需求出发，从生理、心理精神、社会文化等方面实施整体护理，包括对患者进行心理护理、健康教育、饮食营养护理、多元文化护理等。因此，医疗与护理各自相对独立，各有主次，医生和护士在各自不同的专业领域发挥着重要的作用。

（3）相互促进，优势互补　医生护士各有自身的优势和不足，相互共事时处于学科渗透、优势互补、不足互帮的状态。没有医生的准确诊断和治疗，护理工作就无从做起；没有护士的辛勤努力，医生的诊治方案就会无从落实。当医生或护士发现对方的不足时，及时反馈给对方并协助弥补，以确保医疗护理的质量。

2. 医护关系的影响因素

医疗与护理是两个各有特点的职业，在医生与护士的沟通交往中，会因一些特殊因素而产生矛盾冲突,从而影响医护之间的关系。影响医护关系的因素主要有以下几方面。

(1) 角色压力过重　在医疗活动中,医护双方都处于较重的压力负荷状态,加上许多医院的人力资源配置和岗位设置不尽合理,忙闲不均,如果双方的心理压力过重,应激过于激烈,超过了心理承受能力,就可能变得心绪不稳定、易怒、易躁和紧张不安,容易发脾气、不冷静,这些不良情绪常常导致医护之间关系紧张。

(2) 角色理解欠缺　在医疗过程中,当医护间没有建立有效的沟通时,就会出现强调对方错误、不理解对方,甚至有时会感到相互之间要求过分的情况。由于缺少较好的理解、支持和体贴,医护双方相互埋怨或指责,这种状况若持续存在,将破坏医护之间的平等合作关系,影响医疗护理服务质量。

(3) 角色心理差位　目前社会上多数人对医护角色的评价还停留在"主导-从属"阶段,假如医生在言谈举止中表现出太强的优越感或支配欲,则会挫伤护士的自尊,影响医护关系。例如,当护士对医嘱有不同看法时,医生认为下医嘱是医生的事,无须护士干预;而护士则认为自己有权对不妥的医嘱提出意见,此时如果沟通不当,则将影响医护关系和谐发展。

(4) 角色权力争议　医护人员按照分工,在自己的职责范围内享有一定的专业自主权。但在某些情况下,医护人员可能会感觉自主权受到侵犯,因而产生矛盾或冲突。在目前护理迅速发展、护理专业自主权不断完善的情况下,习惯传统医护关系模式的医生可能会产生一些误解而影响双方的关系。

3. 护士在促进医护关系中的作用

护士与医生是临床医疗护理生命战场的同盟军,处理好医护关系是保证医疗工作的高效率运转及提高服务水平的重要保障。建立和谐的医护关系的过程中,护士可以在许多方面发挥积极主动的作用。

(1) 主动宣传、争取支持　为增加医生对护理专业的理解和支持,护士应主动宣传护理专业的特征和内容,介绍护理专业人员新型角色功能。除医院有组织地宣传外,护士在日常工作交往中,也应随时与其他医务人员进行沟通,解释整体护理内涵及具体方法,争取医生的理解和支持。

(2) 相互尊重、取长补短　在医疗护理活动中,医护之间的沟通要以患者为中心开展,要相互尊重、相互学习、取长补短。由于受专业的限制,医疗和护理知识的范围、重点和深度是不同的。作为护士,不仅要掌握本专业的理论知识和技能,还应虚心向医生求教,从更深的理论角度把握疾病的诊疗过程。护士与患者接触频繁,对病情了解较多,在诊断和治疗方面,应加强与医生的交流,帮助医生获取更多信息。

(3) 相互信任、精诚合作　医护之间的相互尊重、相互信任、精诚合作是医疗护理工作顺利进行的基础。护士要认真主动地配合其他医务人员的工作,同时经常与医生联系沟通,把自己对患者的观察和处理意见、建议及时反馈给医生,这样才能取得医生的支持和配合。当医护之间出现协调配合欠妥时,护士要主动谅解对方,分析产生矛盾的原因，善意地提出合理建议，协商解决。切忌在患者及其家属面前议论医生的是非长短，因为这些不仅会损害医护关系，还会影响医患关系。近年来，许多大型医院在探索"医护一体化"的工作模式，医护同组查房，"医-护-患"三方密切沟通，对提高医疗护理质量，改善医患关系起到了促进作用。

（4）相互理解、主动配合　在为患者提供健康服务的过程中，医生和护士要理解彼此的专业特点，体谅彼此工作辛劳，主动相互配合。护士应从患者利益出发，主动了解医疗专业特点，尊重医生，尊重他们的专业自主权，尊重医疗方案的技术权威，并积极主动配合，共同出色完成医疗护理工作。

三、护际关系

护际关系是指护士与护士之间的关系，包括同级护士之间、护士与上级护理管理者之间、护士与实习学生之间的关系。良好的护际关系有助于护士之间创设融洽、和谐的工作氛围，是保障医院和谐发展的重要部分。

1. 护际关系模式

（1）优势互补型　是医疗卫生系统中最普遍、最典型的护际关系类型。护士是一支庞大的队伍，每个人都有自身的优势和不足，处于一道共事、优势互补的状态。护理人员构成一个有恰当的角色定位的团队之后，会产生和谐、融洽的亲人感，在动态中维系着扬长补短的合作共事关系。

（2）指导学习型　护理队伍由实习护士、护士、护师、主管护师、副主任护师、主任护师等不同资质的人员组成，这就决定了除合作共事的同事关系之外，还有着指导与被指导、带教与学习的师徒关系。这种关系既是护理管理的需要，也是专业建设的需要。

（3）合作竞争型　护士之间在合作共事的大前提下，围绕护理工作方法、科研成果、工作质量、服务态度等方面开展"比、学、赶、帮、超"，实行公平竞争，例如各种护理管理岗位的竞争上岗，这对促进护理事业的发展是有利的，也是必要的，它属于健康、正常的护际关系。在合作竞争型的护际关系中，合作是第一位的，竞争是第二位的。

2. 护际关系影响因素

（1）工作因素　由于护士工作紧张，任务繁重，加之长期轮班生物钟受到影响，休息质量差，护士自身会出现心理紧张，情感上变得易怒、郁闷，这些负性心理会影响护士之间正常的人际交往。另外，护理工作随机性大，突发情况多，有些在常态下能很好处理的事，在随机的状态下却不尽然。如在抢救患者生命或处理突发事件时，若无较好的应急能力及心理调适能力，就有可能为一点小事彼此产生误解而引发矛盾。

（2）性别因素　护士大多是女性，一般女性有易受暗示的特点，情绪反应快，体验细腻，对事物的变化及人际关系的变化感受敏锐。在生理上，内分泌变化及轮班工作造成的自身节律紊乱易导致情绪波动，使情绪行为调节能力下降，也是影响护际关系的客观因素。

（3）管理因素　护士长与护士是管理者与被管理者的关系。护士长希望下属能很好地领会自己的工作意图，多考虑科室集体利益，妥善处理好家庭、生活和工作间的关系，并能尊重和配合自己；护士则希望护士长有较强的管理能力、过硬的业务技术本领，还要关心、理解下属。一旦认为对方角色功能缺失，就有可能产生矛盾。

（4）年资因素　新老护士之间由于工作经历、学历等不尽相同，容易发生矛盾。如年长的护士容易因专业思想稳定、工作经验丰富，而对新护士要求严格，希望青年护士尽快掌握护理技术和知识，踏实肯干，安心本职工作，对少数怕苦怕脏、工作马虎、缺乏工作责任心的青年护士产生反感。而青年护士对年长的护士也会有观念落后、爱管闲事等看法。相互间的成见不消除，人际关系也难和谐。

3. 护际关系改善要素

护际关系是反映护士素质及工作状态的重要标志。护理团体内部的沟通是以相互理解、尊重、友爱、帮助、协作为基础，创造民主和谐、团结协作的良好人际氛围。

（1）相互理解，互帮互学　护士之间的沟通应注意相互交流与信息传递。作为护士长，首先要严于律己，以身作则，一视同仁，平易近人，耐心热情，对待下级护士要多用情，少用权，多用非权力因素的影响力去感染下属，工作中体现人性化管理。作为普通护士，也要体谅护士长工作的艰辛，尊重领导，服从管理。护士之间要相互关心、爱护、尊重，不同资历护士之间要互帮互学，教学相长，年轻护士要多向老护士请教，年长护士要帮助新护士掌握正确的护理方法和技巧，在护理实践中耐心"传、帮、带"，以形成民主和谐的人际氛围。

（2）换位思考，团结协作　护理工作任务的完成，不仅有赖于护士个人良好的综合素质，而且需要护士之间团结和协调运转。各类护士之间应有主动协作精神，有些护理事项虽非自己分内的事，但其他岗位的护士出现困难时也应主动协助，不应过分强调分工。各班护士间应多换位思考，为他人的工作创造条件。不同级别的护士在自己的职权范围内工作，各就其位，各司其职，才可保证护理工作井然有序。护士长不仅是病区护理管理工作的组织者和指挥者，也是护士间相互关系的协调者，要充分发挥护士长在协调关系中的枢纽作用。为此，护士长必须了解自己的所有成员，了解每位护士的长处和短处，以及他们的个人情况。护士不仅要乐意接受护士长的安排，还应帮助护士长出谋划策，做护士长的好帮手。

总之，护士在处理工作中各种人际关系时，不仅要讲究促进关系策略，还要遵循人际沟通原则，这是一种为人处世的艺术，护士应在处理人际关系实践中，不断提高自己的能力和水平。

四、护士与其他工作人员之间的关系

医院是一个有机整体，要给患者提供优质服务不是任何一个部门所能单独完成的，而是全院各个部门相互配合的结果。因此，护士在为患者提供护理的过程中，还必须和医院后勤人员、营养室人员以及其他各层面的管理人员、工作人员建立工作协作关系。只有各部门、各科室人员通力合作，才能为患者提供更好、更优的服务。

护士在与其他部门的人员打交道的过程中，要努力创建良好的工作氛围，要遵循人际关系、人际沟通的基本原则，尊重相关部门的领导和员工，配合对方的相关工作，积极寻求相关部门的帮助和支持，对各部门的支持和帮助表示感谢，这样才有助于工作目标的达成。

案例分析

新入院患者没有床位的应对

肿瘤外科病区早上7点不到就有好几位患者等在门口报到，护士告诉他们："目前没床位，大家需要在医护休闲区等待一段时间，等出院患者床位腾出来消好毒后才能入住。""什么？我老婆一大早饿着肚子来住院，你们竟然告诉我说没床位？没床位通知我们这么早来医院干什么？"随着一位家属的一声呼喊，病房其他几位等待住院的患者也跟着起哄。任由护士怎么解释，大家都无法安心。

"您好！我是病房护士长，很抱歉没有及时给阿姨安排床位，您是心疼阿姨吧？"护士长笑着说道。

"你说说，她昨晚晚餐后到现在都没吃过东西，也没睡好，现在连个休息的地方都没有，你说怎么办？"

"这样吧，现在呢，我们病房的确没床位，我们可以先把您的住院信息录进来，请医生开出化验检查单，给大家先抽血化验、做空腹B超，然后大家去吃个早餐，这边可以给您一张沙发椅先躺下休息一下，可以吗？"护士长边说，边扶着较为虚弱的王奶奶走向休息区的沙发椅上，并说："奶奶，您昨晚一晚上没睡好，是担心手术吗？"

"我老妈年纪大了，体力本来就不好，没床，你们可以通知我们晚点来住院。"王奶奶的家属说道。

"您的心情我能理解，因为医生根据奶奶病情安排的是日间手术，就是当天住院当天手术，这样住院日会缩短，住院费用也会减少，而且术后第一天就可以出院了！"

"哦，原来是这样，那好的，谢谢您，我家孩子他就是担心我才那么急！"王奶奶笑着回答道。

"嗯，谢谢你们的配合，接下来你们如果有什么需要，请及时和我沟通，祝奶奶手术顺利！"

请分析：护士与新入院患者建立护患关系的过程中，护士长的处理方式对你有何启发？

实践活动

案例背景：张先生，54岁，已婚，4个月前确诊肝癌，一直服用中草药治疗，近9天来出现腹胀、双下肢浮肿收治入院。发病以来，精神、饮食、睡眠、体力均欠佳，体重减轻约5kg，二便正常。张先生原有肝炎病史8年，因为疾病反复发作，治疗效果不理想，整天少言寡语，失眠，经常一个人躺在床上，不与病房内其他病友进行交谈。护士小林是张先生的责任护士，熟悉了他的病情，向医生了解此次诊疗方案后，决定耐心地好好和患者进行沟通，帮助他解决问题。

角色扮演：请同学自愿扮演不同角色的人物。一名同学扮演护士，一名同学扮演患者，一名同学担任旁白，一名同学扮演医生，一名同学最后点评。角色扮演后，各角色扮演者谈扮演中的情感体验，其他同学对表演者的行为给予评价。

教师启发引导：请同学们讨论患者存在哪些心理问题，对接收新入院患者，提出建立良好护患关系的策略。

学习思考

1. 说说你在现实生活中遇到的首因效应、光环效应、社会刻板效应的例子。
2. 你认为应该怎样才能建立起良好的人际关系？
3. 想必你对当前医疗护理实践中医患关系不甚和谐的现状有所了解，请联系自己耳闻目睹的现象，思考问题发生的原因，自己将来成为一名护理人员后，应如何对待自己的服务对象？如何建立良好护患关系？如何建立和谐医护关系？

练习测试

一、单选题

1. 下列哪项不属于护患关系中的非技术性关系？（　　）
   A. 道德关系　　　　B. 利益关系　　　　C. 法律关系
   D. 价值关系　　　　E. 情感关系
2. 下列哪项不属于影响护际关系的因素？（　　）
   A. 工作因素　　　　B. 性别因素　　　　C. 管理因素
   D. 技能因素　　　　E. 年资因素
3. 下列哪项不属于护际关系？（　　）
   A. 护士与护士长之间的关系
   B. 护士与实习学生之间的关系
   C. 同级护士之间的关系

D. 护士与医生之间的关系

E. 护士与护理部主任之间的关系

二、多选题

1. 护士在促进护患关系中的作用是（　　）。

A. 提升自身素质，建立信任关系

B. 明确角色功能，切实履行职责

C. 维护患者权益，改善就医感受

D. 相互理解、主动配合

2. 护士在医护关系中的作用包括（　　）。

A. 主动宣传、争取支持　　　　　　　　B. 相互尊重、取长补短

C. 相互信任、精诚合作　　　　　　　　D. 相互理解、主动配合

专题四
人际沟通修养

　　沟通是一门独特的学问，也是一门独特的艺术，是发展和改善人际关系的重要手段。它并不与文化功底薄厚呈正相关，有的人学富五车却未必会沟通。沟通学作为人生必备的一门学问，成为人类登上社会舞台的必备法宝。护患沟通贯穿于护理活动的全过程，沟通的效果不仅影响护患关系、护理质量，而且涉及护理纠纷的产生和激化，有研究表明，80％的护理纠纷是由于沟通不良及沟通障碍造成的。本文就转型期护患沟通的要求和方式进行探讨，并着眼于护患间建立成功的双向交流沟通，促进和谐、互动式的护患关系的良性发展。

　　本专题的重点是解释人际沟通的主要理论，掌握人际沟通的形式与护理实践中的沟通艺术，并灵活运用到工作生活中；难点是如何正确运用人际沟通艺术。

任务一 认识人际沟通

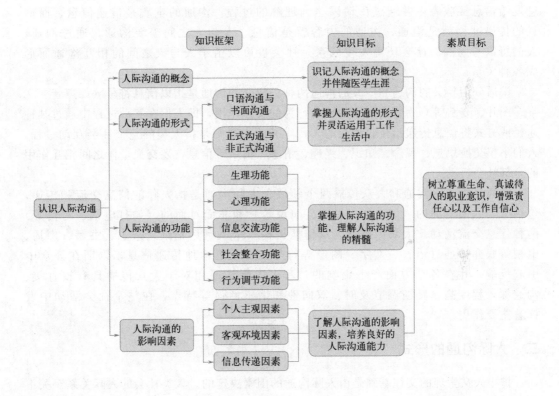

📖 情景导入

为什么家属要投诉？

某日上午骨科病区送一位卧床患者进行手术，患者疼痛明显，家属要求使用搬运板搬运患者，值班护士告知家属没有搬运板，可以使用三人搬运法，家属不理解，沟通无效，要投诉值班护士。值班护士请求另一位高年资夜班护士处理此事，夜班护士与患者沟通，讲解了疾病疼痛的处理和搬运法的内容，最后患者及家属同意使用三人搬运法。

> 请思考：
> ① 如果你是值班护士，你会怎么做？
> ② 高年资的护士为什么能够避免患者投诉事件的发生？
> 教师启发引导：在沟通过程中要体现共情，不要过于辩解。

一、人际沟通的概念

沟通（communication）是信息发送者遵循一系列共同规则，凭借一定媒介将信息发给信息接收者，并通过反馈以达到理解的过程。沟通的本质是传递信息，而信息的传递过程就是沟通，沟通的内容就是信息。人与人之间需要沟通，通过沟通，人们可以与周围的社会环境发生联系，社会也可以由于人与人之间的相互沟通而形成各种关系。

沟通分为狭义的沟通和广义的沟通两种。狭义的沟通是指以信息符号（如声音、文字、图片、姿势等）为媒介实现的社会行为的交互作用，即人们在互动过程中通过某种途径或方式将信息传递给接收信息的人；广义的沟通则是指人类的整个社会互动过程，人们不仅交换思想、观念、知识、兴趣、情感、情绪等信息，还交换个体之间相互作用的全部社会行动。

沟通分为人际沟通和大众传播两个领域。人际沟通是指人际的信息交流和传递，包括人与人面对面的（如交谈、讨论、演说等）和非面对面的（如打电话、写信等）两种信息交流活动。大众传播指大众传播机构及个人利用报纸、杂志、书籍、广播、电视等媒介，通过语言、文字、图像等符号，广泛迅速地传递信息，以期在公众中引起反响，并在各个方面产生影响的过程。人际沟通相对于大众传播具有较直接、沟通深入程度高、反馈调节及时、双向性和情感性强等特点，在整个社会活动中发挥着重要作用。

二、人际沟通的形式

护士人文素养的交往基础是由人际沟通的因素决定的。人类社会的人际关系至关重要。在社会生活中，每个人都处在多层次、多方面、多类型的人际关系网络内。特别是现代社会中，人际关系状况已成为影响人际交往的重要因素。

1. 口语沟通与书面沟通

按照信息传递方式的不同，可将沟通分为口语沟通与书面沟通。这两种沟通是语词沟通的基本形式。口语沟通指借助于口头语言即以说话的方式实现的沟通。通常提及的口语沟通都是指面对面的口语沟通，而通过广播、电视等实现的口语沟通通常称为大众传播。护理人员与患者间的沟通主要采取语言的方式。护理人员对患者的关心询问要用语言；采集病史、了解病情要用语言；进行心理护理、健康教育要用语言；患者的疑虑、想法、要求也要用语言表达。如果护患之间没有语言沟通，仅仅是

"护理人员给患者做治疗",就谈不上建立良好的护患关系,更无法评估患者的心理问题、个性化地提供有温度的护理。在口语沟通过程中,除了语言外,其他许多非语言性的表情、动作等,都会对沟通的效果起作用;在进行口语沟通时,可以得到及时反馈,沟通者之间相互作用充分,沟通的影响力也大。不过,口语沟通也存在局限性,不仅受时空条件的限制,而且受沟通双方语言条件的限制。另外,沟通时沟通者对说出的话没有反复斟酌的机会,因而容易出现失误。由于这些局限性,在正式的公开场合,人们常采用口语沟通与书面沟通相结合的形式,信息源常预先备稿,而信息的接收者往往做笔记或进行录音。

书面沟通是借助于书面文字材料实现的沟通。这种沟通自人类产生文字后就已被广泛应用。书面沟通不受时空的限制,便于修正、查对和保留,因而不易失误,准确性和持久性较高。信息接收者可以反复推敲信息内容,加深理解,按自己的需要将信息加以编码、储存和提取。同时,由于阅读接收信息的速度远比听讲快,因而在单位时间内的沟通效率也较高。但是,由于缺乏信息提供者背景信息的支持,因而其信息对人的影响力也较低。

2. 正式沟通与非正式沟通

按沟通渠道有无组织系统,可将沟通分为正式沟通和非正式沟通。

正式沟通指信息的传递在一定的组织机构所明文规定的途径中进行,如科室护理人员之间的工作往来,护理人员向护士长汇报工作,科主任传达院办公会精神,教师授课,等等。正式沟通的特点在于沟通渠道较固定,信息传递准确,但沟通速度较慢。在正式沟通过程中,人们对于语言性的、非语言性的信息都会高度注意,语言用词上会更准确,并会注意语法的规范化,对于衣着、姿势、目光接触等也会十分注意。人们希望通过这些表现来为自己赢得一个好的印象。在正式沟通过程中,常常存在典型的"面具"效应,即人们试图掩盖自己的不足,行为举止上也会变得更为符合社会规范。

非正式沟通指正式沟通渠道以外的信息交流和意见沟通,如护理人员私人聚会、小群体闲谈、议论某人某事、传播小道消息等。非正式沟通的特点是沟通形式灵活、信息传递速度快,但并不一定可靠。人们的一些思想、动机、态度、情感、需要和目的在正式沟通中往往不便表达,而在非正式沟通中易于陈述出来,行为举止也更接近本来面目,沟通者对于语言和非语言信息的使用都比正式沟通随便一些。护理人员在进行护理工作,特别是在健康宣教时,要学会灵活运用正式沟通与非正式沟通。

三、人际沟通的功能

研究发现,沟通在人们的社会生活中占有重要地位。人在醒着的时候,大约有70%的时间是在进行各种各样的沟通,沟通的质量也是现代生活质量的标志之一。过去,信件、电报等是人们进行沟通的主要方式;而现在,人们可以通过更先进的手段进行沟通,如电话、传真、大众传播、互联网等。人们通过沟通和信息交流,可以建立各种各样的人际关系。

1. 生理功能

人类作为信息加工和能量转化系统的有机体，必须接受外界的各种刺激，并对这些刺激作出反应；其必须与外界环境保持相互作用，才能维持正常的生命活动。

2. 心理功能

每个人都有融合在群体里和相互情感交流的需要，在沟通中保持人与人之间的充分交流，是每个人保持心理健康的必要条件。沟通不畅易导致个人心理失衡，出现空虚、压抑、寂寞、自闭等，乃至发展成心理疾病。

3. 信息交流功能

英国文豪萧伯纳说过："假如你有一个苹果，我也有一个苹果，如果我们彼此交换这些苹果，那么，你我仍然是各有一个苹果；但是，如果你有一种思想，我也有一种思想，而我们彼此交换这些思想，那么我们每个人将各有两种思想。"这充分说明了沟通在分享信息和交流思想中的作用，通过沟通可以使人们视野开阔、思维敏捷。

4. 社会整合功能

沟通有利于调节关系、增进团结。适当的沟通可以使人际关系得以保持和改善，使之在社会生活中保持平衡。通过组织体系内部的沟通达成对组织目标的共识，形成一股对组织体系的"亲和力"和"内聚力"，有助于组织目标的实现。

5. 行为调节功能

沟通能提高人的自我认知水平，当一个人有周围的人作为参照时，他很容易评估自己的能力、水平，也就有了自知之明。在正确评价自我的基础上，可以调整自己的行为，进行自我改造，努力实现自我完善。

四、人际沟通的影响因素

每个人都需要有效沟通。成功的沟通有助于给我们带来成功和快乐，有助于我们改变他人的表现和行为方式，有助于我们保持和改善相互关系。然而，现实生活中，我们常因沟通方式选择不当、沟通工具运用欠佳、沟通渠道不畅等原因导致沟通质量不高，最终影响沟通的有效性。

1. 个人主观因素

个人主观因素范围比较广泛，除生理因素、心理因素外，也包括各种社会因素。其中能够对沟通造成较大影响的因素有以下几种。

（1）生理因素　要想沟通顺利开展，个体至少在某些生理方面应保持正常。假如一个人有智力发育障碍，或是感官功能障碍等永久性的生理缺陷，会使其沟通功能长期受到影响。与这类特殊群体沟通时，需要运用特殊的手段，如盲文、手语等，或通过增加声音、光线强度的办法来达到沟通目的。另一类人存在暂时性的生理不适，如疲劳、饥饿、疼痛等，由于这些因素使其不能自然表达思想情感，导致信息失真，与其沟通的效果同样会受到影响。护理工作中，最好避开患者生理不适期，待不适消除后，再与其进行沟通。

(2) 情绪因素　稳定的情绪状态是正确理解沟通信息的前提。当处于激动和愤怒状态时，常常会对信息产生过度反应；在悲伤、焦虑等状态下，又往往对信息的反应比较迟钝。由于护士的服务对象大多数存在健康问题，所以情绪不稳定十分常见，为了保证沟通的有效性和信息的准确性，护士必须把握好自己的情绪，并引导患者摆脱不良情绪的影响。

(3) 个性因素　一个人对现实的态度和他的行为所表现出来的心理特征统称为个性。每个人在不同的生活环境中形成了各自的心理和社会特征。拥有热情、直爽、开朗个性的人往往易与人沟通，且易达到良好效果。有着内向、固执、冷漠、狭隘性格特征的人往往不易与人建立和谐的沟通关系，甚至易与人发生矛盾冲突。护士要学会与各种类型的人打交道，就必须具备心理学的基本知识，善于从每个人的言谈举止中观察其个性特征。在遇到独立型性格的人时，要注意沟通的方式，尽量多用商量的口气，在遇到内向、拘谨的人时，要耐心地启发对方多说，以收集所需要的信息。作为护士应该努力培养自己开朗、大度的个性，更利于维持良好的护患关系，促进护理工作的顺利展开。

(4) 认知因素　认知是一个人对待发生于周围环境中事件所持的观点。每个人的经历、受教育程度和生活环境有所不同，使个人的认知范围、深度以及认知涉及的专业领域存在差异。一般来说，专业相同或相似、受教育程度接近，沟通时较容易相互理解，对一些问题能产生共鸣，反之容易产生"对牛弹琴"的感觉。知识面广、认知水平高的人比较容易适应与有不同知识范围和认知水平的人沟通。这也提醒护士要扩大自己的知识面，提高基本素质，沟通语言尽可能符合沟通对象的认知程度，选用符合对方知识层次的语言。

(5) 社会文化因素　不同地域、不同民族的文化在长期的发展过程中形成许多鲜明的地域性和民族性特征，进而形成特定的文化传统，这种文化传统的定式可以影响甚至制约人们沟通的形式和内容。护士在护理工作中，常会遇到来自少数民族或有各种宗教信仰的患者，与他们沟通时，除尊重、理解对方的文化传统习俗外，平时应加强对这方面知识的学习，了解不同种族、民族、职业、信仰患者的文化，只有这样才能完善沟通内容，达到护理目的。

(6) 语言因素　语言作为重要的沟通工具，可以满足人们相互之间表情达意、交流思想、协调关系的需求。如何正确使用语言技巧十分重要。说话者如词不达意、没有条理、语法错误、语气不当、语调不妥、口齿不清、地方口音重、语速过快或过慢等都会引起信息传递失误。

(7) 角色因素　每个人在社会中都承担着不同的角色。虽说职业本无贵贱之分，但受传统观念的影响，导致了人们心目中对不同行业有着高低不等的看法。这样一来，从事各种职业的人，不知不觉地为自己做了一个定位，无形中沟通的"行沟"产生了。角色因素影响沟通的另一个突出方面是"代沟"，年龄的差异和时代的不同造成不同时代人在观念和生活方式上的区别，沟通起来难免有一些隔阂。再者就是因工作中职位高低不同，带来人格上不平等所造成的"位沟"，也可影响双方沟通的开展。

2. 客观环境因素

既然沟通是在一定的情形下进行,那么环境因素也一定会对沟通产生直接或间接的影响。主要体现在以下几方面。

(1) 噪声因素　安静的环境是保证口语沟通信息有效传递的必备条件。假如在一个充满噪声的环境中沟通,既影响沟通双方的情绪,又影响沟通的效果。病区安静的环境为护患沟通提供了良好的条件。因此,护士与患者或家属沟通时尽量要选择比较安静的环境,条件不具备时也要适当控制自己的音量。此外,对医院周边环境的噪声治理也应引起有关部门的足够重视,门窗的隔音效果也应列入医院建设的考虑范围内。

(2) 氛围因素　如果房间光线太暗,沟通者无法看清对方的表情,室温过高或过低,以及有难闻的气味等,会使沟通者精神涣散,注意力难以集中;单调、庄重的环境布置和氛围,有利于集中精神,进行正式而严肃的会谈,但也会使沟通者感到紧张、压抑而词不达意;色彩鲜丽活泼的环境布置和氛围,可使沟通者放松、愉快,有利于随意交谈……这些都提示我们,不要忽略了环境氛围对沟通的影响。在力所能及的范围内,护士可以根据需要进行环境布置,创造有利于沟通的氛围。

(3) 隐秘因素　个人健康问题在一定程度上对患者来说也是隐私问题。对医务工作者而言,或许对患者存在的各种各样的生理、心理问题已是司空见惯、不足为奇,但绝不可因为见多不怪而忽视了患者及家属的感受。所以,凡沟通内容涉及个人隐私时应先请无关人员回避,使患者消除顾忌、畅所欲言。

(4) 距离因素　研究发现,沟通双方在沟通过程中所保持的距离不同,会产生不同的气氛背景并影响沟通者的参与程度。这里所指的距离,我们可以把它理解为空间距离,也可以理解为心理距离。一般说来,在较近距离内进行沟通,容易形成融洽合作的氛围。而当沟通的距离较大时,则容易造成敌对或相互攻击的气氛。

3. 信息传递因素

(1) 传递层次因素　信息传递的层次越多,其失真的可能性就越大。组织庞大,层次繁多,每多传递一次,信息就多丢失一部分,传递的速度和反馈也慢。组织内中间层次越多,越容易出现最高决策层的指令贯彻下来信息走样或力度不足的现象,这种现象称为"深井现象"。

(2) 传递途径因素　在传统的组织结构中信息传递基本上是单向的,机构很少考虑安排由下往上反映情况、提建议、商讨问题等沟通途径,常常出现信息不全面、不准确,上级决策下级不理解或不感兴趣的问题。应从多方面增加沟通途径,使沟通渠道畅通无阻。

(3) 媒介选择因素　沟通媒介选择不当,会造成沟通的无效或错误。如某位护士长想表述对下属的不满,假如同样的内容以不同的沟通媒介表达——使用会上公开批评或私人晤谈的方式,对接受者会有不同的意义,并产生不同的沟通效果。

通过对影响人际沟通各种因素的分析,我们可以认识到,一次沟通的成与败,其影响因素往往是多方面的。对于护士而言，无论在与周围朋友的沟通时，还是在与患者交谈中，都要尽可能消除可能存在的各类影响沟通的因素，使沟通发挥最大效果。

案例分析

一位股骨骨折牵引治疗患者的自述

一天，我正掀开被子要在床上排便，我的管床护士带着一群学生过来学习。护士一把拉开了我的窗帘，我马上伸手去拉我的盖被……护士小李向学生介绍："这是我们病房里的一位股骨骨折患者，目前还不能下床大小便。"当时，我感到我就像动物园里的一只猴子，心里很难受，也很愤怒。

请分析：对这位患者的诉说，你有何感想？

实践活动

实践活动 1

体验不同情绪下对同一句话的感受

活动组织：分小组活动，每小组 6 人，其中一人扮演护士，对患者说"您不用着急，会好起来的"。一人为观察员，小组的其他 4 位成员扮演不同情绪状态下的患者，并体会在听到护士说这句话后的感受和体验。不同情绪患者为：①愤怒的患者；②沮丧的患者；③焦虑的患者；④绝望的患者。角色扮演后，请各角色扮演者谈扮演中的情感体验。

教师启发引导：护士应充分认识到，患者的情绪状态会对沟通产生影响。

实践活动 2

案例情景：家属等候区，患者家属聚集在一起，愁容满面，一边抽烟，一边大声争论，因为患者住院多日病情不见好转，他们商量是转院，还是请大专家来会诊。护士发现后，走过去说："你们抽烟请到外面去抽，医院规定禁止吸烟，不知道吗？你们这样严重影响了患者的健康……"

遇到这种情形，既要保证患者的健康，又要维护医院的规章制度，保持医院良好的环境，该如何进行沟通？

实践活动 3

以小组为单位，学生扮演护士、家属，进行情景模拟演练。各小组观摩学习后，结合所学知识，谈体会与感受，给出合适的沟通方式。

学习思考

人际沟通的影响因素有哪些？如何规避？

练习测试

单选题

1. 社会心理学认为，人际沟通是（ ）。
   A. 人与人之间的联系过程	B. 人们面对面的交流活动
   C. 人际关系的表现形式	D. 双向沟通
2. 心理学观点认为，人际沟通（ ）。
   A. 无规律可言	B. 只要有人就可以进行
   C. 有时也可以借助报刊来实现	D. 不一定有目的
3. 语词沟通的基本形式是（ ）。
   A. 口语沟通与书面沟通	B. 正式沟通与非正式沟通
   C. 文字沟通与信息沟通	D. 非肢体语言沟通
4. 口语沟通有效传递的必备条件是（ ）。
   A. 口齿清晰	B. 环境安静	C. 光线明亮	D. 环境安全
5. 正确理解沟通信息的前提是（ ）。
   A. 生理因素	B. 个性因素
   C. 认知因素	D. 稳定的情绪
6. 口语沟通是指（ ）。
   A. 通过广播进行的信息传递	B. 通过电视进行的信息传递
   C. 通过报纸进行的信息传递	D. 面对面的口语沟通
7. 以下哪个不是正式沟通的特点？（ ）
   A. 沟通渠道较固定	B. 信息传递准确
   C. 沟通速度较慢	D. 沟通速度快

任务二 提升护理实践中的沟通技巧

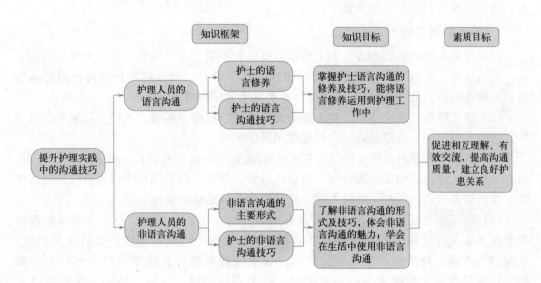

情景导入

某日清晨,医护联合查房,来到×床小方床边。医生问:"小方,昨天睡得怎样?伤口痛不痛?"小方略有烦躁,气嘟嘟地说:"有人在我耳边一直说出院吧,出院吧,算了,就随他吧,我今天就出院。"考虑前几天小方担心会不会残疾,医护人员估计小方心理压力太大,出现了幻听。医生拍了拍小方的手臂,安慰小方:"小方啊,现在你手术做好了,就等后期康复了,我们再观察观察伤口,放宽心态,这样好得更快,一般过几天就出院了,也不用急于一时,对吧。"小方嘟嘟囔囔:"那就听你的。"后来医护人员经常找小方聊天,小方解开心结,顺利出院,出院时非常感谢所有医护人员。

请思考:

1. 医护人员的行为为什么能得到小方的感谢?
2. 触摸沟通技巧一般适用于怎样的患者?

一、护理人员的语言沟通

随着医学模式的不断转变,护士工作也被赋予了更广泛更复杂的内容。语言交流是保证各种信息有效发放和接收的重要载体,能有效保障沟通渠道的通畅以及正常的信息反馈,也是促进患者康复、提高护理质量的重要条件。在护患交往中,护士需要通过语言与患者进行思想交流,了解患者的需求,评估患者的病情、感受患者的情绪。因此,护士在具备崇高道德修养、扎实理论基础、过硬操作技术的同时,还要具备良好的语言修养,加强护理职业语言和沟通技巧,并在护理工作中使之达到优雅、可信、文明的境界,进一步促进护患关系的和谐建立。

1. 护士的语言修养

(1) 语音清晰,声调和美 护士的语言应以普通话为主,同时也要努力掌握当地方言,语气温和,音调适中,使患者听后感到亲切、可靠。如做晨间护理时,刚进入病房,一声亲切甜美的"您好!"将会成为患者一天美好心情的开始。

(2) 语义准确,表词达意 护士的语言要清楚、精练、明确。如护士对患者进行卫生宣教时,应用通俗易懂的语言,避免使用医学术语。

(3) 语法合乎逻辑 护士的语言应合乎语法要求,具有系统性。如护士在交接班、报告工作时,应把事情发生的时间、地点、过程、变化、因果关系等叙述明白,层次清楚。在向患者交代问题时,要将专业术语通俗化、口语化,要深入浅出。

(4) 语言应达到治疗目的 语言具有暗示和治疗功能,是进行心理治疗和护理的主要工具。美好关怀的语言能使人明了事理,树立信心,安定情绪,变消极为积极,从而对人体的生理活动产生良好的影响。如重症肝炎患者在药物治疗的同时,需要护士用美好的语言对患者进行心理护理,给患者以温暖、安慰、鼓励,使患者及家属减轻心理负担,从而建立起接受治疗的最佳心理状态和身体应激状态,使患者早日康复。

(5) 护士的语言应以情感为纽带,达到与患者沟通的最佳效果 护士在与患者交谈时,态度应自然大方、诚恳温和,并配以合适的动作表情,既要显露出护士对患者的关心体贴,又不失端庄文雅。不能低估态势语言的交际作用,态势语言虽然无声,但却对有声的语言起着形容和强化的作用。护士与患者交谈时应面带关怀、亲切的微笑,在患者备受疾病的折磨而极度痛苦时,则应予以关注、同情的目光。

2. 护士的语言沟通技巧

语言沟通在护患沟通中占有重要地位。为了充分发挥语言沟通的作用,要注意掌握如下的技巧。

(1) 语言要具有礼貌性 在和护理服务对象进行护患沟通的过程中,要采用礼貌性的语言,使患者能够感受到被关注、被尊重。如"大爷,您好! 今天有没有感觉好一些?"温柔的语调配以礼貌性用词,令患者听后心情愉悦,更乐于与护士交流,有利于促进护理工作的顺利进行,构建和谐的护患关系。

(2) 语言要具有安慰性　到院接受诊治的患者需要承受身体和精神上的痛苦，渴望得到护士的关爱和温暖。在护患沟通中多使用安慰性的语言，如"您别太担心，您要积极配合治疗，才有利于身体的康复"。让患者感受到来自护士的关怀和照顾，尽快恢复和保持良好的心态，最大限度地参与治疗、护理和康复活动。

(3) 语言要具有解释性　患者对疾病、检查、治疗等相关知识是缺少正确认识的，在诊疗过程中难免会向护士提出各种各样的问题，想要对病情、诊疗情况等进行了解。在患者提出问题时，不能不耐烦，不能拒绝回答，而是应当耐心作出解释，充分运用专业能力，来增加患者对护士的信任感和安全感，使患者愿意并积极配合治疗，并对融洽护患关系以及今后护理工作的顺利开展均有利。

(4) 语言要具有保护性　在护患沟通中要善于使用保护性的语言，不在患者面前对病情进行讨论，不使用对治疗不利的语言，以免使患者原本就存在的心理负担加重，对患者的治疗和病情恢复造成不利影响。

(5) 语言要具有科学性　当向患者解释发病的原因时，护士所使用的语言要具有科学性和严谨性，不要通过语言交流将一些不正确的信息传递给患者，增加患者的错误认识，致使患者对护士的专业性产生怀疑，影响护患沟通。

二、护理人员的非语言沟通

非语言沟通在人际交往中的作用是丰富多彩的，它能使语言沟通表达得更生动、更形象，也更能真实地体现心理活动的状态。非语言沟通的作用往往需要由不同的非语言沟通行为来承担，而不同的非语言沟通行为具有不同的功能。

1. 非语言沟通的主要形式

(1) 仪表与举止　护士端庄稳重的仪容，整齐清洁的服饰，高雅大方、训练有素的举止，反映了护士的职业美。从容、优雅的仪态不仅能给患者带来愉悦的心情，还能为患者带来安全感。护士在抢救危重患者时要从容镇定、当机立断，进行各种操作时要有条不紊，对各项抢救技能要准确熟练掌握，这些非语言行为能消除患者的恐惧心理，稳定患者的情绪。

(2) 面部表情　面部表情是世界通用的语言，不同文化或国家对面部表情的解释具有高度的一致性。人类的各种情感都可非常灵敏地通过面部表情反映出来。人的面部表情多达 25 万种，它是确认情绪反应自然特征的最重要的方式，其中有两个部位的表情特别重要。一是目光或眼神。人的眼神可以表达各种不同的情绪和情感，例如：高兴时"眉开眼笑"，气愤时"怒目而视"，恐惧时"目瞪口呆"，悲伤时"两眼无光"，惊奇时"双目凝视"等。所以，观察患者的眼神可以了解他的思想和愿望，推知其对事物是赞成或是反对，是拒绝或是接受，是喜欢或是厌恶，是真诚或是虚假等。当护士向患者作解释时，视线可以短时间离开对方，而当护士倾听患者讲话时，目光最好注视对方的双眼，以表示关注。通过目光接触，可以了解到对方是否在认真听，是否被尊重、关注和理解。而目光的转移常常暗示一种内疚、恐惧或拒绝心理。反映面部表情的另一重要部位是嘴。嘴角肌肉的微小活动可以反映出一个人心理活动的内容，如轻视、思索、下决心等。美国心理学家艾克曼的实验表明：眼睛对表达忧伤、口部对表达厌恶与快乐最重要。此外，微笑也是一种重要的面部表情，它是自信的象征、礼貌的表示，是和睦相处的反映，是心理健康、人格成熟的标志。护士真诚的、健康的、愉快的微笑能给患者带来温暖和信心。

（3）身体运动和姿势　身体运动和姿势也有传递信息的作用。身体运动表示情绪的强度，手势具有说明、强调、解释或指出某一问题、插入谈话等作用，手势的运用也是与身体姿势相关的。姿势往往反映一个人对周围人所持的态度，一个坐着的人突然转动身体，可能意味着有不同见解或态度有所转变。护士在与患者沟通过程中应注意观察这些变化，以了解对方的心理状态，作出恰当的反应，选择适当姿势来传递信息、影响患者。

（4）接触　人际的皮肤接触能表达情感信息，如握手、拍拍肩表示友好，握住患者的手表示理解、同情与支持。术前得到护士触摸的患者，能减轻焦虑和降低血压，术后恢复更快、更好。在护理小儿患者时，拉拉孩子的小手，摸摸他的头，对更小的孩子多抱一抱，抚摸他们的身体，能使孩子感受到被爱，有安全感，会使其变得很乖、很配合，减少哭闹。接触对精神患者亦有良好的效果，能使患者愿意讲话或述说病因，从而改善对治疗的态度。

（5）距离与朝向　护患沟通过程中要把握朝向和距离，如果是坐着谈话，两张凳子应呈直角放置，而且患者坐的凳子要靠墙，使之坐下时能面对房门，有一种安全感；这时护士面对患者而患者侧对护士，这样可以让患者有某种躲避医护视线的可能性，距离一般一臂左右即可。

（6）副语言　副语言指讲话时的语调、语速及流畅性。人们进行语言交流时，不仅仅通过语词，而且通过副语言的变化来表达多种复杂细微的情感。例如：说话的语调提高，常常提示说话者的烦恼或者提出警告的信息。在一段较长的谈论中，节奏变快，表明了烦恼和焦虑的心情。说话过程中的停顿表明讲话人带有很强的情绪色彩。谈话过程中有意停顿，是想引起听者注意或希望看到他人的反应以便决定下一步该如何处理。从这一点出发，护士要学会运用沉默的技巧，知道怎样适当保持沉默和适时打破沉默。

2. 护士的非语言沟通技巧

（1）目光语的应用　目光语指用眼神来传达信息的语言，它是人际沟通的一个重要载体。护士应善于运用眼神去表达情感，并通过患者的目光来判断患者的心态。如人在微笑时会带动眼周的肌肉，出现笑弯了眼或者笑成一条缝的现象；人在悲伤时会上眼睑下垂，两眼无神。在护理工作中，护士应掌握好目光语的相关技巧。

护士在工作中与患者交流时宜用社交凝视区域，即双眼到口唇之间形成的三角区域，注视这个区域，能让对方产生一种平等轻松的感觉，从而创造一种良好愉快的氛围。总之，护患沟通中应灵活改变姿势来调整自己与患者的目光，尽可能与其保持目光平行。这样才能体现出护士对患者的尊重和平等关系。

目光凝视的时间长短会表达不同意义。长久的注视只适用于恋人之间；陌生人之间注视时间过长是失礼的行为，或者也可认为是挑衅；刚看一眼就闪开，也会被认为是诚意不足；若长久不看，则是一种冷落不重视的表现。护患沟通时与患者目光接触的时间要适度，大概占全部谈话时间的50%～70%，这样可以给患者轻松和被尊重的感觉。

（2）手势语的应用　手势语即用手和手指的动作来传递信息的一种无声语言。是人类交往中最有表现力的"体态语言"，判断一个人是否诚实，一种有效的途径就是观察他讲话时手掌的活动。作为一名护士，在与人沟通过程中，应双手交叉于下腹处，给人以优雅的印象，让患者看到护士的职业素养。临床护理工作中常用到的手势语主要有以下几种类型。

① 情意手势。奥地利作家茨威格说过："在泄露感情的隐私上，手的表现是最无顾忌的。"在护理工作中观察患者的手势，有利于体会他们的深层感情。如悔恨时会拍拍脑门，祈求祝福时会双手合十，紧张痛苦时常常紧握双拳或紧抓某物。除了观察手势的潜台词，护士还应该善于运用手势的情感作用。

② 象征手势。可以表达较为复杂的情感和抽象概念，有特定的所指，也带有普遍性。如双手握拳表示加油、胜利。在临床，经常会利用手势的象征作用来加强患者的沟通。如失语、气管插管、胃镜检查等不能说话或者正在做治疗不方便说话的患者，在表达自身需要时就可以通过一些手势来诠释，如拇指朝下表示解大便，伸示指表示解小便，举起拳头表示伤口疼痛等。象征手势语比较抽象，但用得准确、恰当，就能引起患者心理上的联想，启发思维。

③ 指示手势。用来指明人或物以及所处的位置等，可增强真实感和亲切感。例如向患者及家属介绍病区的环境，指示与住院有关的区域，为患者引路等。在使用指示手势时，多用手掌来引导，而不能用手指指示，这样容易令人产生不适，给人留下不礼貌的印象。

④ 象形手势。主要用来指示事物的方位或描述事物的形状，给听众一种形象的感觉。比如手指前方，向问路的人说"就在前面"，或者用手比画某人的大体身高和身形。这是一种极简便而常用的手势语。

护理服务中，合适的语言表述应该是怎样的？请完成表4-1。

表4-1　护理服务规范用语

常见服务忌语		合适的语言表述
不知道型	"不清楚""不知道""这不是我管的，你问×××去！"	
推卸责任型	"不是我没做好，你自己的××条件就不好！"	
轻视型	"我们是专业的(我是医生还是你是医生)，我懂还是你懂！"	
指责型	"不是跟你说过了吗？(都说××次了!)怎么还是不懂！"	
激惹型	"你去投诉好了！"	
摆烂型	"本来就这样的，我也没办法！"	
不耐烦型	"没见我正忙吗？怎么这么多事！先等着！"	
不尊重型	"××床(喂,谁谁谁),能不能配合(快)一点！别磨磨蹭蹭的。"	
嫌弃型	"怎么这一点都不知道，自己看一下就好了！"	
伤害型	"这么怕痛(娇气、嫌贵没钱……)，就别来×××好了！"	

案例分析

温暖服务　规范语言
记恩泽医院手术室专科护士——王伟萍

她是个像阳光一样温暖的人，靠近她，你会感受到阳光，伸手去握，那是满掌的真实温暖。

手术室是容易令人产生负性情感的治疗场所。作为手术室工作人员，怎样提高交流技巧，使服务更加情感化、人性化，将有效的心理护理贯穿手术室护理的全过程，是值得一直深思和探讨的问题。秉着温暖服务的理念，王伟萍将手术室各节点衔接性语言，以及手术患者常见的问题（比如担心疼痛、担心手术效果、请求关照、担心预后等）逐一整理，罗列出了手术室规范化语言，并通过A3项目改进，让手术室服务更有温度，提高了手术患者的满意度。

记得一位术前等待患者，陌生的环境、紧张的情绪、不安的思绪使其无所适从，继而引发手抖、出汗等生理表现，正当护士不知所措的时候，王伟萍出现了。她俯下身子，微笑着主动介绍自己："您好，我是您的巡回护士王伟萍。您不要紧张，我会一直在您的身边，有任何需要、不适或者是想了解的，您都可以告诉我。我会陪着您，一直到手术结束。当然需要您这边配合的，我会告知您，也会尽最大的努力来帮助您，所以不用担心，有我们呢。"

"从医路上，患者以性命相托，解答他们的疑惑、倾听他们的意见、抚慰并尊重每一位患者是我们的天职。"王伟萍说。

靠近她，不仅仅感受到她带给患者的温暖，更教会了我们如何向患者传递温暖。

请分析：王伟萍护士身上有哪些值得学习的点？你有何启示？

案例分析：下班前的浅静脉留置

案例分析：产前胎心监护

案例分析：产前指导

实践活动

案例背景：李女士，36岁，因感情纠纷口服大量安眠药自杀，家人急送医院抢救，经洗胃、输液等救治后脱离了生命危险。在与患者沟通中，患者目光呆滞，情绪低落，流泪，不愿意与人交流。

实践任务：以小组为单位，学生扮演护士、患者及其家属进行情景模拟演练。各小组观摩学习后，结合所学知识，谈体会与感受，给出合适的沟通方式。

> **学习思考**　护理实践中的沟通技巧有哪些？

练习测试

一、单选题

1. 以下不属于非语言沟通的特点的是（　　）。
   A. 无信息交流　　　　　　　　　B. 人人具有的能力
   C. 不受情景限制　　　　　　　　D. 跨文化和沟通
   E. 语言的重要补充

2. 护士小张在与患者交谈时，使用了患者难以理解的医学术语，这在护患沟通中违反了语言的（　　）。
   A. 情感性　　　B. 保密性　　　C. 通俗性　　　D. 理解性
   E. 有效性

3. 下列哪种沟通形式不属于非语言沟通？（　　）
   A. 面部表情　　B. 手势　　　　C. 身体运动　　D. 身体姿势
   E. 健康宣教资料

4. 良好的语言能给患者带来精神上的安慰，体现了语言的（　　）。
   A. 广泛性　　　B. 保密性　　　C. 规范性　　　D. 情感性
   E. 通俗性

5. 在患者和家属极度痛苦时，紧握住他们的手给予安慰，这种精神支持往往超越了语言的力量。请问这属于哪种类型的手势语？（　　）
   A. 情意手势　　B. 象征手势　　C. 指示手势　　D. 象形手势
   E. 情感手势

6. 护士对患者说："不要担心，我们这里经常治您的这种病，比您重得多的都治好了，您这病一定能很快治好，放宽心，休息好，更利于康复。"体现了语言的哪种特性？（　　）
   A. 语言要具有礼貌性　　　　　　B. 语言要具有安慰性
   C. 语言要具有解释性　　　　　　D. 语言要具有保护性
   E. 语言要具有科学性

7. 最丰富的非语言信息来源是（　　）。
   A. 仪表与举止　　B. 接触　　　　C. 面部表情
   D. 身体运动和姿势　E. 距离与朝向

8. 在护患交往中，护士微笑的作用不包括（　　）。
   A. 缩短护患之间距离　　　　　　B. 改善护患关系
   C. 化解护患矛盾　　　　　　　　D. 优化护士形象
   E. 缓解患者不安心理

9. 下列说法中哪一项是错误的？（　　）

A. 皱额蹙眉可以表达关注、不满、愤怒等情绪

B. 双眉上扬、双目大睁是兴奋、高兴的表现

C. 皱鼻表示不高兴或遇到麻烦而不满

D. 紧抿嘴唇表示拒绝或对周围环境和他人不认可的感觉

E. 嘴角向下倾斜可能表示轻视、鄙夷、瞧不起等情绪

二、多选题

1. 语言沟通的技巧是（　　）。

A. 语言要具有礼貌性　　　　　　　B. 语言要具有安慰性

C. 语言要具有解释性　　　　　　　D. 语言要具有保护性

E. 语言要具有科学性

2. 护士的语言修养要注意（　　）。

A. 语音清晰，声调和美　　　　　　B. 语义准确，表词达意

C. 语法合乎逻辑　　　　　　　　　D. 护士的语言应达到治疗目的

E. 护士的语言应以情感为纽带

专题五
科学思维修养

　　科学思维是人类智力系统的核心,是人类在学习、认识、操作和其他活动中所表现出来的理解、分析、比较、综合、概括、抽象、推理、讨论等所组成的综合思维。是人类对以往认识的过程和规律的总结,是对认识经验程序化和规范化的具体表现,包含评判性思维、创新性思维等形式。科学思维的基本过程分为分析与综合、比较与分类、抽象与概括、归纳与演绎等过程。党的二十大报告指出,我们必须坚持守正创新,以满腔热忱对待一切新生事物,不断拓展认识的广度和深度。护理专业要取得长足而深入的发展,护士要成为优秀的临床护理工作者,都离不开护理人才扎实而灵活的思维能力。

　　我们将在本专题解释"思维""创新性思维"等有关概念及特点,深入分析护士的临床思维过程;在此基础上,重点讨论临床护理工作中评判性思维、创新性思维的应用与护士各种临床思维能力的培养。

　　学完这部分内容,应该能够了解思维、评判性思维、创新性思维的概念及其特点;理解科学思维、问题解决的思维、临床思维、评判性思维、创新性思维的过程或组成(形式);了解护理信息学和智慧护理内涵及其应用;并能运用所学,密切结合临床护理实践,在实际工作中加强自身信息素养的培养;合理并有效运用临床思维、评判性思维和创新性思维,解决临床实际问题,提高工作效率。

　　本专题的重点是护士的临床思维、评判性思维、创新性思维的特点,各种思维活动的过程或组成(形式);难点是护理临床工作中各种思维能力的应用。

任务一 知悉科学思维

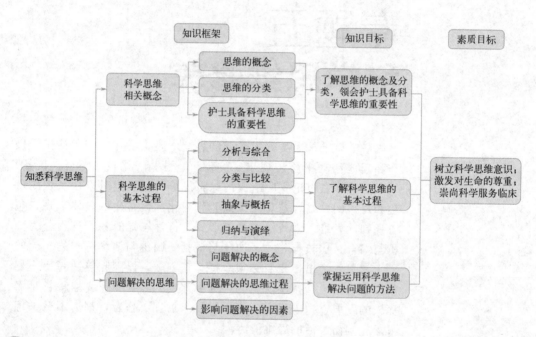

情景导入

这位脑卒中患者为什么发生休克？

神经内科患者宋某，男，78岁，因突发意识模糊、左侧肢体活动障碍住院治疗，诊断为"右侧大面积脑梗死，高血压病"。入院后因患者一直意识不清、吞咽严重障碍，医嘱予留置鼻饲管，硝苯地平缓释片20mg鼻饲每天一次。治疗3天后，心电监护显示，患者出现了顽固性低血压，血压最低甚至降到56/32mmHg，需要一直依靠血管活性药物才能维持血压，虽然停用了降压药鼻饲，但是一旦停止血管活性药物静脉注射，血压很快又下降，患者的生命危在旦夕。于是组织了全院大会诊，一开始专家们都找不到患者休克的原因，后来一位责任护士提出"患者入院后遵医嘱鼻饲喂食降压药，是否影响血压下降"这个问题，大家才恍然大悟，终于找到了患者顽固性低血压的症结。

> 请思考：为什么患者吃了几十年的降压药，但通过鼻饲给药就发生了严重的低血压了呢？这个案例对你有何启示？
>
> 教师启发引导：这个案例中的医生护士都因受习惯性思维的影响，在给吞咽严重障碍患者给药护理中采取了鼻饲给药，殊不知鼻饲给药必须把药粒研成粉末溶入水中才能灌注入胃内，硝苯地平缓释片一旦研成粉末就失去了缓释的效果，导致短时间内大剂量药物释放十几倍的药效发生血压骤降。所以临床上医生护士必须具备科学严谨的思维能力，才能对患者实施安全高效的治疗护理。

一、科学思维相关概念

1. 思维的概念

思维（thinking）一词在汉语中与"思考""思索"是近义词。《辞源》中说，思维就是思索、思考的意思。从生理学上讲，思维是一种高级生理现象，是脑内一种生化反应的过程，是产生第二信号系统的源泉。从心理学上讲，思维是人脑对客观事物间接的和概括的反映，即人们对感性材料进行分析和综合、作出判断、进行推理的认识活动过程。思维科学认为，思维是人接受信息、存贮信息、加工信息以及输出信息的活动过程，并概括地反映客观现实的过程，这是思维本质的信息论观点。

思维反映了客观事物的本质特征及事物之间的规律联系。例如，护士巡视病房，发现某患者多次黑便，判断患者可能存在消化道出血。虽然此时她并没有阅读相关辅助检查结果，但她运用已有的知识经验（消化道出血患者的典型表现），对感知到的现象（黑色粪便）在大脑中进行了加工、处理，提出假设，检验假设，推断出患者可能处于消化道出血状态，这个过程就是思维。

思维具有间接性和概括性两个主要特点。

（1）间接性　指人们通过已有经验或借助一定的媒介对客观事物进行间接的认识。例如，医护人员对疾病的诊断是通过患者的临床表现、化验、检查结果，通过分析、比较等思维过程，间接地对肉眼观察不到的患者内部器官的疾病作出诊断。根据X片或CT检查提示膈下游离气体来间接地诊断患者存在脏器穿孔可能。

（2）概括性　指人们对同一类事物的本质和规律的认识，可表现为两个方面：第一，反映一类事物共同本质的属性；第二，反映事物的内部联系和规律。例如，严重腹腔内出血的患者能抽到血性腹水，这是医生在积累丰富的临床经验后，通过思维找到的事物之间的本质联系。又如护士通过对同种疾病多个患者的护理，概括总结出某种疾病的最佳护理措施等。

2. 思维的分类

（1）按思维的水平及凭借物分类

① 动作思维（action thinking）。又称实践思维，即思维依赖实际操作解决具体

的问题。例如，护士发现留置胃管的患者鼻饲时鼻饲泵报警，可以一边给予温开水冲管、检查鼻饲泵等动作一边思考，找出故障的原因，从而排除故障，就是动作思维。

② 形象思维（imaginal thinking）。即依赖具体形象和头脑中的已有表象解决问题。例如，护士为患者创造优美舒适的病室环境时，首先头脑中构思许多布局图像，在实施中边观察边调整，也离不开形象思维。

③ 抽象思维（abstract thinking）。又称理性思维、逻辑思维，主要是通过概念、判断、推理等形式，能动地反映客观世界的认识过程。例如，护士运用逻辑思维对护理对象进行护理评估与诊断，制订护理计划，拟出护理措施与评价方法，就是将医学、护理学、心理学、健康教育学等知识结合思考的逻辑思维过程。

（2）按思维探索答案的方向不同分类

① 聚合思维（convergent thinking）。又称集中思维、求同思维，即把问题提供的各种信息聚合起来得出一个正确答案的思维。例如，20世纪60年代，研究人员用霉花生喂养大白鼠、鱼、雪貂等动物，结果被喂养的动物大都患癌症死了，汇总这些资料得出结论：不同地区、不同种类的动物喂养霉花生后都易患癌症，因此霉花生是致癌物。经过进一步研究发现，霉花生内含有黄曲霉素，而黄曲霉素正是致癌物质。这就是聚合思维法的运用。

② 发散思维（divergent thinking）。又称求异思维、逆向思维，是依据已有的信息向不同方向扩散，去探索符合条件的多样性答案。例如，一题多解的过程就用到发散思维。对复杂病例讨论时，提出的可能性越多，对病例的认识就越全面。发散思维的能力是衡量一个人创造力高低的重要标志之一。

（3）按解决问题的态度分类

① 习惯性思维（habitual thinking）。又称常规思维、惰性思维。即运用已有的知识经验解决问题的程序化思维，既规范又节约时间。例如，护士发现患者氧饱和度下降，立即予吸痰。

② 创造性思维（creative thinking）。指在思维过程中产生新颖的、独特的、有创见的、具有社会价值的思维。例如，美国心理学家马斯洛于1943年在《人类激励理论》中提出"需求层次理论"，把需求分成生理需求、安全需求、社交需求、尊重需求和自我实现需求。创造性思维是在一般思维的基础上发展起来的，是后天培养与训练的结果，是智力水平高度发展的表现。

3. 护士具备科学思维的重要性

知识会随着记忆消退而被遗忘，但高等教育形成的科学思维一旦形成却不会轻易消失，它教会我们如何主动获得新知识，并为每一次实践提供科学指导。护理学科要紧跟医学科学技术的飞速发展，护士要摆脱"医生动口，护士动手"的传统形象，必须要在立足于护理学科的基础上，形成自己独特的见解，重视科学思维能力的培养。

（1）有利于护理学科的发展　护理学是一门适应人的健康需求不断发展完善的学科。护理模式在科学思维的指导下逐渐演变，并在实践中不断改进以适应护理学发展的需要。例如，一直沿用到现在，并成为护理核心制度之一的"分级护理制度"，就是护理前辈黎秀芳、张开秀创立的，这一制度的创立，使护理人力利用趋向合理、工作秩序趋向条理、护理质量得到提高，不仅很快在国内推广，而且得到国外护理界的认可。而后，护理人员又运用科学的方法，对患者分类系统、护理工时测定等进行了探索，在此基础上推出了"护理分级"的国家标准（WS/T 431—2013），使分级护理进一步完善和规范。护士具备科学思维修养，跟上现代医学和护理学发展的步伐，才能更好地促进护理学科的发展。

（2）有利于护理质量的提高　在临床护理实践中，护士应用科学的思维方式解决临床护理问题，对问题进行评估、诊断、计划、实施、评价，因而产生了护理程序。护理程序为护士解决护理问题提供了科学方法，为护士的工作思维提供了结构框架。科学思维有助于护理工作者在护理程序各个步骤作出更加合理有效的决策，为服务对象提供高质量的护理服务。例如，循证护理的实质就是在运用可信的科学研究结果的基础上开展护理工作，是一种注重证据的科学思维方法。独立思考、观察，能更好解决患者的问题，提高护理水平和质量。

（3）有利于护士自身素质的培养　护士的科学思维，是提高护士自身素质的必然要求和必经之路，护士的科学思维能力越强，其洞察事物、解决问题的能力就越强，从而更好地发挥护理的积极能动性。例如，现代护理不断提出各种新概念，包括动态护理、量化护理等，均是护理工作者运用科学思维于护理实践中萌发的产物。

二、科学思维的基本过程

可分为分析与综合、分类与比较、抽象与概括、归纳与演绎等过程。

1. 分析与综合

分析（analysis）是把客观事物的整体分解为各个要素、各个部分、各个属性，然后逐个分别加以考察，从而认识研究对象各部分、各方面本质的思维方法。例如，对发热待查患者除了监测体温，还要进行血液、尿液化验，并行胸部 X 线检查，同时观察患者伴随的症状体征。一般来说，分析总是把一个大而难的问题分成若干小而易的问题，体现由浅入深、由易到难、由表及里的过程。

综合（synthesis）是把客观事物的各个要素、各个部分分别考察后的认识联结起来，然后从整体上加以考察的思维方法。综合比分析更高一个层次，综合是在分析的基础上进行科学的概括，把对于简单要素的认识统一为对于事物整体的认识，从整体上把握本质和规律。例如，学习了正常人体结构与功能，熟悉了人体各个系统的各个器官后，再将其结合起来，搞清楚各系统的相互作用、各器官间的相互关系，形成对人体结构与功能的整体认识。

分析与综合是同一思维过程的两个方面，任何学科都是分析、综合而成的体系。没有分析就不可能有正确的结论，没有综合就只能感知事物的各个部分。例如，患有上呼吸道感染的患者大多数会出现鼻塞、流涕、结膜充血、流眼泪、眼睛红、嗓子疼、咳嗽、发热等症状。

2. 分类与比较

分类（classification）是根据研究对象的共性和特性将若干现象区分为不同种类的思维方法。分类的方法可以按照表面现象分类，例如，根据给药部位的不同，常见的给药途径有口服、舌下给药、直肠给药、皮肤黏膜给药、吸入给药、注射给药等。

比较（comparison）是认识对象间的相同点或相异点的逻辑方法。要区分事物，就要进行比较。通过比较鉴别可以找出事物的独有特征。例如，闭合性气胸与开放性气胸的区别是，前者呼气和吸气过程中，空气不再进入胸膜腔，后者呼气和吸气过程中，空气可自由进出胸膜腔。

分类与比较是两种基本的逻辑思维方法。分类是比较的前提，比较是分类的依据。例如，临床上外伤性气胸根据脏层胸膜破裂口的情况分为闭合性气胸、开放性气胸与张力性气胸三种，然后再比较它们各自的特点，以利于针对性地开展救治。

3. 抽象与概括

抽象（abstraction）是抽出事物的一般的、共同的、本质的属性与特征，舍弃非本质特征的思维过程。例如，牛奶、酸奶、奶酪、冰激凌、奶油等的共同特点是带有香甜的奶味，我们将这一类食品称为奶制品。得出奶制品概念的过程，就是一个抽象的过程。要抽象，就必须进行比较，没有比较就无法找到共同的部分。

概括（generalization）是把同类事物的本质特征加以综合并推广到同类其他事物上，使之普遍化的过程。例如，护士通过护理实践得出"外周静脉输注甘露醇、脂肪乳剂等刺激性强的药物，患者容易发生静脉炎"的结论，并把这个结论推广到化疗患者护理中的思维过程就是概括。

抽象与概括的过程是一个裁剪的过程，不同的、非本质性的特征全部被裁剪掉了。抽象与概括的结果形成了概念和理论，实现了认识过程的飞跃。

4. 归纳与演绎

归纳（induction）是从个别事实中推演出一般原理，获得带规律性的本质认识的逻辑思维方法。归纳法可帮助整理护理现象和事实，从中概括出一般护理原理，也可以在概括护理经验的基础上形成护理研究的假设，还可以进行逻辑论证，获得新的研究成果。例如，护士通过总结47例断肢再植患者的护理，归纳出"断肢再植患者围术期护理规范"，提出了临床护理实施方案。

演绎（deduction）是从一般到个别的推理方法。与归纳法相反，演绎是从已知的某些一般原理、定理或科学概念出发，推断出个别或特殊结论的一种逻辑推理方法。例如，已有研究和资料表明，对脑卒中患者进行口腔护理可清洁口腔，同时还可以改善吞咽障碍患者的吞咽功能，减少误吸的发生。护士由此演绎出结论：对脑卒中患者进行口腔护理可降低脑卒中相关性肺炎的发生率。并据此结论做了有关临床试验，获得了成功。

三、问题解决的思维

1. 问题解决的概念

所谓问题解决（problem solving），是由一定情境引起的，有特定目的，需要运用各种认知活动、技能等解决问题的过程。思维过程体现在解决问题的过程中，问题解决是思维活动的动力。

2. 问题解决的思维过程

在护理工作实践中，需要运用问题解决的思维来处理许多问题，护理程序的实施过程就是以问题解决的思维为基础的。问题解决的思维过程包括四个阶段：发现和提出问题、分析问题、提出假设、检验假设。

（1）发现和提出问题　解决问题首先必须发现和提出问题，只有善于发现问题又能抓住问题的核心，才能正确地解决问题。发现问题是思维活动的积极表现，与个体的需要、动机、求知欲和知识经验等有关。责任感强、求知欲旺盛、知识雄厚的人勤于思考，容易发现和提出问题。例如，护士要对新入院患者进行入院评估，就是为了发现患者现存和潜在的健康问题，从而进一步制订护理计划和落实措施。

（2）分析问题　即寻找问题的主要矛盾、分析问题的原因和性质，找出问题的关键。分析越透彻越有利于解决问题。分析问题很大程度取决于个体的知识经验，知识经验越丰富，在分析问题时就越容易抓住问题的实质。例如，在新入院患者的诸多护理问题中最常见的有不适应新环境等问题，只有全面系统分析有关资料，才容易发现问题的关键。

（3）提出假设　即考虑解答方法。解决问题的关键，是找出解决问题的方案，即提出解决问题的方案、策略，确定解决问题的原则、方法和途径。解决问题的方案通常以假设的方式出现，假设的提出是从对当前问题的分析出发的，同时也依靠已有的知识经验。例如，对老年患者，护士提出"有跌倒的可能"的假设，针对这一假设，护士对患者及家属采取进行安全教育，提高安全意识，指导正确活动、合理用药，告知呼叫器、夜灯、防滑垫、扶手等设备的位置与使用方法，保持病室环境整洁等措施来帮助患者预防跌倒。

（4）检验假设　通过直接的实践（直接检验法）或智力活动（间接检验法）来检验假设是否正确，是问题解决的最后一步。通过检验，如果假设正确，问题便得以解决；如果假设错误，那么需要寻找新的解决方案，重新提出假设。如上述措施使老年患者在住院期间不发生跌倒，可确保患者安全，护士就能证明这些措施是有效的。否则，就需要采取新的措施。

3. 影响问题解决的因素

同样的问题，有的人发现了，有的人发现不了；发现同样的问题，有的人能解决，有的人不能解决。这除了能力外，还受许多因素的影响。

(1) 心理定势（mental set） 是心理活动的一种准备状态，指个体在过去经验的影响下，对解决相似的新问题时的心理活动倾向性，容易习惯地运用和以前同样的方式进行处理。心理定势最早是德国心理学家缪勒发现。他曾经通过大量的实验来证明心理定势的存在。比如当一个人连续10~15次手里拿着两个质量不相等的球，然后再让他拿两个质量完全相等的球，他也会感知为不相等。心理学上一般把心理定势解释为"是过去的感知影响当前的感知"，思维定式也可以解释为"是过去的思维影响现在的思维"。定势对问题的解决有正面影响，也有负面影响。在学校里，老师经常会鼓励同学准确而迅速地形成学习上的思维定式，但思维定式不利于创新思考。

定势对人的心理活动的影响既有积极方面，也有消极方面。积极方面是有助于认知思维活动迅速、敏捷而有效地进行；消极方面是使创造性思维活动受到限制，难以突破旧框，或使思维僵化缺乏灵活性。我们了解了这一规律后可利用定势的积极作用，克服其消极作用，将有利于对新事物、新特征的认知，启发创造性思维。

还有学者认为，排除定势的消极影响可采取两种办法：①请固守一种方法处理问题的人说出为什么要这样做，然后让他来考虑是否有其他的方法可用；②如果尝试无结果，可稍停一会儿。这样可能打破某些特殊的定势，从而提出新观点或找到解决问题的新途径和新方法。

(2) 功能固着（functional fixedness） 指个体在解决问题时，容易看到某个物体的通常功能和用途，而难以看出此物体的其他新功能和用途，从而影响问题解决。功能固着影响人的思维，不利于新假设的提出和问题的解决。例如，铅笔的主要功能是书写、绘画，但是我们还可以利用它来做玩具等；电吹风一般人只认为是吹头发用的，其实它还可以用作衣服、墨迹等的烘干器；砖的主要功能是用于建筑，然而我们还可以用它来当坐凳等。在护理工作中也需要克服功能固着的影响，例如，在院外急救的时候，可以用木板、躺椅当担架用，把杂志当骨折固定的夹板用，把围巾或床单撕成布条当绷带用，等等。

(3) 迁移（transfer） 指已获得的知识、经验、技术对学习新知识、新技能和解决新问题的影响。如起到积极作用、有利于问题的解决，称为正迁移；起到消极作用、不利于问题的解决，称为负迁移。例如，毛笔字写得好的人，钢笔字往往也会写得不错。一般来说，新旧情境间共同的因素越多，越利于问题解决，产生正迁移；相反，知识经验片面、概括水平低或使用不当，会妨碍问题的解决，导致负迁移。护士在工作与学习时，要注意利用正迁移的积极作用。例如，学习数学会促进临床药物使用中计算技能的应用；语言学习中掌握丰富的词汇知识将促进工作中阅读技能的提高，而阅读技能的提高又可以促进更多词汇知识的获得。

(4) 动机强度（motive strength） 动机是问题解决的内部动力，动机强度与问题解决的效率有关。心理学家耶基斯和多德森的研究证实，动机强度与工作效率之间并不是线性关系，而是倒U形的曲线关系。耶基斯-多德森定律表明，在一定范围内，动机增强，解决问题的效率也随之增加，但当动机过度强烈时，会给个体造成很大的心理压力，使个体处于过度焦虑和紧张的心理状态，干扰记忆、思维等心理过程的正常活动，反而影响解决问题的成效；而成就动机强度过低时，个体缺乏参与活动的积极性，工作效率不可能提高。所以，适中的动机强度最有利于问题的解决。在护理职业生涯中，如果能将自己的成就动机调整至适宜强度，则会提高工作积极性，取得较好的工作成效。

（5）个性特征（personality trait）　问题解决的效率也受个性特征的影响。个性品质中的自信力、灵活性、意志力、情绪稳定、毅力等会提高解决问题的效率；反之，则妨碍问题解决。陈寿在《三国志》中评价曹操时说："太祖（曹操）运筹演谋，鞭挞宇内，揽申、商之法术，该韩、白之奇策……矫情任算……终能总御皇机，克成洪业者，惟其明略最优也。"区区数语，使曹操才干过人、机智狡诈、长于权术韬略的乱世奸雄形象跃然纸上。而评价刘备时却说："先主（刘备）之弘毅宽厚，知人待士，盖有高祖之风，英雄之器焉……机权干略，不逮魏武（曹操），是以基宇亦狭。"这描绘的完全是一副宽容厚道、仁爱信义、拙于权术韬略的仁君圣主形象。

案例分析

护理中的发明家和研究员

如果您还认为护士的工作就是打针发药，那就太落伍了！如今的护士们，工作中不只眼到手到，一颗关怀和善于思考的心更是不会缺席。他们在工作中善于发现问题，并开动脑筋，一个个小小的创新和研究却能解决患者的大问题。

压力性损伤一直是重症监护室护理的重点也是难点，足跟、脚踝等压力性损伤好发部位因其形状的特殊性，使用泡沫敷料无法妥善固定，使用八爪鱼等敷料密闭性张贴时，又不能随时观察皮肤情况。因此，台州医院重症医学科副护士长发明一种足跟网套装置，如图5-1~图5-3。它可降低内外踝突出压力性损伤的发生，降低患者费用；方便观察，减少护理人员工作量。目前，该项目已实现市场转化，在台州恩泽医疗中心（集团）各院区推广使用，已申报年度中心（集团）科研项目并且在核心期刊发表文章。

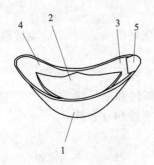

图5-1　足跟网套装置结构示意图
1—网兜；2—泡敷贴；3—延长部一；
4—延长部二；5—连接结构组件一

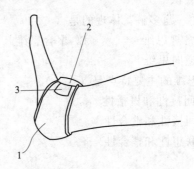

图5-2　足跟网套装置使用状态示意图
1—网兜；2—延长部一；
3—连接结构组件二

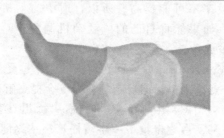

图 5-3　足跟网套装置实际使用效果图

请分析：为什么护士能设计出这样的发明专利并发表研究论文？从护士细致智慧的工作中你能得到哪些启发？

练习测试

单选题

1. 科学思维的基本过程不包括（　　）。
   A. 分析与综合　　B. 分类与比较　　C. 抽象与概括　　D. 循证与总结
   E. 归纳与演绎
2. 问题解决的思维过程不包括哪个阶段？（　　）
   A. 发现和提出问题　　B. 分析问题　　C. 提出假设　　D. 验证结果
   E. 检验假设
3. 客观事物在人脑中间接和概括的反映是（　　）。
   A. 想象　　B. 联想　　C. 表象　　D. 思维
   E. 意识
4. "一题多解"体现的是（　　）。
   A. 常规思维　　B. 聚合思维　　C. 直觉思维　　D. 发散思维
   E. 逆向思维
5. 思维的主要特点是（　　）。
   A. 间接性和概括性　　　　　　B. 分析性和概括性
   C. 间接性和整合性　　　　　　D. 分析性和整合性
   E. 联想性和整合性

任务二
培养护理工作中的科学思维

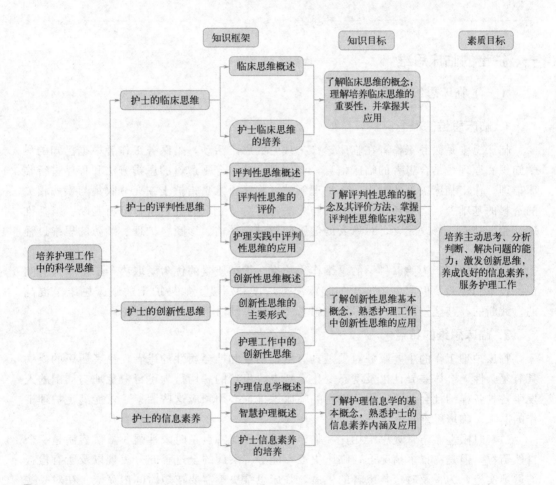

情景导入

为什么烫伤小患儿采血困难？

清晨7点，后夜班护士小林向护士长汇报说，昨晚23床急诊收治了一位烫伤20%的3岁小患儿，早上静脉采血3次都抽不出足够的血液送检。护士长马上来到23床，看到小患儿面色苍白，心电监护显示：心率94次/分，血压98/56mmHg，

> SPO_2 96%。小患儿在妈妈的怀抱里不哭不闹,还在输液,液体滴速大概30滴/分,问夜班护士患儿尿量如何,回答说每小时有10mL,于是护士长先在患儿的股静脉处进行采血,穿刺"一针见血",但是抽吸过程很困难,血液很黏稠……护士长马上打开输液开关加快了静脉输液速度,并立即通知值班医生。
>
> 请思考:患儿发生了什么情况?为什么要赶紧通知医生?
>
> 教师启发引导:护士是获取患者病情信息的第一"哨兵",要学会从患者蛛丝马迹的病情表现中寻找疾病发生变化的原因,并预判可能发生的严重后果,及时"吹哨"。

一、护士的临床思维

(一) 临床思维概述

1. 临床思维的概念

临床思维是医务工作者在临床诊疗护理时的思维活动,是医务工作者根据已知的科学知识和原理,结合患者的临床信息,应用科学的、合乎逻辑的思辨方法和程序进行临床推理、作出临床决策的过程。在护理领域,临床思维是指护士在充分收集与疾病相关的资料的基础上,运用各种思维方式与方法,再对所获取的资料进行分析判断、概括推理、验证补充、修改完善,对患者的健康问题进行评估、诊断、护理、预防的思维过程及活动。

科学的护理行为要以科学的思维作为前提。护理质量的优劣既取决于护士本人的知识、技术和经验,也取决于护士的临床思维广度和深度。如果护士的临床思维是混乱的、武断的,甚至错误的,将可能对患者产生危害性后果。

2. 临床思维的特点

临床护理工作的主要服务对象是具有生物属性和社会属性的患者,患者所患的疾病具有复杂性、个体差异性以及动态变化等特点,患者的一切行为不可避免地与周围的人发生各种各样的社会关系,因此护士的临床思维也必须顺应这些因素,才能满足护理工作的需求。临床思维具有以下特点。

(1) 时限性 与常规思维相比,临床思维的重要特点是时限性强。虽然疾病是一个自然历程,但是在很多情况下,临床决策不能等待疾病的全过程充分表现以及所有检查的逐项实施,为了及时抢救患者的生命,临床思维决策需要在短时间内完成。在对一些急重症患者的救治过程中,护士需要协同医生争分夺秒地对患者的病情作出正确的判断,迅速敏捷地配合医生给予患者有效的治疗与护理。在这些情况下,简短的问诊、有针对性的检查、扎实的专业知识、丰富的临床经验、过硬的护理操作技能是作出准确临床判断、救治患者的关键。

(2) 动态性 临床思维活动本身是一种动态过程,这一动态过程最终目的是实现将思维从认识事物到改变事物的扩展。在对患者的护理过程中,护士需要准确分析导致护理问题发生的原因,制定有效的护理方案,并给予针对性的护理。然而疾病的发生、发展、变化也是一个动态的过程,有些疾病的某些症状并不表现在整个病程,只是在疾病发展的某一阶段才出现;有的疾病因为不同的因果关系,或累及和损害多种组织,可能出现多种发展的可能性。例如,对于一位直肠肿瘤术后的患者,在术后的1~3天,疼痛可能是患者的主要护理问题,随着时间的推移,疼痛程度缓解,患者还可能出现其他诸如"营养失调:低于机体需要量"、情绪低落等健康问题。临床思维不是一蹴而就的,而是一个持续观察、不断思考、反复验证的动态过程。护士在患者疾病的发展过程中须结合患者病情变化、治疗效果反复修正护理方案。

(3) 差异性　在临床实践中,尽管每种疾病都有其共同特点和规律,但由于患者的免疫力、年龄、性别、家庭状况、社会心理支持等差异,会使得疾病临床表现、对疾病的认识和反应千变万化。护士在临床护理工作中应充分认识到疾病的共性特点体现于具有差异的个性表现之中,将每位患者都视为独特的个体,从患者的实际出发实施护理。例如,同样是乳腺癌患者,在城市居住的年轻女患者在手术方案选择上往往特别在意是否保乳,对自身形象比较关注;而一些年纪大、在农村居住的患者则较多关注疾病的复发以及治疗费用。因此,护士应该在全面评估患者健康需求的基础上,除了进行常规的健康教育外,针对不同患者的关注点不同,健康教育内容就需要有所侧重。

(4) 复杂性　护士在临床实践中认识的对象是一个个具体的人。人体本身就是世界上最复杂的有机整体,而人类的疾病同样也是复杂多样,近几十年来新发现的疾病就有上万种之多,临床症状达10万种以上。就常见病和多发病来说,就有数百种。有的患者不只罹患一种疾病,而是同时患有两种或多种疾病,或出现并发症,因而出现症状交错和叠加,使某一疾病的主要症状甚至特异症状变得模糊不清。因此就要求护理人员善于观察、勤于思考,在复杂的症状和患者的临床表现中及时发现问题并给予有效的护理。

(5) 全面性　护士在护理工作中,为了准确了解患者的病情、实施有效的护理,首先需要获取与疾病相关的资料。这些资料是护士临床思维的基础,如果缺乏这些资料,即使掌握正确的思维方法,也难以开展工作。由于任何一种疾病都可能有复杂的病因,生理、心理、社会等方面的因素都可能参与其中,因此护士除了认真观察患者的病情外,还要从各方面获取与治疗、护理相关的资料。例如,股骨骨折术后的患者需要早期开展功能锻炼,促进康复,然而何时开始功能锻炼以及选择哪种功能锻炼方式,就需要医护人员对患者进行全面的评估。评估的内容不仅仅局限于局部组织的恢复情况,还包括患者的生命体征、全身的肌力、疼痛程度以及自我效能等心理行为状况。

(6) 交互性　从临床思维的表面上看,医护人员是临床思维的主体,患者是思维的客体,但是由于患者是具有主观能动性的个体,其对主诉内容的选择、对治疗效果的感受、对诊疗护理的设想等都是具有主体性的,这就使病史及临床症状这一客观内容加入了患者的主观因素,而这些内容都成为临床思维的主要素材。如果患者的主观因素是正确的,则有利于临床判断,反之,则会干扰医护人员的思维。例如,某些患者主诉疼痛时不能准确阐述疼痛的类型、部位;一些患者在叙述疾病的症状时掺杂了主观情感,夸大或隐瞒病情,这些都容易导致护士出现思维偏差和判断失误。因此,临床护士在临床思维和诊断过程中,既要充分发挥患者的主观能动性,又要排除患者过多主观因素对临床思维和诊断的干扰。在治疗护理过程中,患者的主体性更为突出,患者不仅是被治疗、被护理的对象,也是参与自我治疗、自我护理的主体。因此应发挥患者的主观能动性,调动患者参与治疗与护理的积极性,促进患者早日康复。

3. 临床思维的过程和方法

思维是发生在人脑的一种物质运动形式,是对所获得的信息进行比较、分析、抽象、判断、推理的认识活动,它在运行过程中必然经历一定的过程,从而获得认识结果。临床思维作为思维的一种具体形态,在对临床思维对象的认识时同样需要经历一个完整的过程。

(1) 收集临床资料,进行护理评估　收集资料是临床思维的第一步,也是非常关键的阶段。临床思维的核心是认识患者存在的健康问题,而疾病本身都具有现象和本质两个方面。现象主要是指患者的病史资料、症状、体征及辅助检查资料等,本质主要是个体病因、病变。本质通过临床现象表现出来,为了透过现象分析本质,便要全面获取资料,以明确患者的护理问题及护理需求。收集资料是一个动态的、循环的过程,贯穿于临床实践的全阶段,在此过程中要注意资料来源的真实性、资料获取的完整性以及全面性,这是确保临床思维的准确性,并为患者提供有效治疗与护理的基础。

例如,儿科的小患者对陌生的医院环境及医务人员易产生恐惧的心理,加之表达能力弱和病痛等原因无法准确表述病情,或者过分夸大疼痛,使得医务人员不能准确地获取病情信息和资料。此时患儿主诉就不能作为判断病情的主要资料,护士还应从患儿的精神状态、啼哭的声音、饮食以及大小便的情况等方面进行病情观察和资料搜集,为发现患儿的健康问题提供准确的信息。

(2) 分析汇总资料,提出计划方案　该过程是临床思维的主体阶段。护士在具体临床实践中将掌握的大量与患者健康问题相关的资料进行组合、比较、抽象、概括和综合分析,从中找出关键环节,进而确定其健康问题及引起健康问题的原因,建立对患者健康问题的初步诊断。初步诊断提出后,通过多种思维方式进一步评价和检验临床决策,力求完善护理计划和方案。例如,某慢性心力衰竭患者在治疗期间告诉护士有轻度恶心,此时护士不是简单地认为是饮食不当而引发的恶心,而是考虑到患者有可能是心力衰竭加重或是某些药物的副作用,综合分析引发其恶心的因素,及时报告医生,给予有效处置,从根本上解决患者的问题。

(3) 动态实施修正,完善护理措施　由于疾病本身的复杂性、患者体质的个体差异性以及现有资料的局限性,在诊断初期往往只是获得疾病全过程中的某一阶段的一个片段资料。在初步确定诊疗护理方案后,需要在临床实践中实施护理方案。如一老年肺源性心脏病患者发生肺部感染,痰液黏稠,排痰困难,此时可采用雾化吸入稀释痰液的护理措施。然而疾病是一个处在不断变化之中的动态过程,需要用发展的观点进行分析、观察护理效果,及时修正护理诊断和措施,使之更符合患者的实际。当该患者并发心力衰竭、呼吸衰竭,即便痰液稀释也无力咳出时,就要使用吸痰的方法,否则容易加重感染,甚至导致窒息。

(4) 总结经验教训,提高思维水平　医学是实践科学,也是经验科学,而经验的取得一方面是来自书本上学到的知识,另一方面是临床实践的不断积累。例如,在2003年初"非典"暴发初期,很多医疗机构对这场突如其来的疾病缺乏科学的认识,一开始很多医院将"非典"当成普通感冒治疗,医护人员没有采取严格防护措施,造成了大量医护人员感染。在该事件发生后,党中央、国务院针对我国公共卫生薄弱的状况,总结了经验教训,作出了一系列重大决策,加强公共卫生体系建设和应急体系建设,而这次卫生事件所总结出来的经验对日后的其他突发传染病的防控起到了至关重要的作用。可见,运用临床思维总结工作中的成功经验及失败教训,从中找出规律,通过直接或间接的学习,可以使知识转化为思维能力。

(二)护士临床思维的培养

1. 护士应具有的临床思维品质

护士的临床思维无论从认识论还是方法论角度,都与其他领域的思维相似,是其个人认识与临床实践活动长期积累的结果,是思维能力的反映,代表着护士临床思维发展的程度和水平。然而,正如共性与个性、普遍与特殊的关系,护士应具备的临床思维品质有其特殊性,表现在以下几点。

(1)系统性 是客观事物的普遍本质,人体生命活动最突出的表现就是它的联系性和整体统一性。人体是一个由许多细胞、组织、器官组成的整体,各部分的形态结构、代谢过程和生理功能虽然各不相同,但并非彼此孤立,而是处于相互关联、相互影响、相互制约之中。在病理状态下,某一器官、系统的病变又会影响或波及另一器官,甚至影响全身功能状态。护士临床思维的系统性是将认识对象的整体性作为思维起点,了解人体与环境、生理与心理、局部与整体、结构与功能之间的关系,才能综合分析疾病发生发展规律。

(2)灵敏性 临床思维的灵敏性是指在思维目标选择、思维方式的转换、思维方法的使用等方面具有灵活性和变换敏捷的特点。在临床实践过程中,患者的病情瞬息万变,护士需要有足够迅速的应变能力,分秒必争,当机立断,在很短的时间内作出正确的判断和决策。正确的思维只有在一定的时间内施行方可取得良好的效果。如一外科护士在夜班查房时看到某甲状腺手术后患者呼吸急促,发现其面色发紫、口唇发绀,立即作出甲状腺术后出血,血块压迫气管,造成呼吸困难的判断,边通知医生边施行抢救,使患者得到及时救治。

(3)深广性 临床思维深广性的原理来自辩证唯物主义普遍联系的观点。主要指临床思维具有深度和广度,顾全大局,不被事物的表面现象迷惑,思维过程中能够上下通达,左右顾及,抓住事物本质,全面应对问题。例如,某髋关节置换术后的患者在经过了排尿训练后拔除了尿管,但拔管后6小时患者无尿液排出,医生建议再次插尿管。责任护士经查体与思考,认为此患者不存在尿潴留,且已有尿道损伤的表现,不宜再插管。通过观察询问,发现患者饮水不足,考虑尿少与此有关,便鼓励患者多饮水并配合静脉补液,果然解决了患者的问题。

(4)评判性 临床思维的评判性是指护士在临床思维过程中,能够严格且客观地对思维内容和思维过程进行检查和评价,对现有的思维成果进行反省、反思和验证,及时发现问题，不人云亦云，同时善于虚心地接受他人的意见及放弃错误的想法和行为。在临床工作中，虽然护士应严格执行医嘱，但是当护士发现医嘱违反法律、法规、规章或者诊疗技术规范规定时，应当及时向开具医嘱的医生提出。例如，护士在执行医嘱过程中，发现医生给血糖高的患者输注葡萄糖而忘记加胰岛素的时候，护士不是机械地执行该医嘱，而是提醒医生，以确保患者的用药安全，护士的这种表现，就体现了临床思维的评判性。

（5）预见性　护士临床思维的预见性是护士在对认识对象充分调查了解的基础上，结合对事物发展规律性的认识，对其今后可能的发展状况、发展方向以及发展结果，预先作出的判断和估计。由于临床预见是遵循事物发展的规律，客观而实事求是地分析事物发展的趋势，且具有科学性和前瞻性，因此根据预见的方向制订治疗和护理计划，可以提高工作效率，有效应对突发情况，使患者获得最佳的治疗护理效果。例如，对于有大量呕吐和腹泻症状的急性胃肠炎患者，护士考虑到患者有体液丢失，能够预见性地判断其可能会出现低钾、低钠、低血容量的情况，根据这些判断，护士告知患者补充液体，并注意观察患者的血压、脉搏以及神志的变化，防止患者休克的发生。

2. 培养护士临床思维能力的方法

临床思维能力涵盖的范围广泛，涉及临床实践，是从事护理工作的护士必须具备的基本素质。因此掌握正确的临床思维方法，养成良好的临床思维习惯至关重要。临床思维作为思维的一种具体形态，虽然与一般思维品质的养成有共同的途径与环节，但也有其特有的模式和方法。

（1）学好专业理论，奠定临床思维的基础　提高临床思维能力需要坚实的医学理论知识作为基础，要用正确的理论指导护理实践。只有这样，才能透过患者细微的病情变化早期发现和处理其现存的和潜在的健康问题，否则即使疾病的临床特点很明显，如果不认识这一现象，也会视而不见。如妇科和口腔科常使用抗厌氧菌药物甲硝唑，某些患者在使用该药后出现恶心、呕吐等胃肠道反应，如果护士缺乏对该药这一副作用的认知，就无法识别患者消化道症状出现的原因。而一旦对疾病原因不明确，患者常常需要靠服用大量抗恶心、呕吐的药物来缓解病症，不但增加了患者的负担，还降低了患者的生活质量。

（2）不断更新知识技能，拓宽临床思维的视野　临床工作前的在校理论学习，只是护理工作的基础，现代医学技术飞速发展，各种新技术、新观念层出不穷，仅靠既往的学习无法满足护士临床工作的需要。如在2000年左右，对于骨科的髋关节置换术后患者的术后指导是3周后允许患者下床活动，而近几年的研究和临床实践证明，大部分患者术后3天左右就可以下床活动。早期下床活动不仅能提高患者术后的康复速度，还可以有效避免因长时间卧床而引起的并发症。因此，护士不应盲目地依从既往学过的知识和掌握的经验，在护理实践过程中仍需不懈地学习和摸索，不断地更新知识和理念，拓宽临床思维的视野。

（3）学习哲学思辨方法，提升临床思维的水平　要对患者作出正确的护理判断和决策，需要护士学习运用哲学思辨的方法，在思维过程中不以偏概全，不被疾病的表面现象迷惑，把握现象与本质的关系、局部与整体的关系、主要矛盾与次要矛盾的关系。如护士在护理呕吐患者时只注意查找呕吐原因、擦拭呕吐物而忽略防止误吸及窒息的护理措施,这些危险因素就很容易引发吸入性肺炎等更加严重的健康问题。因此养成良好的临床思维习惯,才能从纷繁复杂的临床表现中发现问题的关键点。

(4) 加强临床护理实践,培养临床思维的品质 护理活动具有很强的实践性,临床思维能力的培养来自护理实践,护士良好的临床思维也服务于护理实践。在护理实践中,护士具有缜密的思维,作出科学的判断,不断地进行创新,能够实现临床思维能力和护理质量的提升。如护士观察到一些下肢肌力差的患者在测量体重时,常常站立不稳,容易跌倒而发生意外伤害。在生活中这些患者常常使用助行器来保持站立平衡。因此护士便考虑将两个设备简单组合,使患者能够安全地测量体重。护士临床思维能力的培养,是由诸多因素促成的,只有整体的协调发展才能使临床思维能力得到完善和提高。

二、护士的评判性思维

(一)评判性思维概述

1. 评判性思维的概念

评判性思维(critical thinking)又称为批判性思维,是指个体在复杂情境中,能全面地、能动地应用已有的知识和经验对问题的解决方法进行选择,在反思的基础上加以分析、推理,作出合理的判断和决定。从护理的角度来看,评判性思维是对临床复杂护理问题所进行的有目的、有意义的自我调控性的判断、反思、推理及决策过程。评判性思维不是将批判和挑剔作为看待事物的出发点,而是一种公正客观的质疑,进而推理、反思并进行自我调控,是理性、有目的、完整的自主思维认知活动。随着现代护理的发展,护士也被赋予了多元化的角色,专业决策能力已成为护士应具备的最重要的临床技能之一。在护理实践过程中,评判性思维已成为护士确立护理问题、提出临床决策的思维基础。

2. 评判性思维的组成

评判性思维的组成主要包括智力因素、认知技能因素和情感态度因素三个部分。

(1) 智力因素 是在评判性思维过程中所涉及的专业知识,护理学的专业知识包括医学基础知识、社会人文知识和护理学知识。如很多患者在手术前会有血压的升高,而这种血压一过性升高,常常不是器质性疾病,而是由于患者术前紧张、焦虑的心理引发的。如果护士缺乏多学科知识的整合,只是常规应用降压药,反而不如通过有效的健康教育,消除其对于手术的疑虑和恐惧的降血压效果好。可见,护士在进行护理评判性思维过程中需要具备多方面的知识作为基础,除了考虑病理因素外,还应该结合多角度、多学科的知识来思考问题,这样才能正确地判断服务对象的健康需要,作出合理的临床推理及决策,并给予有效的护理。

(2) 认知技能因素 认知技能是护士认识问题、解决问题的一些技巧和方法,这些认知技能有助于护士综合以往的知识和护理经验,对思维对象作出合理的判断。认知技能因素主要包括如下内容。

① 分析。指在思维过程中全面剖析认识对象的本质、功能和事物之间的关系。护士要使收集到的资料发挥应有的价值，必须应用评判性思维对资料进行深入分析和思考，发现事物表面现象后面隐藏的问题。

② 应用标准。根据所建立的个人、专业和伦理原则等标准作出判断，对感知、经验、情景、判断、信念、意见、论证的可信性进行评价。护理专业中的评价包括评估护理措施、评价证据得出的合理性、评价结论的正确与否等。

③ 识别。在各种问题和答案中找出不同点和共同点，并仔细辨别进行分类和排序。例如急诊复合伤的患者，常常存在多器官损伤，在抢救护理过程中，护士需要分清主次先后进行救护，使患者在最短的时间内接受合理的救治。

④ 寻求信息。即通过确认相关资源，并从这些资源中收集客观的、主观的、既往的、当前的与健康问题有关的信息来获取证据、事实或知识。护士的评判性思维是建立在全面掌握资料基础上的，护士只有不断地获取和更新病情变化信息，才能作出正确的判断和临床护理决策。

⑤ 逻辑推理。评判性思维以客观证据作为判断的依据，护士通过对收集的资料进行证实和合理推理，根据患者的实际情况选择最佳的方案。例如，某心绞痛患者突发胸闷、乏力、出冷汗，给予扩血管药物后仍不见好转，护士发现患者的胸痛症状不明显，但患者有糖尿病病史，由此推理患者可能是低血糖反应，测血糖验证推论后，输注一定量葡萄糖，患者症状缓解。

⑥ 预测。指在评判性思维过程中，构思行为方案，推测可能的结果。护士在护理过程中，不但要发现患者现存的健康问题，还要预测其潜在的问题，给予有效的干预措施。例如护理久病卧床的老年患者，护士除了定时为患者翻身以预防压疮发生外，还要预见到患者有发生坠积性肺炎、肢体失用性萎缩、便秘等卧床患者常见的并发症的可能，及时采取相应的预防措施，以防患于未然。

⑦ 知识迁移。在不同的情境下改变或转换概念的条件、性质、构成和功能。护士将已有的信息资料与知识内容进行整合，应用于具体的问题中。例如右心功能不全的患者在使用大量利尿剂后，突然出现倦怠、肌张力降低、腱反射消失、心悸，护士通过知识迁移，考虑到这些症状符合低钾血症的临床表现，分析是患者在大量排尿后引发的低钾，报告医生，及时采取急救措施。

⑧ 解释说明。陈述分析推理的结果，以使人信服的论证形式呈现推理。在解释过程中，护士通过运用一定的科学论据来论证所作的推理。包括：范畴归类，如识别患者皮肤破损这一护理问题，并且定义其性质；解读意义，如解释使用监护仪器获得的数据，察觉、描述患者询问某个问题的目的等。

(3) 情感态度因素　也称评判精神，是指在评判性思维过程中个体所应具备的个性特征、态度和倾向，主要包括自信负责、公正客观、勇于创造、灵活调整、执着探究、学术正直、开放思维等。

① 自信负责。自信主要体现在护理评判性思维者在综合专业知识、一定的实践经验的前提下，经过缜密思考加工信息，相信自己能作出正确判断并作出抉择。护士对自

己的推理能力以及完成某项任务或达到某一目标感到自信。例如护士在抢救患者或遇危急情况时，应迅速、机智地辨明情况，当机立断，作出决定，敢于承担责任，采取果断行动。优柔寡断，瞻前顾后，有时就会错过宝贵的抢救时机。

② 公正客观。"评判"不只是针对他人，还包括挑战自己。在运用评判性思维质疑和验证他人观点时，也要用同样严格的检验标准来质疑和验证自己的观点，以相同的方式对待双方或所有方面，客观正确评估自身观点。此外，护士还应坚持正确性或合法性标准，而不是根据个人或群体的偏见作出判断。

③ 勇于创造。评判性思维过程的本身便具有创造性。护士在临床实践过程中应具有一双发现问题的眼睛，具备一双解决问题的巧手。如护士在护理实践中发现某些器械存在应用方面的缺陷，动手发明了一些更适用于临床护理的创意用具。人对于外界环境的认识是无止境的，包括疾病在内的整个宇宙未被认识和发现的东西还很多，创新的精髓就是要敢于怀疑和超越，勇做"第一个吃螃蟹的人"。

④ 灵活调整。主要体现在护理过程中能灵活地适应、调节和修改已有的想法、观念和行为。例如护士在很多护理活动中，如危重患者的抢救、急诊患者的处置，不是固守护理常规、消极地等待医生和医嘱，而是灵活果断地采取急救措施，此时护士灵活的思维在抢救患者生命的过程中起到了重要作用。

⑤ 执着探究。一个人只有对世界充满好奇探究之心，对思维对象充满兴趣，才具有进行评判性思维的动力。护士在护理实践中需坚持应用评判性思维不断探究，寻求更简便、更经济、更有效的护理方法，推动护理技术的革新，精简护理操作流程，解决护理工作中遇到的各种问题，为患者提供更安全有效的护理。

⑥ 学术正直。指护士在评判性思维过程中诚实地寻求和呈现真相，当实践结果与预想的结果相悖时，或是发现自己的观点有纰漏时，能够重新分析原因，修正自己的观点，并且能够完整、真实地呈现事实。如在进行护理科研活动中，在搜集、积累、挑选各种病例资料时，如果只选择有利于证明自己观点的阳性数据资料加以呈现，对于不利于自己论点的那部分结果，或是进行一定的数据篡改，或者在总结分析时滥加推论，都是不符合学术规范的。

⑦ 开放思维。指护士在思考问题过程中能够广泛听取并综合多方面的不同意见，在拒绝或是接受新的观点时不武断、不保守，全面地分析利弊；同时能时刻意识到自身可能存在的偏倚，客观分析、审视自己的思维结果，得出合理的结论。

（二）评判性思维的评价

客观、综合地评价评判性思维能力是培养和发展护士评判性思维能力的基础，可以帮助护理工作者了解自身评判性思维能力的水平，对护理教育和护理实践具有重要的意义。

1. 国外评判性思维能力评价工具

目前国外评价评判性思维能力的工具达20余种，常用的有以下几种。

（1）加利福尼亚评判性思维技能测验（california critical thinking skills test，

CCTST) 该量表包括34个测验项目，分为分析、评价、推理、归纳和演绎5个子量表。在CCTST中，分析包括6种子技能：分类、对意义进行译码、澄清意义、检查观念、觉察争论和把争论分解成其组成成分。评价包含5种子技能：评价主张、评价论据、陈述结果、证明程序的合理性和提出证据。推理包括质询证据、形成替代的假设和得出结论3种子技能。CCTST是一种多项选择测验，其项目大部分是中性的，主要是大学生和成人熟悉的话题，不需要特定的专业知识背景。

（2）加利福尼亚评判性思维倾向问卷（california critical thinking dispositions inventory，CCTDI） 主要用于测量评判性思维人格倾向。包括寻求真相、开放思想、分析能力、系统化能力、评判性思维的自信心、求知欲和认知成熟度七个维度，共75个条目，采用6分制李克特（Likert）评分法，每个条目都从"非常赞同"到"非常不赞同"，全卷测试时间不得少于20分钟，各维度的得分小于40分则显示评判性思维特质较弱，大于50分则表明具有强烈的评判性思维特质。问卷总分范围70~420分，280分以上表示具有正向评判性思维能力，350分以上被认为评判性思维能力较强，280分以下则认为评判性思维能力较弱，当分数低于210分时，则表示明显缺乏评判性思维能力。

（3）华生-格拉瑟评判性思维评价表（Watson-Glaser critical thinking appraisal，WGCTA） 该量表包括80个项目，分成5个子量表。分别用于测量推理、识别假设、演绎、解释、评价争论的能力。WGCTA的测试题目均以人们日常工作场景、学校的教室、新闻报纸或其他媒体报道的情景为基础，其问题条目有两种类型：一种为中性的，如关于天气、科学事实等；另一种为争论性的，如关于政治、经济和社会话题。该量表被广泛应用于教育学、心理学的研究领域。

（4）其他方法 其他量表还有恩尼斯-维尔评判性思维书写测试（Ennis-Weir critical thinking essay test，EWCTET），主要是用于评估反思和开放性思维能力，通过让受试者将某一特定问题撰写成短文，对短文中陈述的观点进行评价，进而评估受试者的评判性思维能力。卡梅尔评判性思维测试（Cormel critical thinking test，CCTT）主要是用于测量广泛的评判性思维能力，如观察、假设、归纳、演绎等。

2. 国内对评判性思维及其评价工具的研究

近年来我国学者对国外的评判性思维评价工具进行翻译和修订，使其更适合我国的文化背景和国情。如香港理工大学学者彭美慈等对CCTDI量表进行改编，形成了评判性思维能力（中文版）测量表（critical thinking disposition inventory chinese version，CTDI-CV）（见附录1），该量表符合我国的文化和国情，具有较高的信度和效度，是我国护理领域较为常用的评判性思维测量工具，对我国护理评判性思维的测评及研究起到了推进作用。此外，北京大学学者夏素华等编制的测定护理专业学生评判性思维的问卷也有较高的信度和效度，且较适合我国的护理教育实践。

（三）护理实践中评判性思维的应用

随着人们对健康需求的不断提高，护士将承担更多的责任，由从前以医嘱执行者和生活照顾者为主的角色逐渐转向集护理、科研、管理、教育于一体的"护理专家"。评判性思维作为护理专业教育的核心能力,具有广阔的应用价值。

1. 评判性思维在临床护理实践中的应用

在临床工作中,护理程序是系统性解决护理问题的工作方法,将评判性思维贯穿于护理程序的各个环节,有助于护士进行深刻缜密的思考,作出正确的临床决策。如在护理评估阶段,用评判性思维思考临床资料的收集是否全面、真实、客观;在护理诊断阶段,思考对护理问题和相关因素的判断是否正确;在制订计划阶段,思考如何合理地选择排列首优、中优和次优的问题,制订切实可行的护理计划;在实施阶段,应用评判性思维,根据患者的病情变化实施护理操作;在评价阶段,通过分析和反思等思维手段,对患者及护理活动进行整体评价,判断预期目标的实现程度,及时发现和查找护理问题。

 案例分析

急诊夜班的一位"腹痛腹泻"患者

急诊留观室收治了一位 36 岁的女患者,因腹痛、腹泻 1 天入院,体温 37.2℃,脉搏 90 次/分,呼吸 21 次/分,血压 100/65mmHg。医生开医嘱进行补液、抗炎、解痉治疗。护士在 0 点 30 分接班查房时,患者安静休息中,还在输液、皮肤干燥、潮红。到 4 点半时,患者输液结束,考虑到患者入院后已经静脉补液了 2500mL,护士问患者有没有解过小便,患者说没有解过小便,但是有多次想去上厕所解大便,想解又解不出来,于是值班护士检查了患者腹部,触诊膀胱,没有发现胀满情况,又测量了血压是 96/55mmHg,脉搏 96 次/分。从入院到现在补充了这么多液体却没有尿液是解释不通的,再次询问患者上一次月经是什么时候,结果得到的回答是前几天刚刚来过。值班护士想想觉得还是不对劲,于是给患者进行了留置导尿,结果只引出了十几毫升尿液,马上通知值班医生,医生根据上述情况,给患者做了一个腹腔穿刺,一下子抽出了 10mL 不凝固血性液体。"宫外孕?!"值班护士马上联系手术室,同时为患者做好术前准备,在护送去往手术室的路上患者发生了心跳骤停,经过心脏按压恢复心跳,送到手术室紧急手术发现患者腹腔内出血量达到了 3000mL。

请分析:值班护士是如何预判到患者发生了"宫外孕"的?在抢救过程中她的哪些举措是积极主动且行之有效的?对你有何启发?

2. 评判性思维在其他护理领域中的应用

(1) **评判性思维在护理管理中的应用** 护理管理是护理质量的保证,将评判性思维应用于护理管理过程中,有助于护理管理者从多视角、多方位、理性地认识和分析问题,寻求最佳的问题解决途径,作出合理有效的临床判断以及客观公正的决策。例如在"建立护理不良事件主动上报制度"的过程中,护理管理者不是简单地批评护士不遵守制度,隐瞒差错,而是运用评判性思维去分析护士为何会隐瞒差错,管理系统有无纰漏,相关奖惩制度有无问题,并考虑应如何转变管理理念,细化操作流程，提升护士防止差错出现的意识。护理管理者在工作中主动运用评判性思维，可营造团队评判性思维的思考氛围，提高护士的整体科学思维能力，进而提高护理质量。

（2）评判性思维在护理教学中的应用　护理教育除了为学生传授护理学的基本理论、基本操作技能外，更重要的是培养学生在护理实践中的解决问题能力。在许多国家，评判性思维已被列为本科护理教育的重要培养目标之一。护理教育者在发挥教师主导性的同时，培养学生发现问题、自主思考、解决问题的能力，调动学生的参与性和创造性，帮助学生将这种思维品格和技巧内化为自身的应用能力。在课堂教学过程中创设平等民主的师生交流氛围，鼓励学生积极参与问题的解析，鼓励学生分析、质疑、讨论，敢于大胆提出自己的见解。

（3）评判性思维在护理科研中的应用　护理科研是护理活动的重要组成部分，是对护理学内在规律以及护理工作有关现象的探索和研究的过程，这一科研活动本身就需要应用评判性思维。用评判性思维指导护理研究，能够对各种观点、方法、现象、常规等进行思考和质疑，对研究内容进行假设、论证、比较、推理、分析，并以此为基础进行调查和实验，探求合理的护理问题解决途径，得出新观点、新方法、新模式，直接或间接指导护理实践。

三、护士的创新性思维

（一）创新性思维概述

1. 创新性思维的内涵

创新性思维也称创造性思维，是人们创造性地解决问题与发明创造过程中特有的思维活动，是一切具有崭新内容的思维形式的总和，是能够产生前所未有的思维成果的特定范畴。创新性思维的过程极为复杂，其形式多种多样，可以从以下三个方面理解其内涵。首先，创新性思维是重新运用已获得的知识、经验，提出新途径、方式、方法、方案等，并创造出新思维成果的一种思维。其次，创新性思维是在一般思维的基础上发展起来的，是人类思维的最高级形式，是人类思维能力高度发展的体现。最后，在创新性思维过程中，抽象思维与形象思维、发散思维与聚合思维等相互补充，是多种思维形式优化组合的结晶。

2. 创新性思维的特征

美国哈佛大学第 24 任校长普西（Nathan Marsh Pusey）曾经指出，"一个人是否具有创新能力，是一流人才和三流人才之间的分水岭"。创新性思维及能力是个体在先天条件与后天学习、实践活动交互作用的过程中形成的，具有以下十个特征。

（1）独特性　是具有创造能力的人最重要、最有价值的思维特色。有了独特性，个体在看问题时就不会人云亦云，而是独立思考，在见解、思路、方法上都有新意，表现为与众不同、别具一格、独辟蹊径、独具匠心。

（2）求异性　"新"者，"异"也，创新性思维是一种求异（求新）性思维，是将已有知识、经验的重新组合作为基础，以获得新思维成果为目的，是冲破传统思维模式、超越习惯性思维的产物。因此，求异（新）性的先决条件是敢于在科学的基础上对传统的东西进行否认与怀疑，敢于挑毛病、寻疵点，使原有之物得到修正、调整、补充和完善。

（3）广阔性　孔子曾问过学生子贡："你和颜回相比，哪一个更强些呢？"子贡答："我不能同颜回相比，我只能闻一知二，而颜回能闻一知十。"可见思维的广阔性对我们认识和思考事物的重要性。它使人既看到事物的整体，又看到各个细节；既看到正面，又看到反面。思维向四面八方辐射出去，能纵横延伸、妙思泉涌、创意无限。护理工作联系面广，复杂烦琐，需要从各方面考虑问题，就要用到这种思维品质。

（4）敏捷性　创新性思维要求人必须思维敏捷、行动迅速、捷足先登，发现别人觉察不到的问题，提出别人想不到的构思，拿出别人做不到的成果。

（5）偶然性　所谓"长期苦探索，偶然喜得之"，由于创新性思维通常都要经过"准备—酝酿—顿悟—验证"这样一个过程，因而具有偶然性（或称为突发性、随机性），而偶然的背后隐含着必然，突发的基础是积累。

（6）跳跃性　创新性思维过程中最精彩的一段是一些偶然因素诱发的灵感或顿悟，一种导向成功的判断和结论随之产生，其起点与终点不一定在一条光滑连接的"曲线"上，因而这种思维具有跳跃性。

（7）综合性　知识是创新性思维的必备基础，见多识广的人才有可能站得高、看得远；综合各种知识能力强的人才有可能产生新的联想，提出独特的见解。创造是灵活运用各种知识，综合多种思维方法的一门高超艺术。

（8）联动性　创新性思维是一种联动思维，它善于由此及彼，由里到外，由一类事物联系到另一类事物，从一种思路延伸到多种思路，由正向到逆向，从纵向到横向……引起"连锁反应"，这意味着创新性思维具有灵活性、多变性、流畅性，可产生奇特的、五彩缤纷的效果。

（9）跨越性　创新性思维不是循序渐进，而是超越常规和常识，跨越时间和空间，呈现出无限递进式的状态。只有这种极度超越和飞速跨越的思维，才会使新思维川流不息、连绵不断，才能适应多种情况的变化。

（10）开放性　兼顾上下左右的关系、系统内外的关系，注重空间环境的开放、视野触角的开放、发展过程的开放，思维就会进入一个创新的境界，这就是创新性思维的开放性。例如，把电运用于通信传递发明了电话、电报，运用于视听娱乐发明了幻灯机、留声机、电影，运用于写作、书报发明了打字机、印刷机，运用于动力方面发明了蓄电池、发电机，运用于照明发明了电灯、钨丝，运用于医学发明了荧光镜。

创新性思维是创新人才的智力结构的核心，是个人乃至社会都不可或缺的要素。创新性思维是人类独有的高级心理活动过程，人类所创造的成果，就是创新性思维的外化与物化。创新性思维强调开拓性和突破性，在解决问题时带有鲜明的主动性，这种思维与创造活动联系在一起，体现着新颖和独特的社会价值。

（二）创新性思维的主要形式

1. 发散思维

发散思维（divergent thinking）又称辐射思维、求异思维、多路思维，是从一个思考对象出发，沿着各种不同方向寻找两个或更多可能解决问题方案的思维。美国心理学家吉尔福特认为，发散思维是创新思维中最基本、最普遍的方式方法，是人类创新性思维的原动力。发散思维有以下几个特点。

（1）多向性　发散思维让我们考虑问题像自行车车轮一样，以车轴为中心沿半径向外辐射，进行"扇形开发"，答案就出现了向多个途径的延伸。回答"树上原有十只鸟，被猎人用枪打下一只后，还剩几只鸟？"这一有趣的问题，你也许会不假思索地回答："一只也没有了。"但答案也可能是还剩一只鸟，因为它是这只鸟的妈妈；可能还剩两只鸟，因为那两只鸟怀孕了；可能还剩三只鸟，因为那三只饿得飞不动了；可能还剩九只鸟，因为猎人用的是无声枪；无数的"可能"潜藏的就是发散思维。发散思维的多方向、多角度性，使得人们思考问题更灵活，更切合实际，更体现创造性。

（2）变通性　所谓变通，就是在不违法、不违规、不违反总目标的前提下拓宽办事思路，改善办事方法，即在发散中从一个类别转移到另一个类别上去。发散思维的变通性反映了创造主体转移思维方向的能力，变通性越强，创造性就越强。所以，发散性思维的过程，会表现出思维敏捷、办法巧妙、灵活变通、能提出多种方案的特点。三国时期，曹操体恤民情，行军时严禁士兵践踏麦田，违者当斩。结果曹操的马受了惊，跑到人家麦田里去了，曹操二话没说就要拔剑抹脖子了。将士和幕僚们都慌了神，纷纷跪下，说《春秋》上有句"法不加于尊"，主帅哪能为这点事就自戕呢？曹操一听有理，于是不抹脖子了，但为了严明军纪，当场割下自己的一撮头发，以示惩罚。

（3）新颖性　由于发散思维不受已知的或现成的方式、方法、规则或范畴的约束，在扩散中求得多种不同的解决办法，可以衍生出多种不同的结果，所以具有新颖性。例如，砖头可以当尺子、画笔，而砖头作多米诺骨牌比赛用具等作用就显得与众不同。

2. 逆向思维

逆向思维（reversed thinking）也叫反向思维、倒转思维，是运用反常规性的、反方向性的或者反程序性的思考方式去解决问题的思维过程，也就是我们所说的反其道而行之。人们在认识事物的过程中，实际上是同时与其正反两个方面打交道，只不过日常生活中人们往往养成一种习惯性思维方式，即只看其中的一方面，而忽视另一方面。如果逆转一下正常的思路，从反面想问题，便能得出一些创新性的设想。逆向思维有利于摆脱思维定式，克服思维的惰性和呆板性，促使大脑开窍、思维活跃。例如，英国科学家法拉第从电产生磁得到启示，经过逆向思维认为磁也能够生电。在不断的努力下，他于1831年制成世界上第一台发电机。逆向思维有以下几个特点。

（1）反方向性　指解决问题时，思维不是沿着原有的方向进行，而是向着相反的方向进行，使得问题解决，即一种反向求解的方法。三百多年前，人们发现生病时体温一般要升高，但那时并没有办法准确地测出体温的上升幅度。于是，医生就请当时享有盛名的科学家伽利略来解决这个问题。伽利略设计了多种方案，可都失败了。有一次，他在给学生上实验课，边操作边讲解，他问学生："当水温升高的时候，水为什么会在容器内上升呢？"学生答："由于水热胀冷缩的缘故。"学生们的回答启发了伽利略。他想，既然温度升高了水会膨胀，那么反过来，水的体积变化不也能反映出温度的变化吗？于是伽利略制成了世界上第一支温度计，伽利略采用的思维方法就是逆向思维。

（2）超常规性　逆向思维打破了思维定式，从表面看来似乎有悖于常规，但从深层角度看，却能达到常规性思考所达不到的目的。爱迪生从"声音引起振动"颠倒思考"振动还原为声音"，于是产生了发明留声机的设想，这就是逆向思维带来的成效。

（3）开拓性　在一定的条件下，运用逆向思维可以引出新问题，开拓新领域。例如，传统的破冰船都是依靠自身的重量来压碎冰块的，因此它的头部都采用高硬度材料制成，而且设计得十分笨重，转向非常不便，所以这种破冰船非常害怕侧向漂来的流水。苏联的科学家运用逆向思维，变向下压冰为向上推冰，即让破冰船潜入水下，依靠浮力从冰下向上破冰。这样不仅节约了许多原材料，而且不需要很大的动力，自身的安全性也大为提高。

3. 灵感思维

灵感思维（inspirational thinking）是一种特殊的思维现象，是一个人长时间思考某个问题得不到答案，中断了对它的思考以后，却又会在某个场合突然产生解答这个问题的顿悟。钱学森认为，灵感是"突然沟通，显现于意识"。当我们无法解决问题时，心理结构就成为认识发展的"障碍物"，如果这时出现一种相关的"提示物"，激发了潜意识的功能，就会豁然开朗。灵感现象自古以来曾使无数人觉得惊异、玄妙和神奇，灵感问题一直是对人类具有巨大诱惑力的研究课题。灵感思维有以下几个特点。

（1）突发性　灵感是在人们不注意时，没有去想它的时候突然出现的，完全是由意想不到的偶然事件诱发的，它有一种突如其来之感。例如，被世界建筑界誉为20世纪人类杰作之一的悉尼歌剧院是澳大利亚的标志性建筑，它的设计者是丹麦的设计师乌松，他在不经意剥开橘子的瞬间，获得了自然造化的启示，得到了建筑设计的灵感。

（2）跳跃性　灵感是在思维摆脱了常规的逻辑思维模式束缚后在跳跃性的认识中产生的，整个思维过程不可能是连贯性的，其结果也是一种自发、自然的过程。为预防非计划性拔管，临床上会使用一些约束工具进行必要的肢体约束，可安全性提高了，却也存在不少问题，如传统的约束工具，不能随时查看患者手部血液循环、留置针、血氧饱和度指套有无夹妥等情况，护士需要时不时地打开约束工具才能查看到，且频繁的操作容易刺激患者，引发其他意外。有一天，手术室护士郑老师因为手腕受伤戴上了手部支具，恰恰这个小小支具给了她灵感！郑老师结合临床工作经验，经过反复实践和改进，设计出了一款透明手部约束保护工具。

（3）闪现性　即产生过程极其短暂，一刹那、一瞬间，以至于思维者只意识到思维的结果，却意识不到其中的过程。灵感的呈现容易转瞬即逝，因此要紧紧把握闪现的灵感。俄国动物学家、免疫学家、病理学家梅契尼科夫（Elie Metchnikoff，1845—1916）发现了吞噬细胞，建立了细胞免疫学说。在谈及细胞吞噬作用时，他这样描述灵感是如何为自己引出重要新思路的："一天，我的家人全都去马戏团观看几只大猩猩的特技表演，我独自待在家里工作，在显微镜下观察一只透明星鱼幼虫的细胞。忽然，一个新念头闪过脑际：这一类细胞能起到保护机体不受侵袭的作用。我深感这一点的意义非常重大，兴奋不已，在书房中来回踱步，后来干脆到海边去汇总我的思路……" 1908年，梅契尼科夫获得诺贝尔生理学或医学奖。

4．超前思维

超前思维（forward thinking）即根据客观事物的发展规律，通过把握其发展趋势而在客观事物尚未出现时产生的一种前瞻性思维。马克思曾说："蜘蛛的活动和织工的活动相似，蜜蜂建筑蜂房的本领使人间的许多建筑师感到惭愧。但是最蹩脚的建筑师比最灵巧的蜜蜂高明的地方，是他在用蜂蜡建筑蜂房前，已经在自己的头脑中把它建成了。"这就是超前思维的力量，也是人类的高明之处。回顾世界科技发展史，牛顿的经典力学、爱因斯坦的相对论、普朗克的量子理论、孟德尔的遗传学说等，都是超前思维的硕果。超前思维有以下几个特点。

（1）前瞻性　是建立在对客观事物规律敏锐的认识基础之上的，是根据对事物内在本质和发展规律的揭示预见到的事物未来的发展状况，是对未来事物的预先把握，并可以为未来实践提供指导。2001年，任正非发表了6000多字的长文《华为的冬天》，对于危机，华为保持着与生俱来的警惕。2019年的春夏之交，华为的未雨绸缪让它再次经受住了考验。针对美国商务部工业和安全局（BIS）把华为列入"实体名单"，5月17日凌晨，华为心声社区转发华为海思总裁何庭波致员工的一封信："华为多年前已经作出过极限生存的假设，预计有一天，所有美国的先进芯片和技术将不可获得，而华为仍将持续为客户服务。"海思将启用"备胎"计划，兑现为公司对于客户持续服务的承诺，以确保公司大部分产品的战略安全、大部分产品的连续供应，"这是历史的选择，所有我们曾经打造的'备胎'，一夜之间全部'转正'！"同日，华为总裁办致信员工，信中表示，华为多年前已预料到美国打压，但困难挡不住前进步伐。

（2）变革性　超前思维本质上是一种变革性的思维，而只有当思维的变革走在事物变革之前，才能引导事物的发展变化。当传统汽车企业还停留在出行载具的机械产品层面，习惯于经销差毛利的传统逻辑，执着于怎么改进原料达到技术领先时，小米以跨界的身份，给传统汽车界带来了巨大的冲击。互联网思维的加入和全新的概念引入，带来的加拉帕戈斯效应使得小米汽车成功取得了开门红。由此可见，超前思维的根本在于变革，在于跟上时代的潮流。

（3）动态性　超前思维是以对未来的把握为目的，但它在把握对象特征之后仍然处在动态之中，即要继续在动态之中把握对象。《吕氏春秋》里说，一个楚国人坐船渡河，不慎剑落河中，他在船帮刻下记号，当船停驶时，他沿着记号跳入河中找剑，结果遍寻不获。这个楚国人用的就是静态性思维。如运用动态性思维，则不仅要记住剑落水的位置，还要了解水的流速和流向、河底的地形、地质结构等，只有这样才能预测经过不同时间后剑有可能在什么地方。

5. 联想思维

联想思维（associative thinking）就是通过由此及彼、触类旁通、举一反三的思维活动，推出新事物、新特征的思维方法。苏联的心理学家哥洛万斯和斯塔林茨用实验证明，任何两个概念或事物经过四五个阶段都可以联系起来。例如，山羊和煤炭，小麦和足球，在含义上相差甚远，但通过联想可以找到其中的联系。即：山羊→青草→矿山→煤炭，小麦→田野→体育场→足球。

科学证明，人的大脑中有140亿～150亿个神经细胞、1000亿个神经元，每个神经元和其他3万个神经元相联系，从而形成无数个触点和无数巨大的神经回路，一旦将它们联系起来，就将产生无穷无尽的创意。联想思维有以下几个特点。

（1）发散性　联想的过程不是线性的、逻辑的，而是发散性的。作为联想的基础之一的意象，是流动的、变异的，则联想可以是多端的、发散的。例如，早期的自行车车架和轮子都是木头的，没有轮胎，骑起来非常颠簸，有一次，英国邓禄普医生在花园里浇水，用的是橡皮水管，拿在手里富有弹性，由此他联想到用橡皮管充当轮胎，有弹性，骑起来省力，从而发明了世界上第一个充气轮胎。

（2）多维性　联想是多维的。联想的形象可以是现实生活中存在的，也可以是观念化或概念化的形态；联想可以由外界刺激引起，也可以由自身方向产生。例如，由洗衣服想到发明洗衣机，再想到自动控制洗衣机，然后想到甩干机、烘干机等。我国古代著名中医药学家孙思邈用一根葱管解决了病患的内急，发明了导尿术。在他的著作《备急千金要方》中详细记载导尿工具、适应证、导尿管插入尿道深度及具体操作等有关导尿术的诸多问题。《中华医史杂志》中有一篇文章记载了叩诊法的诞生，就体现了思维的多维性。18世纪中叶，奥地利的奥恩布鲁格医生有一名老年患者有胸痛、发热、呼吸困难及咳嗽的症状，非常不幸的是，尚未明确诊断患者就已去世。经解剖发现，患者胸腔化脓并积满了脓液。因此他开始思索能否在患者生前诊断胸腔是否有积液，以及积液有多少。他想起经营酒业的父亲，经常用手指叩击酒桶，凭敲打时酒桶发出的声音来判断酒桶内有多少酒，由此想到：人体胸腔是否有积液及积液有多少是否也可以利用叩击来判断呢？他大胆做了实验，于是一种新的诊断法"叩诊法"由此诞生。

（3）跨越性　联想可以跨越思维的"相关度"，跨越时间和空间，具有极大的自由度和跨越度。例如，青菜→绿色→田野→大地→人→眼睛→看书→故事→文学→诗→杜甫→唐朝→唐三彩→陶瓷……此时的思维上下左右、四面八方，无边无际地自由联想，辐射跨度越大，联想的内容就越丰富，创造性就越强。1814年，法国医生雷奈克偶然看到两个男孩在跷跷板旁边玩耍，一个男孩用耳朵紧凑跷跷板，另一个用一枚大头针在跷跷板上一下一下地划着，这样就可以把信息传达给对方。莱纳克由此"跨越"联想：人体有些内脏运动的声音是否也可以用类似的方法听到呢？他用一根小棒，一头紧凑患者的体肤，一头紧靠自己的耳朵，果然听到了声音。后来雷奈克经过反复研究，在1891年发表了《论听诊》的著作，听诊器由此诞生。

（三）护理工作中的创新性思维

创新是学科发展的动力和源泉。护理专业是一门历史悠久的传统学科，同时它又是一门亟须不断创新发展的学科。新世纪的护理学科与其他学科一样，无论是形式还是内容都发生了深刻的变化。我国的护理要赶上西方发达国家水平，更好地服务于经济建设，运用创新思维刻不容缓。思路决定出路，观念决定发展。护理专业只有打破传统的束缚，掌握创新思维方法，才能使护理学科充满青春活力。

1. 护理工作中创新性思维的应用

（1）护理理论创新　包括提出新的护理理念、学说、概念、模式、职能等多方面的创新。科学发展的事实表明，学科发展只有在理论上有所创新，其学术水平才能相应得到提高。护理学的发展同样离不开理论创新。例如，面对人类疾病谱的改变趋势，美国护理学家奥瑞姆进行了护理理论创新，提出了自护的护理模式，这一理论提高了护士在恢复、维持和促进健康中的地位，丰富了护士的职业内涵。面对医学科学飞速发展、大量研究成果迅速涌现的情况，中外护理学者又提出了循证护理的新概念，英国的麦金尼西（Mcinnes）等系统提出了治疗腿部压疮的 RCN 循环护理指南，美国的拉斯幕森（Rasmussen）应用循证护理模式成功探索了胸疼的最佳管理方法。

当前护士偏重研究各种具体的护理技术及其操作规程，这些研究固然重要，但护理学作为一门独立的学科，需要在护理领域提出新观点，或把已有的理论系统化、完善化。护理学概念的变化影响着护理工作者理论创新的思维过程。例如，护理心理学理论对于护士认识心理因素的致病和治病机制、创新心身护理方法是非常必要的，护理行为学理论对于护士研究人类正常行为和异常行为、提高遵医和遵护行为也是非常重要的。理论上的创新需要护理工作者运用理论和智力对护理学资料进行科学分析，得出理性结论。

（2）护理实践创新　包括护理教育实践、护理技术、护理器材、护理管理与服务等的实践创新。我国的护理教育正摆脱传统教育思想的束缚，进入一个快速发展阶段。大批护理院校探索了适合国情的护理人才培养模式，全面进行了护理专业课程体系的优化和教学内容、教学方法、教学手段的改革，包括编写体现护理学科发展和人才培养需求的新型教材，全面开展以问题为中心教学法、建构式互动教学法、兴趣促学法等，自行研制出许多 CAI 课件和训练仿真系统，积极探索实施临床导师制等。护理教育实践的创新成果必将在中国护理事业的发展跃迁中充分显现。

护理技术创新包括操作技巧或护理方法改进等。例如，腹壁或会阴部人工肛门的患者对稀便无法自控，不能自控灌肠液，用普通肛管灌肠的结果是灌肠液反流较多，不仅影响灌肠效果，而且污染患者皮肤，增加患者痛苦。湖北某医院护士受气囊肛管用于肛肠疾病术后大出血之启发，运用了联想思维，采用气囊肛管为人工肛门患者灌肠，收到了满意的效果。

护理器材创新包括对各种护理设施器具的研制或改良。例如，骨科患者常因下肢牵引、打石膏、严重创伤或长期留置导尿管而无法穿裤子，或只穿一条裤腿，不仅影响患者的形象，伤害其自尊，也给护理工作带来不便。为此湖南某医院护士运用逆向思维研制了一种简便裤，穿脱过程中裤腿不经过患肢，患者无痛苦，可自行穿脱经常更换。又如，临床上借助胃管给予鼻饲饮食时，由于胃管的刺激患者常感不适，神志不清、阿尔茨海默病等疾病的患者常自行拔出胃管，部队医院护士改革了传统的胶布或棉绳固定胃管方法，运用形象思维设计了胃管固定带，解决了此难题。

护理管理创新包括质量管理、质控方法、布局与流程、规章制度、人力资源管理等。例如，有的护理管理者运用超前思维探索了如何顺利通过 ISO 9000 国际认证，建立有效的质量管理体系，与国际先进水平接轨；有的研究了护士全员聘用竞争上岗，加强了护理队伍的科学管理，提高了护士工作的积极性；还有的研究了新型护理管理软件，如"全面质量管理护理系统""微机辅助实施护理训练系统""护理人力资源管理系统"等都有效地提高了护理管理的效能。

护理服务创新包括当前正在实施的优质护理服务示范工程、长期护理服务模式试点项目等。在护理工作中将"以患者为中心"的口号转化为实际行动，如开设急救绿色通道，实施快捷有效的全程服务；为不同病种的患者成立"温馨之家"，提供就医住院指导及出院后的延伸护理；建立患者满意度调查和投诉管理制度；为符合条件的慢性病患者、老年患者、长期护理和康复期患者提供专业的居家护理服务等。

进行护理实践创新要针对当前护理实践中最困难的问题进行思考，大胆地重新建构组合已有的知识、方法，也可把边缘科学的新方法融会到护理工作中，使护理实践创新得以实现。

2. 阻碍护理工作中创新性思维的因素

（1）专业及其环境因素　护理工作长期从属于医疗，在既往的功能制护理模式中，护士将病情观察中获得的第一手资料直接反馈给医生，无需分析，也无需决策，只需遵医嘱行事，久而久之，失去了思维的主动性。护理专业有着数量众多且相对较为成熟的各种操作常规、规章制度，都只需要护士熟记并遵守，工作时需要什么知识就取出什么知识，无需创新也能完成工作任务。这就势必导致护士在思维上形成定式，在行为上循规蹈矩、墨守成规，在思想上僵化、刻板。

在少数医疗机构中，有的管理者或医生至今仍有这样的观念："护士干好临床护理就行了，在创新上成不了大气候。"有的甚至对护士提出的科研项目不屑一顾，在资金的投入上存在厚医薄护现象，这在一定程度上影响了护士创新的积极性。

（2）教育与知识因素　传统护理教育采取的是接受式、填鸭式的教学模式，以老师讲解知识为主，学生被动学习；在教学内容上，注重知识的系统性、逻辑性，忽视学生对知识的综合应用；在考试上，重概念轻应用，理论考试要符合标准答案，操作考试要遵守操作程序……这种护理教育模式，易养成护理学生对老师、对书本的依赖性及不越雷池的保守思想，一定程度上限制了学生创新性思维的发展。

另外，创新性思维要以一定材料即主体原有的知识结构为基础。由于护理教育过去长期在较低水平中徘徊，因此护士多数缺乏合理的知识结构，这不仅不利于信息存贮，而且不利于信息提取，势必也影响到护理工作中的创新。

（3）心理与个性因素　高创造性的个体应具有理想和决心、敢于前进、能有效地自我激励等个性品质。然而长期以来护理专业的教育层次偏低，使得护士心理上容易产生压抑感和自卑感，个性品质容易胆小、拘谨，缺乏敢于"吃螃蟹"的信心和勇气；另外受传统的"枪打出头鸟"思想的影响，有些护士易产生从众心理，即使有创新性思维，也害怕受到嘲笑或打击，一味地"从众"，创新性思维就难以形成。

3. 护士创新性思维的培养

如何发展创新性思维？如何具有创新意识？思想家爱德华博士说，"良好的思维能力，是可以通过专门的训练来获得的。"创新性思维是一门科学，它不仅要求更新观念，树立强烈的创新意识，还要求熟练地掌握和运用科学的思维方法。

（1）基本创新性思维的训练　基本思维程序是："观察—联想—思考—筛选—设计"。深入细致地观察事物是创新性思维的起点，通过观察，触发联想，提出问题，然后进行广泛深入的思考，设想出种种解决问题的办法。通过科学的筛选，选出较好的设想再进行周密的设计。这里尤其重要的是护士应培养思维的独立性。目前社会上还有不少人认为护理是从属于医疗的，观念上的滞后表现为护士从属性、依赖性的长期存在，在校学习时依赖教师，工作后听命于医生，机械地照医嘱行事，既缺少创新性思维的要求和压力，也缺少相应的训练，因此创新心理逐渐淡化，养成了依赖思维的习惯。要发展护理学科，提高护理队伍的素质，必须重视独立性思维能力的培养，在不违反医疗原则的情况下，善于结合患者的具体情况进行独立思考和创造性思考，结合护理临床实际，深入分析与解决问题。

（2）多种思维方式的训练　亚里士多德曾说，"思维自疑问和惊奇开始"。创新性思维具有独创性、灵活性等特征，思维方法有发散思维、逆向思维、灵感思维、横向思维等。在训练中，我们要深刻领会这些科学思维方法在认识事物的过程中所起到的无比奇妙的作用，并能自觉地把这些科学思维方法运用到平时的学习、生活和各种活动中去。常见的创新性思维训练的方法如下。

① 头脑风暴法。《淮南子·主术训》中说："用众人之力，则无不胜也。"头脑风暴法又名智力激励法，是由美国创造工程专家奥斯本发明的一种创新方法。它通过举行轻松的集体讨论会，鼓励团队成员毫无顾忌地提出各种想法，在集思广益的基础上产生思维共振，在短时间内充分发挥团队个体的创造力，从而获得较多的创意设想。例如，为预防儿童居家意外伤害，召集社区护理人员及家长开展关于预防儿童居家意外伤害的集体讨论会，通过头脑风暴找出儿童居家意外伤害的危险因素，并提出具体有效的预防方案。

② 思维导图法。思维导图是一种将放射性思考具体化的方法。每一种进入大脑的资料，例如，文字、数字、符码、香气、食物、颜色、节奏、音符等，都可以成为一个思考中心，由此中心向外发散出成千上万的关节点，每一个关节点代表与中心主题的一个联结，每一个联结又可以成为另一个中心主题，再向外发散出成千上万的关节点。思维导图运用图文并重的技巧，把各级主题的关系用相互隶属与相关的层级图表现出来，把主题关键词与图像、颜色等建立记忆链接，从而充分运用左右脑的功能，利用记忆、阅读、思维的规律，开启人类大脑的无限潜能。思维导图简单却又极其有效，是一种革命性的思维工具。

③ 移植演变法。日本文豪芥川龙之介说："我们的生活所需的思想，也许在三千年

前就思维殆尽。我们只需要在老柴上加新火就行了。"移植演变法指把某一领域的科学原理或方法，移植到别的新领域，即"老柴加新火"，从而产生新的创意，具体方法包括原理移植、方法移植、结构移植和材料移植。移植并非机械地复制，更侧重于对原理与方法的移植，并且在移植中开展再创造。例如，将计算机技术和极光照排技术移植到印刷排字中，产生了最先进的北大方正电子排版系统。又如，通过把人本主义心理学家马斯洛的需求层次理论运用于临床患者的护理工作中，护理工作者能更好地实施整体护理，为患者服务。

④ 和田十二法。又叫"和田创新法则"，是我国学者许立言、张福奎借用奥斯本检核表的基本原理加以创造提出的一种新的思维技法。它更加深入浅出、通俗易懂以及简便易行。它和奥斯本检核表法一样，是一种帮助人们打开创造思路，从而进行创造性设想的"思路提示法"。和田十二法包括十二个"一"，如"联一联""加一加"等。"加一加"就是加高、加厚、加多、组合等。"联一联"就是提示原因和结果有何联系，把某些东西联系起来。护理领域中的许多发明专利就是运用了和田十二法的思维。例如，将医用棉签和碘伏相加，就得到使用上更便利快捷的碘伏棉签；把注射液体瓶从笨重的玻璃瓶换成轻盈的塑料瓶，不但可以节省空间人力，还更便于回收处理。

(3) 系统综合能力的训练　创新性思维包括了各种思维形式，是以感知、记忆、思考、联想、理解等能力为基础，以综合性、探索性和求新性为特征的高级心理活动。我们要全面地而不是片面地，辩证地而不是教条地，灵活地而不是机械地观察问题、提出问题、分析问题和解决问题，培养自身创新性地掌握和运用所学知识的能力。这就需要护士能以变应变，以高效动态思维取代低效静态思维。习惯于认为"以前就是这么做的""书上就这么说的"的护士，不仅会失去科学技术的创造性，甚至会在日常护理工作中囿于常规，遇到特殊病情不会特殊处理而导致护理差错事故。

(4) 努力践行创新性思维　这是成功的关键。近年来，护理发明层出不穷，护理新材料、新产品不断问世，解决了临床上的实际护理问题，减轻了患者痛苦，提高了工作效率，使我们的创新有社会价值。护士不再只是按部就班地工作，而是在工作环节中善于想象、敢于尝试、大胆探索、勇于创新，成为护理质量提高的不竭动力和源泉。在临床护理实践中，通过成立护理创新团队、建立护理创新基金、健全护理创新奖励机制、开发护理创新网络平台等方式，激励护士在实践中不断激发创新性思维，促进护理质量的全面提高。

4."互联网＋"时代的思维变革

(1)"互联网＋"思维的是与非　自2015年我国两会期间"互联网＋"被写入政府工作报告以来，"互联网＋"已然成为相当热门的话题。互联网使人们的视野不再拘泥于一隅，使瞬息万变的网络信息交换成为可能，使跨越地域的交流成为日常，它提供了自由平等的表达平台，使得生活变得更加便利快捷，也使我们的思维方式深深烙上"互联网＋"时代的痕迹。早在2013年11月3日，新闻联播就发布了专题报道《互联网思维带来了什么》，让这个词开始走红。所谓互联网思维，就是在"（移动）互联网＋"、大数据、云计算等科技不断发展的背景下，对市场、用户、产品、企业价值链乃至对整个商业生态进行重新审视的思考方式。"互联网＋"思维不仅是把互联网和其他行业结合起来的一种形式，更是一种以专业为基础，与社会服务相结合的具有开放性、渗透性、综合性的大数据背景下的专业思维，并带来许多新的思维模式，如简约思维、跨界思维、用户思维、大数据思维等。

在护理领域引入"互联网＋"之后，可以为我们解决当前问题如慢性病管理、老人照护方面的问题，提供新的思路、技术、方法和手段。"互联网＋"护理的研究与应用也逐渐兴起，临床护理、延续性护理、护理教学、护理科研等传统护理工作，与移动互联网、云计算、大数据、物联网等交叉融合，移动护理查房、可视医护交流、远程护患互动、虚拟仿真教学等应运而生。

在充分认识到"互联网＋"时代思维变革的同时，我们也应该清醒地意识到，"互联网＋思维"并非十全十美。有研究表明，当信息以爆炸式或碎片化供应时，大脑也会不由自主地进行相应的配合，造成思维碎片化，久而久之，对长文的阅读能力会下降，阅读容忍度会越来越低，会使年轻的学生们养成放弃思考、追问本质的思维习惯，从而造成思维僵化、独立思考能力下降，甚至影响大学生形成明辨是非的能力。例如，重庆一名大学生误信传言后，在网上散布"针刺"谣言，称有不法分子用毒针刺儿童，引起了一定程度的民众恐慌。又如，2016年的"魏则西事件"的悲剧，也反映出网络医疗广告的泛滥与不负责任，即使是受过高等教育的大学生，也难辨各种网络宣传信息的真伪。由此可见，互联网时代是"大众麦克风"时代，也是一个"信息过剩""思维被绑架""注意力游离"的时代。

（2）"互联网＋"时代的思维要点　在这样一个信息环境宽松的互联网时代背景下，如何克服"不拘小节，随意随性"的思维陋习，如何在大量的信息中"独立思考，自主人生"，必然是"互联网＋"时代思维领域的重要命题。面对"互联网＋"时代带来的思维变革，护理人员应该做到以下几点。

① 明辨是非，避免人云亦云。"互联网＋"是一个虚拟的信息宝库，它提供了一个巨大的信息交流平台，通过指尖，我们可以获知大量有用的信息。但也因为网络信息量的无限性及信息真伪的难辨性可能会削弱大家网络参与的理性，导致盲目跟风或炒作，所以必须主动辨析，在各种舆论与话题中保持理性的思考，明辨是非，而不是参与盲目的信息传播或舆论斗争。

② 独立思考，自主理性人生。独立思考是一种智慧，它让人在纷繁复杂的世界中保持清醒的头脑，拥有清晰的思考和决策能力。在"互联网＋"时代，只要我们一上网，信息流就会奔涌而来，其中包括各种各样的精神"兴奋剂"、心灵"迷幻药"、思想"麻醉剂"，如随便服用，不仅会给我们的记忆带来过重的负荷，还会使我们无法聚精会神地进行独立思考。护理人员必须要保持高度的自制力和专注力，要把握好利用互联网的尺度，避免让自己成为一个丧失独立思考能力的"没头脑的人"，而应该学会与自己冷静地对话，知道真实的自己，自主、理性地把握自己的人生，去创造适合于自己、有利于他人的护理事业。

③ 敏锐思考。世界正在进入万物互联时代，互联网时代的特点是信息量大、变化快、竞争激烈，需要迅速反映市场变化，快速调整策略和行动。因此，互联网思维需要具备快速学习、快速实践、快速迭代的能力，以及敏锐的市场洞察力和判断力。因此，

护理人员应保持对各类信息的敏锐和敏感，注意通过各种渠道快速收集信息，并提高处理信息的速度，当处理信息速度变慢时，其他思维技能也往往降低，比如推理、记忆等。护理人员应从进入脑际的众多思维素材中迅速筛选出与思维对象直接关联的内容，分出层次或模块，逐级思考，以避免非主导因素对主题思维的干扰，提高思维效率，防止片面认识。创新往往来源于生活中瞬间的灵感，别具一格的创新能化腐朽为神奇，让一切皆有可能。当前，护理事业的发展正面临着前所未有的历史机遇和挑战，应充分重视护理工作中各种思维能力的培养与锻炼，不失时机地寻找创新机会，在护理理论和实践的创新中有所作为。

四、护士的信息素养

信息技术与护理活动密切结合是新时期护理事业发展的一个重要特征。《全国护理事业发展规划（2021—2025年）》明确指出，要充分借助现代化信息技术，结合发展智慧医院和"互联网＋医疗健康"等要求，着力加强护理信息化建设。在国家政策推动下，基于云计算、大数据、物联网、区块链和移动互联网等的智慧护理服务已相继开展，护理服务逐步趋向智能化、个性化和精准化，符合时代发展需求，为护理事业的发展带来新的可能性。

（一）护理信息学概述

1. 信息的定义

国际标准化组织ISO对信息的定义是：信息是对人有用的数据，这些数据将可能影响人们的行为与决策。

2. 护理信息学的定义

护理信息学（nursing informatics）是一门整合护理学、计算机科学以及信息科学的新兴交叉学科，以信息化的手段在整个护理业务范畴内管理临床业务数据、患者信息反馈、护理资产信息以及其他相关内容；通过信息的采集、信息数据的获取、转换、传输、处理和控制的综合功能，帮助医生、护士、患者本人和其他保健服务人员决策，帮助护理人员提高问题的分析能力，提高研究和持续改进水平。护理信息学是患者照护领域中新兴的一个学科，美国护士协会定义护理信息学的特点是促进数据、信息、知识和智慧的融合，从而支持患者、护士及其他提供医疗服务者的决策制定。

具体来说，护理信息学是应用信息科学理论和技术方法，去研究解决护理学科所提出的问题的专门学科。它是以护理学理论为基础，以护理管理模式和流程为规范，以医疗护理信息为处理对象，以护理信息的相互关系和内在运动规律为主要研究内容，以计算机网络为工具，来帮助患者、护士和其他保健服务人员解决护理信息各种难题。其供体学科是信息学，受体学科是护理学。

3. 护理信息学的内容

计算机科学、信息科学与护理科学是三门各自独立发展起来的学科。护理信息学是三者的结合，是一门交叉学科，它所研究的重点，集中在这三门学科的相互融合与相互适应上。护理信息学力图回答这些基本问题：计算机科学中哪些基本理论可以用来指导护理实践？信息技术中哪些新技术可以和应该引进到护理应用中来？引入的方法和途径是什么？如何评价这些新理念与新技术的应用？信息技术的引入会带来护理工作的哪些变革？如何促进和管理这些变革？为回答这些问题，护理信息学至少包括下列内容：

①人工智能与决策支持系统在临床护理中的应用；②医院及其他医疗机构利用计算机化的预约与排班系统自动查询医护工作人员；③用计算机对患者进行教育；④计算机辅助护理教育；⑤医院信息系统中的护理应用；⑥护理信息与知识表达的格式化、标准化，护理知识本体论的研究；⑦研究护士辅助护理决策中要用到哪些信息以及应该如何作出决策。

护理信息学的核心部分是：所有的数据、信息、知识均与护理相关，具备典型的护理问题。目前面临的挑战是确定常规护理和高级护理实践中需具备的护理信息能力，以及如何教育临床工作者。

4. 护理信息学的研究方法

主要集中在以下方面：①计算机信息系统需求的确定；②研究适用于所有护理实践的信息和知识处理模式；③对护理信息系统的设计、实行和评价；④这些系统对护理实践的作用和患者疗效的评估。

（二）智慧护理概述

1. 智慧护理的内涵

智慧护理是以场景、区域等为中心，以系统计算技术、物联网技术、数据融合技术等为基础建立的标准化、智能化、平台化特色的护理系统。目标是为患者在住院期间及出院后提供多层次、多样化的健康管理服务，优化护理服务内涵，提高护理服务效率，改善护理服务体验，实现方便、快捷的科学护理管理。

目前，智慧护理的应用几乎涵盖了护理工作的全过程，成为医院信息化建设领域关注的热点。除电子医嘱、电子护理记录等应用使护理工作逐渐实现无纸化办公外，教学培训等计算机辅助平台的开发，护理风险预警模型及系统的建立，居家慢性病管理平台及智能设备的不断推陈出新，都给临床护理工作者带来诸多快捷和便利，对促进护理管理科学化、规范化有着重大的意义。

2. 智慧护理实践

智慧护理实践最常见的形式有以下三种：基于健康与医疗大数据的护理信息系统、慢性病管理平台与信息化智能辅助设备。对促进护理管理质量提升、临床护理服务改进、延续护理服务开展都提供了很好的支持和保障，显著提高了临床护士及护理管理者的工作效率和质量。

（1）护理信息系统　护理信息系统（nursing information system，NIS）系指一个由护理人员和计算机组成，能对护理管理和临床业务技术信息进行收集、存贮和处理的系统，是医院信息系统的一个子系统。NIS可大大提高护士的工作效率、有效地减少差错、支持临床决策。

护理信息包括护理工作量、护理质量控制、整体护理、护士技术档案、护理教学、科研、护理物品供应、医嘱处理、差错分析、护士人力安排（排班）等护理信息。NIS对信息的处理过程包括收集、汇总、加工、分析、贮存、传递、检索等基本环节。

支持临床护理的新一代信息系统至少应具有以下几方面的特征：①支持医嘱处理的全过程控制（闭环，closed circle），实现"5R"（right information, right patient, right person, right place and right time）控制；②支持实现无纸化病房；③为护士提供决策支持；④提供先进的护理知识，包括如何确定对护理非常重要的数据；⑤为患者提供关于护理的信息；⑥提供通信设备，如可访问数据库，后者为护士提供实行整体化护理所需的信息，而这种整体化护理是实现循证医疗（evidence-based care）的需要；⑦实现护理信息与临床护理业务与EHR/EMR/PHR的无缝集成（seamless integration）与互操作（interoperability）。

（2）**慢性病管理平台** 慢性病管理平台（chronic disease management platform, CDMP）是基于"互联网+"的糖尿病、高血压、骨质疏松等慢性病居家延续护理平台，基于QQ、微信移动社交平台或手机APP的远程康复护理、慢性病管理程序等，是目前慢性病管理平台最常见的应用形式，可协助医务工作者对院内及居家期间的糖尿病、高血压、骨质疏松等慢性病患者的疾病状态进行监测，从而更好地进行用药指导和针对性干预措施的实施。

（3）**信息化智能辅助设备** 信息化智能辅助设备（information intelligent auxiliary equipment, IIAE）临床上常见的有个人数字助理（personal digital assistant, PDA）、移动输液车，目前已在全国较多城市及医院应用。一些医院还安装了床旁智能交互系统，该系统由可旋转支架及平板电脑组成，具备健康教育、费用查询、智能提醒等功能；有些医院用上了智能输液管控系统，该系统可以通过重力感应与无线传输技术实现输液剩余量、输液速度、输液异常问题的提示及报警，优化病房的输液管理，有效解决了人工监护输液导致药液更换不及时，或异常情况不易被发现等问题。随着人工智能、虚拟仿真等技术的快速发展，越来越多的应用于患者的智能辅助设备应运而生，如陪伴机器人、远程健康管理机器人、家庭医疗机器人、髋部智能保护机器人、"5G+AI"护理机器人等，为患者提供了更加便捷、高效的护理服务。

（三）护士信息素养的培养

1. 信息意识和信息道德的培养

信息意识是人们认识信息在科学技术、经济和社会发展中的性质、地位、价值、功能的思维活动和人们对选择和利用信息的自觉程度。简言之，信息意识即对信息的敏感度，影响人的信息敏感度的因素是多方面的，包括人的情绪、动机、人格、兴趣、文化素养、价值观念等，但最基本的还是人的思维。信息意识一旦形成，就会产生积极的能动作用，诱导和激发人进行一系列信息获取和利用，信息意识的提高需要长期的教育，需在学习、生活中对信息的认识和利用进行潜移默化的熏陶。

(1) 信息意识的培养

① 培养思维对感知信息的定向作用。信息敏感度的养成首先是对某一领域的种种事物注意的结果，并自觉加以坚持的注意，当信息源发出的信息落入人们的预期范围内，会立即被重视，从而被迅速捕获。

② 培养思维对感知信息的选择作用。如眼科护士可能对眼科方面的最新进展和护理感兴趣，肿瘤科护士可能对心理调适和肿瘤治疗进展感兴趣。这就是莱辛所说的"必须取得一种能够给原来没有界线的自然划出界线的本领"。

③ 培养思维在感知信息过程中的渗透作用。如同样是头痛、呕吐，眼科护士很可能想到青光眼，而脑外科护士可能想到脑外伤所致颅内压增高。对于同样的现象结果判断截然不同，这看似一种经验，看问题的人是带着一定的经验和信息储备所形成的"认知规范"，但存在局限性与片面性，容易发生误判。所以，提高信息敏感度，应在科学方法指导下，使对信息的认知在理性思维的指导下敏锐起来。

④ 培养思维对信息刺激的强化作用。当一个人把某个方面问题的解决当作孜孜以求的目标时，他的大脑皮质就会建立起一个相应的优势灶，使得神经元对相关信息刺激的敏感性大大加强。可见专心致志研究问题，就能在该领域里细察事物微小变化，认识事物的趋向和规律。

⑤ 培养思维对感知的配合作用。任何个人的"独具慧眼"都不是孤立的东西，必须结合其他的能力，特别是想象、联想、概括、抽象等思维功能的配合，要学会辨别信息的真伪。

(2) 信息道德的培养　就是要了解围绕信息和信息技术的有关道德，理解知识产权、版权等问题，做到合法地获取、保存和传递文献、数据。

2. 信息知识和信息能力的培养

(1) 信息知识的培养　信息知识是指一切与信息有关的理论、知识和方法。一般来说，它包括以下内容。

① 传统文化素养。信息素养是传统文化素养的延伸和拓展，在信息时代，必须具备快速阅读的能力，这样才能有效地在各种各样、成千上万的信息中获取有价值的信息。

② 信息的基本知识。包括信息的理论知识，对信息、信息化的性质、信息化社会及其对人类影响的认识和理解，信息的方法和原则。

③ 现代信息技术知识。包括信息技术的原理、作用等。

④ 外语。信息社会是全球性的，掌握外语对接受新知识十分必要。

(2) 信息能力的培养　信息能力指获取和评价信息、组织和保持信息、传译和交流信息及使用计算机处理信息的能力。包括：①信息工具的使用能力；②获取、识别信息的能力；③加工、处理信息的能力；④创造、传递新信息的能力。具体地讲，就是在临床科研工作中，护理人员应该知道自己需要什么样的信息，并就需要提出问题，了解各种检索系统收录范围、内容和组织方式，运用不同的用户界面、搜索引擎在多个检索系统中实现检索策略。如想了解护理科研状况，可以从CNKI中国知网、万方数据知识服务平台、知网研学平台检索查询，这些数据库收录了自1915年至今出版的期刊，至

2023 年 12 月，共收录国内医学学术期刊 1000 余种，其中护理期刊多达 33 种，还有许多继续学习的网站，使学习和科研工作更加便利。

信息素养教育在我国已经全面展开，护理人员在繁忙的工作之余，要想补好这一课，这就需要在平时工作中注意养成自我探究的学习习惯，勤于和善于使用图书馆资料，掌握文献检索知识和技巧，经常使用网络学习资源，持之以恒。这样，才能体会到现代信息技术带来的方便、快捷，从而在网络世界里自由翱翔。

实践活动 　请课后结合一周以来自己工作、生活、学习的实际情况，反思和分析自身思维能力是否有所提升，结合具体事例写下自己的体会与总结，给自己制订一份提高思维能力的计划。

学习思考 　评判性思维能力的培养是个日积月累的过程，由初学到应用自如的程度不可能一日即成，请联系自己目前的学习、生活情况，思考在大学阶段如何做好评判性思维能力的培养。

练习测试

一、单选题

1. 对"评判性思维"理解正确的是（　　）。
A. 评判性思维是在反思的基础上加以分析、推理，作出合理的判断和决定
B. 护理评判性思维是对临床复杂护理问题所进行的自发的、无目的的判断
C. 护理评判性思维是将批判和挑剔作为看待事物的出发点
D. 护理评判性思维不是护士确立护理问题、提出临床决策的思维基础
E. 护理专业的评判性思维以护士的自我意识为基础

2. 护士在临床思维过程中，能够严格且客观地对思维材料和思维过程进行检查和评价，对现有的思维成果进行反省、反思和验证，及时发现问题，同时善于虚心地接受他人的意见及放弃错误的想法和行为，这体现了临床思维的哪种特性？（　　）
　　A. 灵敏性　　　　B. 深广性　　　　C. 评判性　　　　D. 预见性
　　E. 系统性

3. "踏破铁鞋无觅处，得来全不费工夫"体现了灵感思维的（　　）。
　　A. 突发性　　　　B. 跳跃性　　　　C. 闪现性　　　　D. 即时性
　　E. 随机性

4. 关于联想思维的说法错误的是（　　）。
　　A. 联想思维就是通过由此及彼、触类旁通、举一反三的思维活动，推出新事物、新特征的思维方法
　　B. 联想的过程是线性的，具有逻辑性的
　　C. 联想的形象可以是现实生活中存在的，也可以是观念化或概念化的形态
　　D. 辐射跨度越大，联想的内容就越丰富，创造性就越强

二、多选题

1. 临床思维的特点包括（　　　）。

A. 时限性　　　　B. 动态性　　　C. 差异性　　　　D. 复杂性

E. 全面性　　　　F. 交互性

2. 护士信息能力的培养包括（　　　）。

A. 信息工具的使用能力　　　　　　B. 获取、识别信息的能力

C. 加工、处理信息的能力　　　　　D. 创造、传递新信息的能力

E. 选购信息系统软件

专题六
护士礼仪修养

"人无礼则不生，事无礼则不成，国家无礼则不宁。"本专题介绍礼仪的基本概念、基本校园社交礼仪、日常社交礼仪、护士的职业礼仪、求职礼仪等。在日常社会交往中，良好的礼仪可以使人际交往更加和谐，使人的生活环境更加美好。护士在工作岗位上，应遵守护士职业行为规范，践行护理职业礼仪，维护护理专业整体形象和传承优秀护理文化。求职礼仪通过求职者的仪表、仪态、言谈、举止及书面资料等方面体现其内在素质，良好的求职礼仪可以衬托出求职者的个人修养。

本专题的重点是掌握护士职业礼仪的内容、特征和规范，理解礼仪和护理礼仪的概念；难点是护理职业礼仪在生活与工作中的灵活运用，展示良好的职业形象。

任务一
践行日常社交礼仪

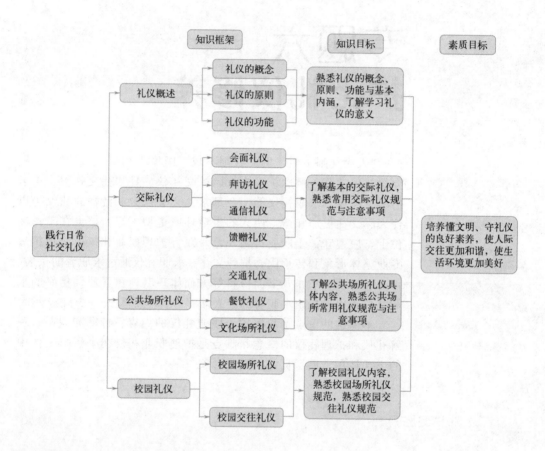

情景导入

不修边幅的小章

小章是大二的学生,学习成绩在班级名列前茅,写作与口头表达能力都不错,可是在综合测评中班级有较多的同学给他打了低分。

小章自己非常苦恼,却不知道问题出在哪里。班主任找了同学谈话,了解到小章性格大大咧咧,不爱修边幅,头发经常是乱蓬蓬的,双手指甲长长的也不修剪,

> 身上的白衬衣常常皱巴巴的并且已经变色。他喜欢吃大饼卷大葱，吃完后却不去除异味，换下的袜子经常是积攒到大半盆放在一起洗，特别是夏天搞得寝室散发出难闻的臭味，有时不经过同学的同意，小章就拿同学的脸盆放东西。
>
> 请思考：小章为什么得不到同学们的认可呢？
>
> 教师启发引导：在日常交往中，规范的仪容仪表是尊重他人、增强自信的一项很重要的礼仪要素。

一、礼仪概述

我国自古就有"文明古国""礼仪之邦"的美誉。礼仪不仅是衡量一个人道德水平高低和有无教养的尺度，而且也是衡量一个社会、一个国家文明程度的重要标志。随着医疗模式的转变和"以人为本"护理理念的提出，护理人员不仅要具备较高的理论水平和熟练的操作技能，还要树立良好的个人形象，具备良好的仪容仪表。护理礼仪已成为护理教育不可缺少的重要课程。

（一）礼仪的概念

礼仪是道德的重要内容，也是重要表现形式。最早的"礼"和"仪"是分开使用的。《辞海》对"礼"的解释为"本为敬神"，引申为表示敬意的通称，也指社会生活中由于风俗习惯而形成的大家遵奉的仪式。"仪"是法度、准则。《辞海》对"仪"的解释为："礼节、仪式；礼物；法度、准则；仪器；倾心、向往。"将"礼仪"一词合并使用始于《诗经·小雅·楚茨》："献酬交错，礼仪卒度，笑语卒获。"中国传统文化历史悠久，"礼仪"一词很早就被作为典章制度来使用。在西方，"礼仪"一词最早见于法语，原意为"法庭上的通行证"。但它进入英语后，就有了新的含义，即"人际交往的通行证"。

礼仪是一种待人接物的行为规范，也是交往的艺术。它是人们在社会交往中由于受历史传统、风俗习惯、宗教信仰、时代潮流等因素而形成，既为人们所认同，又为人们所遵守，是以建立和谐关系为目的的各种符合交往要求的行为准则和规范的总和。

（二）礼仪的原则

1. 律己原则

"己所不欲，勿施于人。"礼仪的学习需要进行自我要求、自我约束、自我控制、自我对照、自我反省、自我检点。在人际交往过程中，参与者都必须自觉、自愿遵守礼仪，按照礼仪的要求去规范自己的言谈举止。

2. 敬人原则

"敬人者，人恒敬之。"尊重是礼仪的本质，既包括尊敬他人，也包括自尊、维护个人及组织的形象。敬人是礼仪的重点和核心，对待他人的诸多做法中最要紧的一条，就是要敬人之心常存，处处不可失敬于人，不可伤害他人的尊严，更不能侮辱对方的人格。掌握了这一点，就等于掌握了礼仪的灵魂。

3. 宽容原则

在社会交往过程中运用礼仪时，既要严于律己，更需要宽以待人，凡事学会换位思考，多理解、多容忍、多体谅他人，既不强求他人与自己完全一致，也不能用一个标准去规范所有人，千万不要求全责备、斤斤计较和苛求。

4. 平等原则

对任何交往对象都必须一视同仁，给予同等程度的礼遇，不允许因为交往对象彼此之间在年龄、性别、种族、文化、身份、财富以及关系的亲疏远近等方面有所不同而厚此薄彼，给予不同待遇，但可以根据不同的交往对象，采取不同的具体方法。

5. 真诚原则

真诚是社会交往的基本态度，是个人内在与外在道德的统一，与人交往务必表里如一，言行一致，诚实守信，只有如此，自己在运用礼仪时所表现出来的对交往对象的尊敬与友好，才会更好地被对方理解并接受。

6. 适度原则

言谈举止必须注意技巧及其规范，特别要注意做到把握分寸，适度得体。既要注意技巧的合乎规范，又要讲究方法的合理运用，防止过犹不及。

7. 从俗原则

由于国情、民族、文化背景的不同，在运用礼仪时，应尊重不同地区、不同民族的风俗习惯，了解并尊重对方的禁忌，坚持入乡随俗，与绝大多数人的习惯做法保持一致，切勿目中无人、自以为是。

（三）礼仪的功能

1. 促进交流

礼仪是人际交往的润滑剂，能消除初次交往时的戒备心理和距离感，使人际交往在和谐、融洽的气氛中进行。在人际交往过程中，需要遵守和运用礼仪的各种规则来给对方留下良好的印象，彼此建立起好感和信任。例如，热情的问候、善意的微笑、文明的谈吐等，都能促进人际交流与沟通，进而有助于事业的发展。

2. 塑造形象

礼仪是塑造良好形象的前提。从个人的角度来看，礼仪有助于提升个人的教养、风度和魅力，还体现出一个人对社会的认知水准。只有尊重他人、举止得体、以礼待人，才能给人留下良好的印象，赢得公众的好感和尊重。从团体的角度来看，礼仪是组织文化形象的重要内容，《礼记·礼器》记载："君子之行礼也，不可不慎，众之纪也，纪散而众乱"。

3. 教育示范

礼仪具有明显的教化作用，是一种人文教育。用礼仪规范教育他人，通过评价、示范等不断纠正人们不良的行为习惯。它蕴含着丰富的文化内涵，潜移默化地陶冶人的情操，指导着人们不断充实和完善自我。

4. 维持秩序

礼仪的根本目的是维护正常的生活秩序。没有它，社会正常的生活秩序就会遭到破坏，在这方面，它和法律、纪律共同起作用。如在公共场所，人人都讲究礼仪，遵守规范，互谅互让，就能和谐相处；否则，不仅有失体面，而且易引起纷争。

二、交际礼仪

（一）会面礼仪

1. 称谓礼

称谓，是指人们在日常交往应酬中彼此之间所采用的称呼。称谓是沟通人际关系的起始之点，也是交往成功的关键之处。在人际交往中选择恰当、合适的称呼，既是对对方的尊重，又是自己良好礼仪风范的体现，称呼所表现出来的尊敬、礼貌和亲切往往使交往双方更容易缩短彼此间的心理距离，感情更加融洽。

（1）称谓的原则

① 尊重原则。得体的称呼能很好地传达出对别人的尊重和友善，这也是人际交往的基本原则之一。每个人都希望被他人尊重，适时使用"您/您好""贵/贵姓""高/高见"等问候型敬语，正是对他人表示尊重和表现自己礼貌、修养的一种方式。

② 适度原则。根据交往对象、场合、双方关系、文化传统和风俗习惯等选择适当的称谓，比如在正式场合称呼昵称就不够得体。"千里不同风，百里不同俗"，习俗不一样，称谓往往也不一样，因此称谓也要入乡随俗。与多人打招呼时，应注意亲疏远近和主次关系，一般以先长后幼、先高后低、先女后男、先亲后疏为宜。

（2）称谓的作用

① 明确人际距离。在不同的情况下，使用不同的称呼，意味着交往双方人际距离的不同。在人际交往中须根据交往对象、交往情景和交往目的的不同，采用不同的称呼。适当的人际距离不仅是礼貌、修养的体现，同时也是社交中自我安全的保障。

② 表明态度。称呼对象时所选择的称谓方式可显示出对对方的态度。要讲究礼貌，表达对别人的尊重，就不能忽略在交往中的称谓礼节。

（3）称谓方式

① 通称。指在较为广泛的社交中都可以使用的称呼。通常称成年男子为先生，未婚女子为小姐，已婚女士为夫人、太太，对不了解婚姻状态的女子可泛称女士。

② 职衔称。职衔通常用来表示某种职业能力的等级，常使用的称呼有：行政职务，如李校长、陈院长、张经理、王厂长、肖主任等，一般在正式场合及活动中使用；职业，如郑老师、楼护士、章医生等；技术职称，比如徐教授、李工程师等。

③ 亲属称。在与非亲属人士交往时，有时以亲属称谓称之，如"王爷爷""李大妈"等，给人以亲切、温暖、和善、热情之感，缩短心与心的距离。尤其在护理工作

中，对年长者使用亲属称，可拉近护患之间的距离，便于护理工作的顺利开展。

（4）称谓避讳　恰当地使用称谓能够体现出一个人的涵养，不恰当的称谓则被认为是无礼或粗俗的，应当有所避讳。

① 替代性称谓。即用其他语言或符号来替代常规性称呼。如以患者的病床号来称呼患者，某些服务行业用排队编号来称呼客人等。这种称谓有时会让对方感觉人格受到了轻视，是极不礼貌的，应在临床护理工作中尽量避免。

② 失礼的称谓。因风俗、习惯、文化及关系不同，有些称呼是容易引起误会的。如绰号、乳名、蔑称、误读等。要避免类似错误，应做好先期准备，多学活用。

③ 有歧义的称谓。有些称谓具有地域性。东西南北地域不同，文化差异性大，有的称谓在当地被认为是尊称，但是换到别的地方去就不是原来的意思了，容易产生歧义。

2. 介绍礼

介绍是社交场合人与人之间相互认识、增进了解、建立联系的一种最基本、最常规的方式，在人际交往中有着非常重要的作用。在社交场合，正确的介绍可以使素不相识的人们相互了解和认识。科学利用介绍礼仪，有利于展示自我、结识新友，同时显示出介绍者良好的交往风度和交往品质。

社交场合中，介绍有多种形式。按介绍者主体来区分，有自我介绍和他人介绍；按被介绍的人数来区分，有集体介绍和个别介绍；按被介绍者的地位、层次来区分，有重点介绍和一般介绍等。

（1）自我介绍　是将自己介绍给别人，向别人说明自己的情况，以使对方认识和了解自己，是一种推销自身形象和价值的方法和手段。自我介绍的形式包括：

① 应酬式。适用于一般的社交场合，通常只是说出姓名而不涉及其他的个人信息和个人资料。

② 工作式。是在工作场合所使用的一种介绍方式。内容包括本人姓名、工作性质、职务及具体工作。如"您好，我叫李红，是本院神经内科护士"。

③ 社交式。通常是在非公务活动及私人聚会中使用。

④ 礼仪式。适用于讲座、报告、演出、庆典仪式等正式而隆重的场合。适逢以上场合，除基本社交式自我介绍外，还应根据具体情况增加介绍内容，以表示友好和敬意。

⑤ 问答式。适用于应试、应聘和公务交往场合。

（2）自我介绍注意事项

① 把握时机。最好选择在对方有时间、情绪好、干扰少的情况下进行。

② 介绍内容要真实准确。介绍内容应实事求是，不可自吹自擂、夸大其词。

③ 仪态得体。介绍时态度要友善、随和、亲切，表情自然，面带笑容。

④ 注意互动。自我介绍时要注意对方的感受，如果对方不想了解过多，那么介绍时多说无益。

⑤ 把握时间。力求言简意赅，以半分钟左右为佳，特殊情况下也不要超过一分钟。

（3）他人介绍　他人介绍通常都是双向的，将被介绍双方均做介绍。有时则是单向的，只将被介绍者中的一方介绍给另一方，前提是前者了解后者，而后者不了解前者。他人介绍的形式包括：

① 标准式。适用于正式场合。内容以双方的姓名、单位、职务为主，例如"请容我介绍下两位，这位是××医院护理部程××主任，这位是××学校护理专业李××主任"。

② 简介式。适用于一般的社交场合。内容往往只有双方姓名这一项，甚至只提到双方姓氏。

③ 强调式。适用于各种社交场合。介绍内容除被介绍者的姓名外，还会刻意强调其中某位被介绍者与介绍者之间的特殊关系，以引起另一位被介绍者的注意。

④ 推荐式。适用于较正式场合。介绍者有所准备，有意将一方推荐给另一方，内容会对其优点重点介绍。

(4) 他人介绍的顺序　受到尊重的一方有优先知情权，即在社交中地位较高的人掌握主动。因此介绍的顺序是：先向年长者介绍年轻者，先向身份高者介绍身份低者，先向客人介绍主人，先向女士介绍男士。在集体场合向公众做介绍，应先介绍位尊者，后介绍位卑者。介绍众多朋友认识，应按从左到右或从右到左的次序依次介绍，这样可以避免厚此薄彼，使大家处于平等的地位。

(5) 他人介绍的正确姿势　介绍者应站立于被介绍者的旁侧，身体上部略倾向被介绍者，伸出靠近被介绍者一侧的手臂，胳膊向外微伸，大臂与小臂成弧形平举，摊开手掌，手心向上，拇指与四指略分，四指自然合拢，指向被介绍者一方，面带微笑，两眼平视接受介绍者。

3. 名片礼

现代名片是一种经过设计，能表明自己身份、便于交往和执行任务的卡片，是当代社会人际交往中一种最经济实用的介绍性媒体，具有自我介绍信的功能。

(1) 名片样式

① 名片的内容。宜简不宜繁，一般包括姓名、任职单位或职业、职务、职称、通信地址、电话号码、电子邮箱等。大多为简化标准汉字，排版方式也应顺应阅读的习惯，以横排版式为主。

② 名片的规格。专业的名片制作尺寸一般是 $9cm \times 5.5cm$ 或 $10cm \times 6cm$、$10cm \times 7cm$、$8cm \times 4.5cm$。

③ 名片的材质。材质的选择应注重实用功能，可使用不同的纸质，以体现出个人不同的品位和风格。印刷的色彩图案不宜太过艳丽繁杂，以素洁典雅为宜，图案多用本人的照片或本人的徽记。

(2) 名片的使用　名片承载着个人信息，也是重要的交往工具，它的使用和交换往往能体现出一个人的礼仪修养和素质，正确使用和交换名片，能够很好地促进双方的进一步交往。因此，名片的递送、接受、索要和保存都要注意社交礼仪。

① 名片交换顺序。交换名片的顺序一般是"先客后主，先低后高"。即地位低的先交给地位高的，年轻的先把名片交给年长者，客人先把名片交给主人。在不了解对方身份地位时，应先把自己的名片递上。与多人交换名片时，应依照职位高低的顺序，或是

由近及远的顺序依次进行，切勿跳跃式进行。

② 递送名片的礼仪。递送名片时，态度要端庄得体，面带微笑，注视对方，将名片正对着对方，用双手的拇指和示指分别持握名片上端的两角送给对方，如果是坐着的，应当起立或欠身递送，同时说："我叫××，这是我的名片，请多多指教。"

③ 接受名片的礼仪。接受名片时，应立即停止手中的事情，起身站立，面带微笑，目视对方，双手或右手捧接名片。同时，应口头道谢，不可一言不发。接过名片要从头至尾认真查看，若有疑问，可当场向对方请教，既可以表示对对方的重视，又可以了解对方的身份。

④ 索要名片的礼仪。索要名片时，可采用下列方法。交易法，即主动把自己的名片递给对方，并询问对方："我们可以交换一下名片吗？"明示法，直接说明自己的本意："认识您很高兴，能交换一下名片吗？"联络法，为了进一步地联络和交往，如："不知道怎么跟您联系比较方便？"

⑤ 名片的保存。对所接受的名片，要认真收藏，一般放在上衣口袋或手袋里，实在没地方放，也要捧在手里直到对方从自己的视线中消失。不应放在钱包里或裤子的后兜里，更不能把别人的名片乱丢、乱扔、乱撕、乱放。

4. 握手礼

握手礼是人们交往时最常见的一种见面、离别、祝贺或致谢的礼节。最早流行于欧美，现已遍及世界各地。关于握手的起源，有这样的传说：战争期间，骑士们都穿盔甲，除两只眼睛外全身都包裹在铁甲里，随时准备冲向敌人。如果表示友好，互相走近时就脱去甲胄，伸出右手，表示没有武器，互相握手言好。后来，这种友好的表示方式流传到民间，就成了握手礼。当今行握手礼也都是不戴手套，朋友或互不相识的人初识、再见时，先脱去手套，才能施握手礼，以示对对方尊重。

行握手礼时，不必相隔很远就伸直手臂，也不要距离太近。一般距离约一步，双方伸出手一握即可。握手的时间一般控制在 3～5 秒，不要相互攥着不放，也不要用力使劲。和女士握手时，不要满手掌相触，而是轻握女士手指部位即可。伸手的次序是尊者居前，即在上下级之间，上级伸手后，下级才能伸手相握；在长辈与晚辈之间，长辈伸手后，晚辈才能伸手相握；在男女之间，女士伸手后，男士才能伸手相握。假如大家的身份、地位彼此相同或相近，一般以从右到左或从左到右的顺序握下去即可。

5. 鞠躬礼

鞠躬意思是躬身行礼，是表示对他人敬重的一种礼节，是中国、日本、韩国、朝鲜等国家传统的、普遍使用的一种礼节。鞠躬一般适用于庄严肃穆、喜庆欢乐的场合，表示感谢、道别、致意。鞠躬行礼者距受礼者一般 2 米左右，脱帽，保持正确的站立姿势，两腿并拢，身体直立，双目平视，身体适当弯腰前倾，随着身体向下弯曲，双手逐渐向下，朝膝盖方向下垂，角度不宜过大，脖子不可伸得太长，不可挺出下颌，耳和肩在同一高度。男士的双手自然下垂，贴放于身体两侧裤线处；女士的双手下垂搭放在腹前。鞠躬礼可分为 5°、15°、30°、45°、90° 等多种，鞠躬的深度表示对被问候人的尊敬程度。

鞠躬常用于下级对上级、学生对老师、晚辈对长辈。亦常用于讲话前后，演讲人在演讲前和结束讲话后，通常要鞠躬致意，表示对听众的感谢和致意；用于领受奖品时，得奖人在领受奖品时，要对颁奖人鞠躬致意，感谢鼓励；用于服务人员向宾客致意，演员向观众掌声致谢；用于道别、告别，如出远门与亲人、朋友道别；三鞠躬用于表达最高的敬意和哀悼，在追悼会上，与逝者告别时，可以行三鞠躬礼。

6. 致意礼

致意是人们日常交往中常见的一种见面礼，就是我们通常所说的打招呼，人们通过打招呼，传递彼此之间的问候、尊敬、友好之意。男士应先向女士致意，年轻者应先向年长者致意，下级应先向上级致意。在行非语言致意礼时，最好同时伴以"您好"等简洁的问候语，这样会使致意显得更生动、更具活力。

向人致意时，首先，应了解不同的致意方式适用的场合；其次，致意要注意把握恰当的时间；再次，致意时多半是靠身体语言来传递对他人的问候之意，因此掌握好恰当的距离非常关键。

（1）微笑致意　指注视对方，轻轻一笑，传达出真诚的问候。微笑致意几乎是适用范围最广的一种致意方式，在任何场合，只要给他人一个甜美的微笑，就可以轻松表达问候。一个友善的微笑，不但能缩短人与人之间的"距离"，也能使自己和对方的心情都变得愉悦。

（2）挥手致意　一般指用来向他人表示问候时使用的举止。挥手致意要伸出右臂，伸开手掌，掌心向对方，面向对方，指尖向上，轻轻地左右摆一摆手，向对方表示问候。挥手致意一般不发出声音，也不需要反复地摇个不停或者像做广播操似的大幅度挥舞手臂。当看见熟人又无暇分身的时候，挥手致意可以立即消除对方的被冷落感。

（3）点头致意　就是指在公共场合微微向下低一下头表示向对方打招呼。点头致意时不可以摇头晃脑，也不能持续点头不止。采取点头致意的情况一般包括：在一些公共场合遇到领导、长辈，一般不宜主动握手时；和交往不深的人见面，或者遇到陌生人又不想主动接触时；一些随便的场合，如在会前、会间的休息室；在上下班的班车上；在办公室的走廊上，不必握手和鞠躬，只要轻轻点头致意就可以了。

（4）脱帽致意　人们在参加重要集会，奏国歌、升国旗时，除军人行注目礼外，其他人应该脱帽；路遇熟人，与人交谈、握手或行其他见面礼等情况下，应主动摘下帽子并置于适当之处，向对方表示尊敬。这就是常用的脱帽礼。

（二）拜访礼仪

拜访是一种常规的社交形式，也称拜会。拜访的礼仪包括为客的礼仪和待客的礼仪。

1. 为客的礼仪

为客礼仪的基本原则是客随主便，即客人要优先考虑主人的意愿。

（1）有约在先　由于住宅是私人的生活领域，到住宅拜访多有不便，应做到有约在先。①约时间：做好约定后，要如约而行，可准时或略提前几分钟到达；如遇有特殊情况不能赴约或不能按时赴约，应提前通知主人，并表示歉意，重新约见。②约地点：指事先约定具体的会面地点。③约人数：即约定拜访的具体人员。④约主题：简要说明此行的主题。

（2）上门守礼

① 视情况准备礼品。初次到别人家拜访，最好适当带些礼品，所带礼品应尽量适合主人的需要。

② 抵达前预先告知。例如快到拜访人家门之前，不妨再打电话确认、通知一下。

③ 见面问候致意。需问候拜访的对象、对方的家人及对方家里来访的客人。

④ 遵循对方的要求。如脱掉外套，更换拖鞋，按对方指定的地点就座等。

（3）告辞有礼

① 适时告退。当宾主双方都已谈完该谈的事情，或发现主人有急事要办，或又有新的客人来访时，应及时告辞。

② 致意问候。告辞时应向主人及其家人，特别是长辈打招呼，并诚意邀请他们到自己家做客。

③ 报平安。如果归程较远或是在晚上，到家后要向对方报个平安。

2. 待客的礼仪

良好的待客之礼，体现出主人的热情和殷勤。它既使客人感到亲切、自然、有面子，也会使自己显得有礼、有情、有光彩。待客礼仪的基本原则是主随客便，即主人的所思所想、所作所为要考虑客人的感受，尊重客人的选择。

（1）做好充分准备　待客之前，应提前做好必要的安排。主人应衣着得体，服饰整洁。家庭布置要干净美观，水果、点心、饮料、烟酒、菜肴要提前准备好。可提前安排一些娱乐活动，娱乐内容要格调高雅，娱乐形式要简单，不要太复杂而喧宾夺主。

（2）迎来送往体贴周到　重要客人、远道而来的客人抵达的时候要热情迎接问候，必要时应去机场、车站及码头迎接。客人到来时要施礼问候，将其介绍给其他在场的朋友；客人告别时，主人应送到门口或电梯口。接待过程中应注意热情陪访，谈话时要尊重他人，认真听别人讲话，适时地以点头或微笑作出反应，不要随便插话。要等别人谈完后再谈自己的看法和观点，不可只听不谈，也不要频繁看表、打呵欠，以免对方误解主人在逐客。

（3）待客态度把握分寸　在待客时要做到既热情大方，又不为过。对于不太熟悉的、初次交往的客人，要以礼相待，表现热情和友好，把礼仪规范放在第一位；对于常来常往的老朋友，可以不拘泥于细节，关键是把热情友善放在第一位。

（三）通信礼仪

通信是指人们借用一定的工具，来进行信息的传递和情感的沟通。在现代社会交往中，各种通信工具层出不穷，为人们获取信息、传递信息、利用信息提供了越来越多的选择。通信交际往往不是面对面的即时交往，因而其对礼仪的要求就更不容忽视。

1. 电话礼仪

电话作为现代通信工具，具有传递迅速、使用方便和效率高的优点。人们在通电话的过程中，对于声调、内容、表情、态度、时间等的选择，能够真实地体现出个人的素质、待人接物的态度，因此电话礼仪不容轻视。

(1) 拨打电话礼仪　使用电话时，发起者即为发话人，通常居于主动、支配的地位。拨打电话时，应注意以下几个方面。

① 时间适宜。通话时间：一般打电话不应在晚上十点后、早上六点之前、用餐或午休时间；公务电话尽量在工作时间内打，不要在对方私人时间，尤其是节假日打扰别人；给海外人士打电话，要了解其所在地区的时差，尽可能避开对方休息的时间。通话时长：打电话的基本礼则是长话短说，废话少说，没话不说；每次通话应有所控制，宁短勿长，一般打电话的时间不要超过三分钟，也被俗称为"通话三分钟原则"。

② 内容规范。通话内容应事先准备，简明扼要。电话接通之后首先问候对方"您好"，然后介绍自己的姓名、所属单位，说明打电话所为何事，最后挂电话之前要有道别语。

③ 态度文明。通话时态度表现要得体，语气应友善平和。打电话时说话的语速要适当放慢，说话的声音不宜过高。终止通话时应轻轻放下话筒。

(2) 接听电话礼仪　在通话过程中，接听电话的一方成为受话人，通常处于被动的地位。接听电话时要做到礼貌，应注意以下几个方面。

① 接听及时。一般电话铃声响两三声时接听是比较合适的，即"响铃不过三"原则。因特殊原因，铃响过久才接的电话，需在通话开始时向发话人表示歉意。

② 应答谦和。拿起话筒后，即应向发话人问好，然后自报家门，如"您好！这里是重症医学科"。在出于礼貌的同时，还能让发话人验证是否拨错了电话。在日常生活中，会遇到帮他人代接、代转电话的问题，同样应注意谦和礼貌，尊重隐私，不要口出不逊，甚至拒绝对方的请求。代接电话后要尽快找到本人，以传达电话内容。

③ 主次分明。接听电话时，不要做与通话无关的事情，当通话结束时，通常是地位高的人先挂机。通话时，恰逢另一个电话打进来，切忌置之不理，可先向通话对象说明原因，嘱其稍等片刻，然后去接另一个电话，分清轻重缓急后，再作妥善处理。

(3) 手机礼仪　手机等通信工具使用起来方便快捷，加快了人们的生活节奏，提高了生活质量，在使用这些通信工具时也应遵守必要的礼仪要求。

① 放置到位。从形象的角度出发，手机适宜放在随身携带的手袋里，而放在衣服口袋里或者挂在脖子上、别在腰里的做法在正式的社交场合均不太美观得体。

② 遵守公德。使用时不要影响和妨碍别人，比如上班、开会的时候，手机要调成振动的状态，必要时要关机；当和重要交谈对象比如领导、长辈谈话时，不妨当面关机，以表示尊重；在禁用手机的场合，如医院里、飞机上等，不要拨打和接听手机。

③ 保证通畅。看到未接电话，要及时回复。更换号码时，应尽快告知自己的主要

交往对象，以保证彼此联络通畅，以免失礼于人。

2．即时通信软件应用礼仪

互联网时代即时通信软件的应用越来越普遍，方便快捷的优势明显，如微信及 QQ 等应用广泛。虽然通过网络交流不是面对面交流，但也应在细节处加强自身礼仪修养，树立良好网络形象。

（1）互动礼仪　申请加入好友或加入群组后，应主动问好。看到好友发消息时应及时点赞或给予好友恰当评论，遇到朋友给予的评论要及时回复，经常互动获得更多关注。

（2）发送信息　仔细斟酌发送信息的质和量，不要出现错别字和不良语句，以正能量为主，不要让别人产生困扰，尽量不造成刷屏现象。不转发无根据、涉及敏感话题和带有欺骗性质的信息，尤其是带有"如不转发就……"的信息。总之要在网络交流中尊重别人的时间和流量。

（3）语音与视频　有紧急的事情或在人多的地方时尽量不用语音。单独的视频通话最好在私密空间进行，不影响他人，同时也保护个人隐私。

3．书信礼仪

（1）书信的书写礼仪　书信的书写应遵循书写范式。信封的书写内容包括邮政编码、收信人地址姓名、寄件人地址，这些内容都有固定的位置。正确书写不仅是保证信件准确无误地送达收信人的必要条件，也是对邮政职工的尊重。

信件内容一般包括开头、正文、结束语和祝福语、落款语几个部分。在书写内容时既要注意内容的规范性，也要尽可能认真、准确、真实地交流情感与信息。国际上一般通用写信的"5C"原则，即礼貌（courtesy）、清晰（clear）、简洁（concise）、完整（complete）、正确（correct），这是书信礼仪对书写内容的基本要求。

（2）书信的收发礼仪　寄信、收信首先要遵守邮政规则。信笺要折叠整齐，邮资要足，邮票要贴放到位，信封要封闭严实。收到信件要认真阅读，妥善处理，并及时回复。私人信件未经允许不应公开发表或当众传阅。

4．电子邮件礼仪

电子邮件，又称电子函件或电子信函，是利用互联网络向交往对象发出的信函。电子邮件可以作为信件，又可以用附件的方式，传递重要文件和信息。电子邮件不但节省时间，不受篇幅、时空限制，还可降低通信费用，逐渐成为信息沟通不可或缺的工具。

电子邮件礼仪的要求主要有以下几个方面。

（1）认真撰写　向他人发送电子邮件时，要精心构思内容。

① 主题明确。一般一封邮件只有一个主题，并在主题栏中注明。

② 内容简练。邮件内容说明问题即可，一般信件所用的起首语、客套语、祝贺词等都可以省略。

③ 文字流畅。为方便阅读，内容需符合逻辑，语言流畅，引用的数据、资料最好标明出处。

④ 用语文明。邮件内容虽简洁，但同样要注意礼貌文明，尤其是称谓、祝贺词部分。

⑤ 格式完整。按照一般书信格式撰写，不要"有头无尾"或"无头无尾"。

(2) 科学传送

① 传送电子邮件应遵守一般法律规定。在互联网时代，通过计算机系统撷取、复制或篡改他人作品、信息等并非难事，因此在网际空间中对于知识产权、个人隐私的尊重是非常重要的。

② 尽量缩减传送信息的容量。传送冗长文字、大型图绘或超大视频均会占用大量的频宽，造成网络塞车。

③ 定期检查日期。电子邮件传送时会以所用计算机的设定日期与时刻来标识邮件的发送时间，为避免误会发生，使用者须定期检查计算机系统时间与日期的设定是否正确。

（四）馈赠礼仪

馈赠即赠送礼物，是人们在社交过程中，通过赠送给交往对象一些礼物来表达对对方的尊重、敬意、纪念、祝贺、感谢、慰问等情感与意愿的一种交往行为。

1. 礼品的选择

人们在选择礼品时，都是将其视为感情的物化，因而对其加倍重视。各地习俗不一，各人嗜好不同，送礼缘由各异，因而礼品的选择也不尽相同。

(1) 礼品选择的原则

① 适用性。送予他人的礼品，首先要符合对方的某种实际需要，或是可以满足对方的兴趣、爱好。

② 纪念性。礼品不一定非常贵重，但强调纪念性，即不以价格取胜，而以友情纪念为重。

③ 针对性。不论是正式活动还是私人应酬，因交往对象国家、民族、性别、职业不同，务必要根据不同对象的特征，选择不同的礼品，满足不同的需要。

(2) 礼品选择的禁忌　礼品若选择不当，可能会给收礼者带来不快，违背馈送者的初衷。以下种类的物品不宜选作礼品：有碍社会公德和社会规范的物品，如黄色光盘；过分昂贵的物品，如珠宝首饰；破旧物品，古玩文物例外；有悖对方民族习俗和宗教禁忌的物品；有违对方个人习惯的物品；带有明显广告标志的物品。

2. 礼品的赠送

(1) 赠送的礼仪规范

① 适当包装。适当的包装不仅能为礼品增色，也可表示对对方的重视和尊重。

② 说明缘由。比如是为祝贺对方身体健康或乔迁之喜、婚姻美满等。

③ 礼品说明。在需要的情况下，要把礼品的寓意、产地、特征、用法、功能跟对方作适当的说明。

(2) 受赠的礼仪规范

① 礼貌接收。接到礼品应面带微笑，眼睛注视对方双手接过礼品的同时表达诚挚的感谢；按我国的传统习惯，一般不当面打开礼品；外国友人送的礼品最好是当面把礼品包装打开看一看，再有针对性地赞赏一番。

② 拒绝有方。对于不能接受的礼品或不便接受的礼品，可婉言相告，并礼貌得体地说明原因。

③ 以礼还礼。接受他人礼物后，应在适当的时候，以适当的方式，向对方回馈礼品。

(3) 礼品赠送的时机　赠送礼品必须选择恰当的时机，应注意把握以下几点。

① 选择最佳时机。以下几种情形都是送礼的时机：喜庆或病丧之日，拜访做客，欢庆节日，探视患者，酬谢他人，亲友远行。

② 选择具体时间。一般来说，客人应在见面之初向主人送上礼品，此时赠送礼品，表现出对对方的敬意和尊重，也容易互动。主人应当在客人离去之时把礼品送给对方。另外，送礼还应选择对方方便之时，或选取某个特定时间给对方造成惊喜。

③ 注意时间忌讳。不必每逢良机便送礼，致使礼多成灾。尽量不要选择对方不方便的时候送礼，比如对方刚刚做完手术尚未痊愈之时就不宜立即送礼。

三、公共场所礼仪

在社会交往中，良好的公共场所礼仪可以使人际交往更加和谐，使人的生活环境更加美好。公共场所礼仪总的原则：遵守秩序、仪表整洁、讲究卫生、尊老爱幼。

（一）交通礼仪

在人人成为交通参与者的今天，人们必须自觉遵守交通礼仪，现代社会应当倡导宽容、忍让和尊重的交通理念，这也是交通安全的基本保障。

1. 行路

(1) 行路的基本礼则　出门行路，若是两个人同行，那么前为尊、后为卑，右为大、左为小。因此，当和长者、尊者、女士等一起走路时，要注意走在其后其左，以示尊重；而在进出门口或者经过黑暗区域时，则应先行；如果是三人同行，则是以中央为尊，右边次之，左边再次之。

(2) 行路应注意的问题

① 礼让为先。在比较拥挤的地段，要有秩序地依次通过，如青少年应主动给老年人让路，健康人应给残疾人让路，男士应给女士让路。

② 文明礼貌。遵守交通规则和社会公德，注意安全。遇到车辆要安全礼让，不要抢行；在繁华的商业区或人群拥挤的地方，不能横冲直撞，要相互体谅、礼让三分。

③ 正确搀扶。如果和老人儿童一起行走，应扶老携幼，担负起照顾他们的责任。

④ 问候熟人。路遇熟人应主动打招呼，需要在路上简短交谈时，要尽量站在不碍事的路边，以免给他人带来交通上的不便。

2. 乘车

(1) 乘车注意事项

① 礼貌有序。乘坐公共交通工具有时人多拥挤，要注意社会公德，遵守秩序，排队上车。为表示自己对他人的礼貌，应当请尊者、客人、妇女、儿童、患者、残疾人等先上车，后下车。

② 克己敬人。乘车时着装要文明，不可穿过分暴露的衣服，更不要有脱鞋袜等行为。

③ 坐姿优雅。不要东倒西歪或靠在他人身上，更不要将脚伸到他人座位或过道上。

(2) 座次排序　乘坐不同的交通工具，其座次尊卑亦不尽相同。

① 轿车。在轿车上，座次的常规一般是右座高于左座，后座高于前座。在公务活动中，轿车上的前排副驾驶座通常被称为"随员座"。按惯例，此座应由秘书、译员、警卫或助手就座，而不宜请客人在此就座。而当主人亲自驾驶轿车时，客人坐在副驾驶座上则是合乎礼仪的。因此，由主人充当司机的轿车，首座就应该是司机旁边的位置，其次才是后排右座，再次是后排左座，后排中间为末座。

② 公共汽车。在公共汽车上，座次尊卑的一般规则是：前座高于后座，右座高于左座；距离前门越近，其座次往往越高。对于座位被安排在通道两侧的公共汽车，一般以面对车门的一侧为上座，以背对车门的另一侧为下座。

3. 乘飞机

现代社会生活中，飞机已经成为非常普遍的交通工具之一，人们需要经常乘飞机出差、开会、旅行。因此，掌握乘飞机时的礼仪也尤为重要。

(1) 登机前的礼仪　登机前，应提前做好以下工作：提前1～2小时去机场，以便托运行李、检查机票、确认身份、进行安全检查。行李要尽可能轻便，一般不要超重、过大，其他行李按要求托运。乘坐飞机前要领取登机牌，在候机和登机时出示。如果航班有所延误，需要听从工作人员的指挥，不能乱嚷乱叫，造成秩序的混乱。

(2) 乘机时的礼仪　登机后，旅客需要根据飞机上座位的标号按秩序对号入座，飞机座位分为头等舱和经济舱两个主要等级，经济舱的乘客不要因头等舱人员稀少就抢占头等舱的空位。找到自己的座位后，要将随身携带的物品放在座位头顶的行李架内，较贵重的东西放在座位下面，自己保管好，不要在过道上停留太久。在飞机上使用盥洗室和卫生间，要注意按次序等候，保持清洁。

(3) 停机后的礼仪　停机后，要等飞机完全停稳后，再打开行李架，带好随身物品，按次序下飞机。飞机未停妥前，不可起立走动或拿取行李，以免摔落伤人。

（二）餐饮礼仪

餐饮礼仪是指人们在赴宴进餐过程中，根据约定俗成的程序和方法，在仪态、餐具使用、菜品食用等方面表现出的自律和敬人的行为，是餐饮活动中需要遵循的行为规范与准则。

1. 中餐进餐礼仪

中国在饮食上的礼仪源远流长，其中餐桌上的礼仪更是讲究。大到宴请中座位的安排，小到进食的礼仪，无不体现出中国是礼仪之邦。

（1）宴请座位安排

① 多桌组成的宴请。在安排多桌宴请的桌次时，除需要注意"面门定位""以右为尊""以远为上"等规则外，还应知道，距离主桌越近，桌次越高；距离主桌越远、桌次越低。

② 单位主人宴请。以主人为中心，其余座位和人员各自按"以右为贵"的原则，按"之"字形依次排列。

③ 男女主人共同宴请。排序方法是一种主副相对、以右为贵的排列，男主人坐上席，女主人位于男主人的对面。宾客通常随男女主人，按右高左低顺序依次对角飞线排列。

（2）文雅进餐　中餐上菜顺序一般是：先上冷菜、饮料及酒，后上热菜，然后上主食，最后上甜食、点心和水果。在用餐时要注意自己的吃相，不要狼吞虎咽，每次进口的食物不可过大，应小块小口地吃。食物入口后，要细嚼慢品，不要发出声响。喝汤时不要使劲地喝，如果汤太热，可稍候或用汤勺，切勿用嘴去吹。食物或饮料一经入口，一般不宜再吐出来。口中有食物的时候，不要开口说话，如果别人问话时自己的口中有食物，可等食物咽下去后再回话。整个进餐过程中，要热情与同桌人交谈，眼睛不要老盯着餐桌，显示出一副贪吃相。

2. 西餐进餐礼仪

西餐是指对西方国家餐饮的一种统称，其基本特点是要用刀叉进食。西餐礼仪同中餐礼仪存在许多差异，主要表现在上菜的顺序、餐具的摆放、着装、入座座次和上菜顺序上。

（1）西餐的上菜顺序

① 开胃菜。也叫头盘或头盆，常以色拉类为主。

② 汤。也叫开胃汤，通常有红汤、清汤、白汤三种类型。

③ 菜。一般先上副菜，通常是鱼肉和鸡肉等白肉，接下来是主菜，主菜一般是牛、羊肉等红肉。

④ 甜品。一般是冰淇淋、干果及各种各样的布丁、薯条、三明治、曲奇饼或烤饼之类的甜品。

⑤ 饮料。一般是咖啡、白兰地酒或者红茶。

⑥ 水果。

（2）西餐刀叉的使用　不管是西餐中的正餐还是便餐，每吃一道菜，都要用不同的刀叉杯盘，其摆放拿取和使用都有相应的礼仪规范。

① 刀叉的摆放取用。基本原则是右手持刀或汤匙，左手拿叉。若有两把以上，应由最外面的一把依次向内取用，即先拿餐盘两边最外面那一副，然后再一道菜一道菜往里取用。餐盘右上方，也就是两排刀叉当中偏上横着的那副刀叉，是吃甜品专用的，要

留到最后才使用。

② 进餐过程中刀叉的放置。如果在用餐中要跟别人交谈，或者需要暂时离开，之后还要继续食用那道美味佳肴，那么就要将刀叉在盘子上交叉摆放成汉字的"八"或"人"字。刀右叉左，刀刃朝内，叉子是弓朝上，齿朝下，以示尚未吃完。当一道菜已经吃完，或者用餐完毕，可将刀叉并排横放在盘上，与桌子边缘略微平行，握把向右，刀口朝内向着自己，叉齿朝上，这表示已经吃得满足，盘子可以拿走了。

(3) 就餐注意事项

① 入座时由椅子的左侧入座，当椅子被拉开后，身体在几乎要碰到桌子的距离站直，腿弯碰到后面的椅子时，便可坐下。

② 全套西餐无须全部都点，点太多却吃不完反而失礼。

③ 餐巾在用餐前就可以打开，点完菜后把餐巾打开，往内折三分之一，让三分之二平铺在腿上，盖住膝盖以上的双腿部分。餐巾的主要功能是防止油污汤水沾到衣服上，其次是用来擦去嘴边或手上的油污，但不可以用来擦脸或擦汗，更不能擦杯盘刀叉或擦桌子。

④ 用餐时，上臂和背部要靠到椅背，腹部和桌子保持约一个拳头的距离，两脚交叉的坐姿最好避免。

（三）文化场所礼仪

1. 阅览室

图书馆、阅览室是公共的学习场所。不管是借阅图书资料还是查看报章杂志，都是为了丰富充实自己的精神世界，提高自己的文化修养。因此，在这些场合，尤其应当注意文明礼貌。

到图书馆、阅览室学习，要衣着整洁，不能穿汗衫和拖鞋入内。进入图书馆应将通信工具关闭或调成振动模式，接听手机应悄然走出室外轻声通话。就座时，不要为别人预占位置。图书馆、阅览室的图书、桌、椅、板凳等都属于公共财产，应该注意爱护，不要随意刻画、破坏。阅读时要默读，不能出声或窃窃私语。不能在阅览室内交谈、聊天，更不能大声喧哗。在图书馆、阅览室走路脚步要轻，物品要轻拿轻放，不能发出声响。要爱护图书，有事需要帮助时，不能大声呼喊，要走到工作人员身边交流。

2. 影剧院

电影院、剧院是比较高雅的文化场所，人们把进剧院看戏、听音乐视为一种高雅的艺术享受。因此，要求观众的仪态举止应当与其氛围相协调。

(1) 仪表礼仪　到影剧院观看演出，应穿上整洁、庄重的服装，女士可化淡妆，喷香水，男士也应当稍作修饰。既不要浓妆艳抹，也不宜不修边幅。

(2) 入场与退场礼仪　去影剧院最好能提前几分钟到场，对号入座。电影开始后入场者，可请服务员引导入座，行走时脚步要轻，且不要在人行道上停留，以免影响他人；看戏迟到最好在幕间再入座，入座时身体要下俯，要向所经过的观众道歉。中途没有特殊情况，不要离场，必须离开时，要等幕间。离座时，要轻声地说"对不起""劳驾"等，压低姿势，轻步退场。演出将结束时，不要提前起立退场，否则会导致全场混乱，对演员十分不礼貌。

（3）文明观看礼仪　观看时，不要吸烟，不吃带皮带核的东西，不随地吐痰，不乱扔杂物，不高声说话或评论。热恋中的青年，应当自重，注意端庄，在公共场合过分亲昵是不文明的。演出中出现差错或失误，不应起哄，表现对演员的体谅和尊重。演出结束时，要起立站在原位，热烈鼓掌，感谢全体演职人员的艺术创造和辛勤劳动。

3. 旅游礼仪

到国内外任何地点参观旅游，都要注意以下几点。

① 爱护旅游观光地区的公共财物，保护自然环境。对公共建筑、公共设施和文物古迹及花草树木，都不能随意破坏。

② 不能在柱、墙、碑等建筑物上乱写、乱画、乱刻。

③ 不要随地吐痰、随地大小便或乱扔果皮纸屑、杂物等，以免污染环境。

④ 旅游过程中拍照留念时，要先注意有没有关于拍照的规定事项，以及是否允许拍照。在公共场地拍照，不要破坏公物，如不要踏入草坪，不要攀折树枝，不要攀登雕塑作品等。拍照时，还要顾及其他游人，不要争抢，以免妨碍他人，影响交通。

四、校园礼仪

大学是培养高素质人才的地方，礼仪是律己、敬人的一种行为规范，礼仪修养是大学立德树人教育中不可或缺的环节。学生的一言一行代表着未来的职业形象，应自觉学习和遵守基本的校园礼仪。大学生的校园生活多姿多彩，因而礼仪修养的载体也很丰富，主要涉及校园场所礼仪和校园交往礼仪。

（一）校园场所礼仪

1. 课堂礼仪

课堂是学生校园学习的重要场所，课堂礼仪是校园礼仪的基本组成部分，具有融洽师生关系、集中学生注意力、强化纪律观念、协调师生教学等重要的作用。

① 穿着整齐，进课堂面带微笑，不在教室内进食。

② 不迟到，应提前5～10分钟到课堂，老师在教室，应向老师致意；如果迟到，应向老师报告致歉。

③ 带好相关书籍与笔记本，不带与上课内容无关的物品、书籍等。

④ 上课不睡觉，积极参与教学互动，听课时不干扰其他同学，发言或提问时要举手，经老师同意并起立。

⑤ 手机等电子通信工具应关闭或调至无声状态。

⑥ 最后一个离开教室者，应自觉关灯、关门以及电扇等公共电子设备。

2. 实训室礼仪

护理学是一门实践性学科，实训室是护生学习护理实践操作的重要场所，是课堂学习的延续。遵守实训室礼仪对学生日后成为一名优秀护士有着深远的影响。

① 进入实训室，必须穿戴护生实验服，实验服穿戴应符合基本的服饰礼仪要求。

② 严禁在实训室内吃东西，遵守实验室的各项规章制度，保持室内清洁。护理实训室的床单位要保持整洁，不应养成随便在床上落座的习惯。

③ 爱护实训设备，现代医护实训室一般配有仿真人体模型，不得损害或乱涂写，尊重生命应从日常行为做起。

④ 无论是实训课还是自我训练，离开实训室前，应将仪器设备和床单位复原归位，做好清洁卫生。

3. 图书馆礼仪

图书馆是学生的第二课堂，在加强学生专业知识、能力和素质教育中具有不可替代的作用。

① 进馆要衣着整洁，翻书前要把手洗干净，进馆前应将电子通信工具如手机等调至静音，不得在馆内随意大声接听电话，可遵循馆内安排进入特定区域内。

② 办理借还书手续及进馆时要按照次序。

③ 就座时，移动椅子不要发出声音；不要随意占座位；走路要轻；阅读时不要发出声音，不要交谈，更不能喧哗、吃零食、扔废纸。

④ 查阅卡片和图书时要轻拿轻放、轻翻，不能私自剪裁图书资料。

⑤ 对开架书刊应逐册取阅，不要同时占有多份，阅后立即放回原处。

⑥ 查询电子资源时，不要恶意下载。

4. 食堂用餐礼仪

学校食堂是师生共同就餐的场所，应注意就餐行为的基本礼仪。

① 有秩序地进入食堂，不要冲、跑、挤，不插队。

② 文明就餐，不大声喧哗，嘴里含有食物时不要讲话，打喷嚏、剔牙时应以纸巾掩口。

③ 要注意保持就餐环境卫生，节约粮食，不将吃剩的饭粒菜屑随地乱扔，不可在餐厅乱扔杂物，不随地吐痰，不吸烟；要爱护公共财物，不出现脚踏饭桌、坐凳等行为。

④ 要尊重炊事人员、管理人员的劳动，如有什么问题，切不可争吵或辱骂、当面顶撞炊事人员、管理人员，应通过伙食管理部门或其他途径解决。

⑤ 异性同学之间在一起就餐时，应当文雅、得体。

5. 宿舍礼仪

古人说："一屋不扫，何以扫天下？"宿舍是大学生共同生活的场所，也是反映学生精神文明和礼仪修养的一个窗口。要注意如下礼仪。

① 遵章守纪，遵守学生宿舍的管理制度，不要有学校禁止的行为。

② 互相尊重，互相关心，团结友爱，对有困难和生病的同学要多关心照顾，同学间有了矛盾要互谅互让，严于律己，宽以待人。自觉遵守宿舍生活秩序，按时就餐、熄灯、起床，上床动作要轻，拿东西声音要小。未经允许不使用及翻动别人物品。

③ 讲究卫生，爱护集体荣誉。平时注意搞好个人卫生，衣服要勤换洗，床铺勤打扫，被子叠整齐，用具摆放合适。不随便在他人床上坐卧，未经允许，不随便挪动或翻看他人物品。

④ 关心集体，自觉参加值日工作。主动搞好公共卫生，保持宿舍内整洁美观。不在宿舍内吸烟、饮酒，不向窗外、走廊泼水、乱扔果皮杂物。在公寓楼内不大声喧哗、打闹，接听手机、放录音机等音量适宜，不影响他人休息。

⑤ 讲究文明礼貌，以礼待人。老师及客人进宿舍时，下铺的同学要起立，上铺的同学要坐起，主动打招呼，当客人告辞时应以礼相送。在宿舍接待外人来访时，交谈声要轻，时间要短，以免影响其他同学的正常作息。

⑥ 交往应有度，不侵犯他人的隐私和个人权利，要尊重各自的生活习惯。

（二）校园交往礼仪

1. 师生交往礼仪

良好的教学相长型师生关系是大学教育的基石，对于大学人才培养具有重要意义。《荀子·修身篇》说过"君子隆师而亲友"，尊师守礼也一直是中国的传统。

① 进入老师的办公室须先敲门，若能提前预约更佳，征得老师同意后，方可进入；进入老师办公室要保持安静，不要在办公室里大声喧哗。

② 在路上遇到老师应点头致意或问好，不要评头论足。

③ 尊重老师组织的教学活动，服从老师教学管理，完成老师安排的任务，共同成长。

2. 同学交往礼仪

同学关系是大学生社会关系的最基本内容，每位同学要修身守礼。要做到：善于交友，不自卑不自傲；与同学交往时，不互相攀比；谨言慎行，不说长道短；温文尔雅，不出口伤人；就事论事，不揭人短处；合理退让，不要争吵不休；男女同学交往时，谈吐和举止应注意分寸，应该互相尊重，心胸坦荡，气度宽宏，大方而不轻浮，谈吐文雅端庄。

3. 集体活动礼仪

集体活动如学术讲座、会议、节日汇演等是学校素质教育中不可或缺的一部分。参加集体活动应遵循基本礼仪，彰显大学生的朝气和活力。

① 衣着整洁、仪表大方、准时入场、进出有序。

② 有奏国歌仪式时，应起立肃静（面向国旗行注目礼）。

③ 活动进行中不使用各类电子通信工具。

④ 欣赏和参加艺术类活动，不在演员或指挥致谢前鼓掌；不吹口哨，不起哄，不喝倒彩。

⑤ 不得无故在活动过程中中途退场或来回走动，活动中不吃零食，保持场所清洁。

⑥ 配合活动组织方，积极参与所有活动程序。

4. 学生社团活动礼仪

学生社团是指学生为了实现会员的共同意愿和满足个人兴趣爱好的需求、自愿组成的、按照其章程开展活动的群众性学生组织。学生社团是我国校园文化建设的重要载体，是中国高校第二课堂的引领者。开展学生社团活动的目的是活跃学校的学习氛围，提高学生的自主管理能力，丰富学生的课余生活。

① 学生社团必须遵守宪法、国家政策和学校有关管理规定。

② 自觉开展各种健康有益的理论学习、学术科技、文化娱乐、社会实践、志愿服务、体育竞技等活动，不得从事与宗旨相违背的活动，或利用社团名义从事非法活动及以营利为目的的活动。

③ 成员间相互学习、相互尊重，共同承担与成长。

提高校园礼仪修养需要我们坚持不懈从小事上注意，端正态度，不仅把学习科学文化知识当成重要的责任，更要提高自身的道德修养，用丰富的内涵武装自己，这才真正达到了大学教育的目的，使每一个大学生做真正契合"礼仪之邦"的合格优秀的社会人。

案例分析

小赵同学这样做合适吗？

一天，小赵同学要去老师办公室拿回落在教室里的书本，下午1点左右她就来到了老师的办公室门口，轻轻敲了两下门，可能是老师在午休没听到，她就开始转动老师办公室的门把手。

请分析：小赵同学的行为是否合乎礼仪？

校园文明礼仪

实践活动

日常礼仪的观察与应用

活动组织：学生以小组为单位，在校园进行日常礼仪的观察与应用调查，同时查找相关文献资料，小组讨论如何在日常生活中应用礼仪，将讨论结果做成视频或 PPT 向全班汇报。

教师启发引导：掌握礼仪要点，展示完美个人形象。

学习思考

探讨如何体现日常生活礼仪，用文字叙述一件体现日常生活礼仪的事例及对你的影响。

练习测试

单选题

1．"您好！我是您的责任护士。"这属于（　　）。

A．招呼用语　　　　B．介绍用语　　　　C．安慰用语　　　　D．迎送用语

专题六　护士礼仪修养

E. 指导用语

2. "我来介绍一下,这位是小赵,这位是小张,你们认识一下吧",此种介绍方式属于（　　）。

  A. 标准式   B. 简介式   C. 强调式   D. 推荐式
  E. 社交式

3. 名片承载着个人信息,也是重要的交往工具,它的使用和交换往往能体现出一个人的礼仪修养和素质,正确使用和交换名片,能够很好地促进双方的进一步交往。以下不妥的是（　　）。

  A. 交换名片的顺序一般是"先客后主,先低后高"
  B. 交换名片的顺序是地位低的先交给地位高的,年轻的先把名片交给年长者,客人先把名片交给主人
  C. 递送名片时,态度要端庄得体,面带微笑,注视对方
  D. 接受名片时,应立即停止手中的事情,起身站立,面带微笑,目视对方,双手或右手捧接名片。接过名片要从头至尾认真查看,若有疑问,可当场向对方请教
  E. 对所接受的名片,要认真收藏。一般放在上衣口袋或手袋里,实在没地方放也不能乱丢、乱扔、乱撕、乱放,可放在钱包里或裤子的后兜里

4. 电话礼仪中不应出现的行为是（　　）。

  A. 通话内容应事先准备,简明扼要
  B. 电话接通之后首先问候对方"您好",然后介绍自己的姓名、所属单位,说明打电话所为何事,最后挂电话之前要有道别语
  C. 接听及时,一般电话铃声响两三声时接听是比较合适的
  D. 当通话结束时,通常是地位高的人先挂机
  E. 上班、开会的时候,手机不要调成振动的状态,始终处于开机状态

5. 课堂是学生校园学习的重要场所,课堂礼仪是校园礼仪基本组成部分,对其产生的作用描述欠妥的有（　　）。

  A. 融洽师生关系 B. 集中学生注意力 C. 强化纪律观念
  D. 协调师生教学 E. 促进各班同学交流

任务二 修炼护士职业礼仪

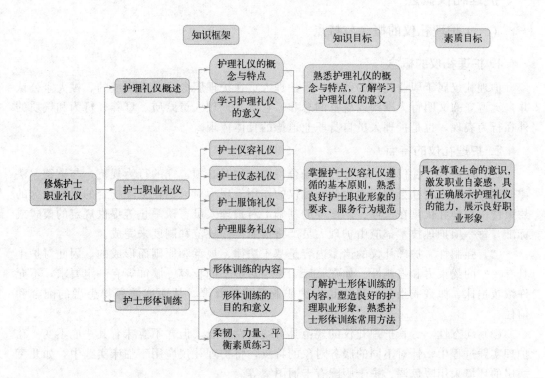

情景导入

观风气，识医院

有位朋友的公司让大家选几家"医保"医院，他认为我对医院熟悉，让我帮一下忙。我说，有一个小窍门，就是先去医院随便转转。一家医院是不是值得患者信任，不用看病，一转就能有答案。

朋友不以为然："别说那么悬，不看病怎么知道？""闻香能识美人，观风气也能识医院呀！"我说。

门诊工作是否井然有序，医生和护士的着装、举止、言论是否规范，从小事上都能表现出来。如果医生工作时打电话聊天，护士大声喧哗，医务人员操

> 作时随随便便,这样的医院从管理到医务人员素质便值得怀疑,这种医院最好别选。
>
> 请思考:对以上说法你是否认同?
>
> 教师启发引导:医务人员在工作和社会生活交往中的仪表仪容、言行表现,充分反映出医务工作者的内在气质、文化素养和精神风貌,是医院精神文明建设的一个重要组成部分。

一、护理礼仪概述

(一)护理礼仪的概念与特点

1. 护理礼仪的概念

护理礼仪属于职业礼仪的范畴,是护理人员在护理服务实践中形成的,被大家公认并自觉遵守的文明行为准则或规范的总和。它既是护理人员素质、修养、行为和气质的外在行为表现,也是护理人员自身职业道德的具体体现。

2. 护理礼仪的特点

(1)规范性 礼仪是人们在社交场合待人接物时必须遵守的行为规范,与道德、法律一起被称为人类社会的三大规范。礼仪的作用表现为对人们在交际场合的语言行为的约束性。护理礼仪是在法律、制度等的基础上对护理人员言谈举止等提供规定的模式或标准,每一项护理技术都应由护理人员严格按照操作规范和制度来完成。

(2)强制性 护理礼仪的诸多内容是基于法律、规章和原则而形成的,因此对护士具有一定的约束力和强制性。如在临床工作中对护士的妆容、服饰等有一定要求,不允许浓妆艳抹、佩戴戒指等,目的是维护职业形象和尊严,从而能够赢得患者的配合和信任。

(3)动态性 尽管护理礼仪的规范具有约束性特点,但并不意味着其一成不变。在护理实践过程中,针对不同的服务对象的特点,将护理礼仪应用于临床实践中,如儿童病房的环境采用暖色调、护士服配有卡通图案等。

(4)综合性 护理礼仪是护士人文修养的综合体现,护理服务是科学性与艺术性的统一,是人文与科技的结合,是心理学、伦理学与美学等学科综合起来的应用学科。

(5)可行性 护理礼仪注重切实有效性,在实践过程中根据服务对象的病情、民族、文化传统、生活习惯等灵活运用。护理礼仪的原则应该是具体的,而不是纸上谈兵、华而不实。护理人员要把护理礼仪广泛运用于护理实践,并使之成为工作中的行为规范。

(二)学习护理礼仪的意义

1. 是塑造良好的护理形象的需要

随着医学科学的发展和医学护理模式的转变,为满足患者的需求,塑造良好的职业形象尤为重要。良好的护理形象不仅决定着医院在社会公众心中的印象，同时影响护理人员在社会中的地位。护理礼仪通过一系列的标准和要求对护理人员的言谈举止进行约束和塑造，使护理人员树立端庄大方、得体适度的职业形象，从而体现护理人员良好的个人修养与素质。

2. 是建立良好的人际关系的需要

随着护理内涵的扩展，护理人员的角色由单一的照顾者向健康促进者这一多元角色转变，护理人员和患者、家属、医生等多个群体之间的交流与合作日益增加，这就对护理人员的礼仪修养提出了更高的要求。护理礼仪能够使护理人员具有良好的礼仪修养，运用积极有效的沟通技巧向交往对象表达自己的尊重与理解，从而建立和谐的人际关系。

3. 是适应护理快速发展的需要

随着医疗环境的转变，护理服务质量的提高更加注重人文关怀和整体护理。护理人员应加强护理礼仪的学习和应用，致力于将机械冰冷的护理服务变得温暖而亲切，使得每一位患者在生理、心理、社会支持上都能获得满足，营造良好的医疗护理环境，提高医疗护理服务质量。

二、护士职业礼仪

护士职业礼仪是护士在工作岗位上应当遵守的行为规范，因此它具有浓厚的职业色彩和特点。护士美好的仪容、端庄的仪态和正确的着装在护理实践中可以提升护士的职业形象，使护理对象产生愉悦的心情，获得良好的生理、心理效应，继而达到治疗和康复的最佳效果。护士的职业礼仪是决定护理专业整体形象和护理文化的关键因素之一，直接影响到社会对护士职业的整体评价。

（一）护士仪容礼仪

仪容通常是指人的外观、外貌。在人际交往中，仪容会引起交往对象的特别关注，并将影响交往对象对个体的整体评价。仪容美是自然美、修饰美、内在美这三个方面的统一。它能体现一个人良好的精神面貌和对生活乐观、积极的态度。护士仪容修饰的基本原则是美观、整洁、卫生、得体，内容包括发部修饰、面容修饰、肢体修饰、妆容及表情礼仪。

1. 护士发部修饰礼仪

发部修饰基本要求：勤于梳洗，长短适中，发型、发饰得体，符合社会规范和职业特点。应定期清洁头发，避免异味；定期修剪头发，保持一定造型。不宜当众梳理头发，不宜将掉落的头发随手乱扔。男士可选择中分式、侧分式、短平式、后背式发型，女士可选择齐耳的短发或留稍长微曲的长发。男士头发不应盖过耳部，不触及后衣领，也不要烫发。女士头发不应遮住脸部，前面刘海不要过低。在正式社交场合中，无论男士还是女士都不可将头发染成黑色以外的颜色。从审美和工作需要的角度出发，女护士既可以留短发，也可以留长发，但在工作时，无论是否佩戴护士帽或工作帽，都不宜长发披肩，必须将头发盘成发髻，整体形象要求清爽利落。男护士不宜留鬓角，前发不触及眉头，侧发不触及耳朵，后发不触及衬衫领口。男士、女士都不适合剃光头（图6-1）。

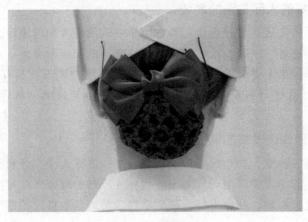

图6-1 发部修饰

2. 护士面容修饰礼仪

面容修饰是体现仪容礼仪最直接而又最重要的一个方面，其基本要求是：形象端庄，整洁简约，注重保养。

（1）眼部及眉毛修饰　眼睛是心灵的窗口，要注意保洁，及时清除眼部的分泌物。如需佩戴眼镜，应选择美观、合适、方便、安全的眼镜。在工作场合，按惯例不应戴太阳眼镜，以免给人以"拒人千里"之感。眉毛可进行必要的修饰，但是不提倡进行"一成不变"的文眉，更不可剃去所有的眉毛。

（2）鼻部修饰　鼻部常清洁，剪短鼻毛，避免当众吸鼻子、擤鼻涕、挖鼻孔。特殊情况下清理鼻涕应以手帕或纸巾辅助，并尽量避免发出过大声响。

（3）耳部修饰　耳朵虽然位于面部两侧，但仍然在他人视线范围之内。在进行沐浴、头部和面部清洁时要注意耳部的清洁。如果耳孔周围长出浓密的耳毛，应及时修剪。必要时，需对耳孔内的不洁分泌物进行清除。护士切忌在工作时挖耳朵，以免造成不雅之感。

（4）口腔卫生　口部清洁保养需做到认真刷牙和定期洁牙。上班之前应注意避免进食一些气味过于刺鼻的饮食，必要时可含一点茶叶或嚼口香糖，以去除异味。由于胃肠等疾病引起口腔异味者，一方面应积极治疗，另一方面自觉注意不要近距离正面与他人说话，保持嘴唇的清洁和湿润。男护士应及时修剪胡须，不要蓄须。

3. 护士肢体修饰礼仪

肢体是礼仪活动中的重要组成部分，肢体修饰包含手臂与腿部的修饰。

（1）手臂修饰　手臂是人际交往中使用最勤、动作最多的身体部分，被视为社交中个人的"第二张名片"。在日常生活中,手是接触人和物体最多的部位,从清洁、卫生和健康的角度考虑,护士的手应当勤于清洁和保护,必要时消毒。指甲应定期修剪,长度不超过手指指尖,不蓄留长指甲,不涂指甲油,公众场合不可修剪指甲。根据社交礼仪规定,护士在正规的学术、社交活动中,肩部不应裸露在衣服之外。而在非正式场合下,若打算穿着暴露腋下的服装,务必先行脱去或剃去腋毛。

(2)腿部修饰 腿部在近距离之内常为他人所注视,在仪容修饰时不可偏废。在工作等正式场合,男士着装不可以暴露腿部,即不允许穿短裤;女士可以穿长裤和裙子,裙长应在膝部以下。女士在正式场合穿裙子时需穿连裤袜或长筒袜,袜筒边缘不可暴露在裙子之外。要注意保持脚部卫生,鞋子、袜子要勤洗勤换,不穿破损或有异味的袜子,一般需随身携带备用的袜子,以备不时之需。不可在他人面前脱下鞋子、整理袜子和修剪趾甲。在正式场合不宜光脚穿鞋。此外,使脚部过于暴露的鞋子,如拖鞋、凉鞋、镂空鞋、露跟鞋等,不得登上大雅之堂。

4. 护士妆容礼仪

护士自然、亲切、安详、和悦的妆容,给人以健康、富有生机的美感,对患者来说具有美的感召力。护士妆容修饰通常都以清新自然为特点,从礼仪角度出发,可适当化淡妆,以增强容貌的表现力,展现护士端庄、稳重、沉静、大方的职业形象与美感,切不可浓妆艳抹,不可以有过度上妆的痕迹。

(1)护士妆容修饰原则

① 眉毛以浅棕、咖啡或淡黑为主,切忌粗重的蓝色或者黑色。

② 眼线要画得纤细,切忌画得粗、黑、重。

③ 眼影以浅色为主,切忌银光、闪亮的或者过重的金属色。

④ 腮红以浅粉、桃红、浅桃红色为主,切忌为深色或荧光色。如果是晚妆,粉底应该选暖色系,如偏粉色,切忌选偏黄色。

⑤ 口红以近肉色为主,如粉红色、橙色、豆沙色,或者用透明的唇膏,切忌用大红色,不要突出唇线。

护士的容貌应以清新洒脱的自然美为主。始终保持面容清洁、健康。蓬头垢面会使人丧失信心,浓妆艳抹很不适宜护士的职业身份和医院的环境,会让患者产生反感和刺激。由于护士职业的特殊性,工作紧张且生活不规律,长此以往会使原本容光焕发的面容渐渐变得暗淡、憔悴或生斑。适当的淡妆能增加神采,使人们从护士脸上看到健康和信心。提倡护士工作时着淡妆,是因为健康的肤色、淡淡的装束为更多的患者所接受,对审美的主体与客体都会发生审美效应。

目前,许多医院鼓励护士工作时着淡妆,呈现给患者一种健康的面容。因此,护理工作者要注意面部皮肤的保养与护理,了解一些基本的护肤及美容的常识,选择适合自己的护肤产品,尽量避免因化妆品使用不当造成面部皮肤的损伤。

(2)化妆的基本礼仪

① 不可使妆面出现残缺。注意在化妆后及时自查,防止妆容出现残缺。在饮水、出汗或用餐之后,要及时补妆,努力维护妆面的完整性。

② 避免借用他人化妆品。借用他人化妆品既不卫生,也不礼貌,故应避免。

③ 不可评论他人妆容。化妆纯系个人之事，受民族、肤色和个人审美的影响，化妆有着不同的习惯和风格。因此，不宜对他人的妆容进行评论和非议，也不可冒失地打探他人化妆品的品牌。

④ 不可使化妆妨碍于人。不可将妆容化得过浓、过重。护士职业妆适合用淡妆，主要特征是简约、清丽、素雅，并具有鲜明的立体感，给人留下稳重、端庄的印象。不可脂粉气十足，脱离自己的角色定位。

⑤ 临睡前需彻底卸妆。彩妆对皮肤有着一定程度的损害，不要让化妆品留在脸上过夜，临睡前用洁面乳和清水洗净面部，再涂适量的护肤品以保护面部。

5. 护士表情礼仪

在人际交往中，表情真实可信地反映着人们的思想、感情及心理活动与变化。表情是人的面部感情的外显。严格来讲，一个人的面部表情由眼部、嘴部、面部肌肉的动作组成。表情能"于细微处见精神"，往往能反映一个人的修养程度，并以无声的语言向他人说明自己，并决定他人对自己的看法，影响他人对自己喜欢和接纳的程度。护士的表情是护士仪表、行为举止在面部的集中体现。护士的表情亲切、真诚、自然、友好，可给患者以安全感，让患者感受到人情的美好，从而愿意合作，有助于患者康复。

（1）眼睛——心灵的语言　护士对患者真诚、友善的情感往往是通过眼神表现出来的。当患者心情沉重的时候，看到的是护士温和的目光；当患者心烦意乱的时候，看到的是护士坚毅的目光；当患者焦虑恐惧时，看到的是护士镇定的目光。这些目光对患者来说好比是冬日的阳光、夏日的甘露，融汇成一股股暖流滋润着他们的心田。透过护士的目光，人们看到的是护士善解人意、豁达大度、包容百川的宽阔胸怀和美好情怀，人们因此而愿意与护士交往并吐露内心的感受，愿意把所有的烦恼向护士倾诉以得到护士的指引和帮助。

目光受感情的制约，把握好内心的感情，目光才能发挥很好的作用。护士在操作时，应精力集中、眼神凝聚；当倾听患者谈话时，眼神要专注，饱含爱护和同情。眼神的要求一般有如下几个方面。第一，注视时间。护士在与患者交流时，视线接触对方脸部的时间应占谈话时间的1/3或2/3为宜，如低于1/3可能会被认为对患者及其话题不感兴趣。而且在目光交流中，不要过长时间地盯着对方，间隙地看一看对方的眼睛，把时间控制在1~2秒内。护士要学会用心观察对方的眼神，从对方目光的真实态度中调整自己的沟通方式。第二，注视的角度。护患交流常采用正视和俯视。我们常用俯视对卧床的危重患者表达爱护、体贴的意思，以正视表达尊重、理解、平等的意思。用自然亲切、不卑不亢的适度对视，表示注意和接纳对方。如果配以真诚的鼓励、亲切的微笑和语言的安慰，效果会更好。第三，注视的部位。交谈时把目光停留在对方的眼与口之间的区域最自然得体。

（2）笑容——微妙的交流　护士在工作中决不可忽视面部表情的作用，表情是会相互影响的。当护士带着真诚的微笑面对患者，微笑所起的安慰作用可能胜过良药。微笑是一份不花钱的礼物，一首诗中这样赞美道："对于疲乏的人们，微笑是休息；对于泄气的人们，微笑是破晓；对于悲伤的人们，微笑是阳光；对于烦恼的人们，微笑是最好的解药；微笑无须成本，但却创造出许多价值；微笑是人类特有的表情，它是文明与进化的一个象征。"优雅适度的微笑可以通过训练达到：收缩额肌抬高眉位，使眉略弯成弯月形；面肌收缩并稍向下拉，出现笑意；唇形稍弯曲，嘴角稍上提，闭唇不露齿或仅露6～8颗牙齿；控制声带不发出笑声。总而言之，微笑有一种磁性的魅力，是人际交往中的润滑剂。

（二）护士仪态礼仪

仪态是指人在日常生活中处于静止或活动状态时，身体各部位的相互协调关系，它是个人精神面貌的外观体现，具有向外界传递个人思想、情感和态度的功能。培根说："相貌美高于色泽美，而优雅合适的动作美又高于相貌美，这是美的精华。"护士的仪态美在日常工作千姿百态、变化无穷的动作中显现出来，并对患者产生影响。护理工作中的仪态主要有站、坐、走及护理操作中的动作行为。

1. 站姿挺拔

护士应力求形体发育健美，站姿挺拔、自然，显示出稳重又充满朝气与自信的精神面貌。站姿是一种静态美，是所有姿态中最基本的姿势，是培养其他优美的姿态的起点和基础。站立时，从正面看，身体中心线由两腿中间向上穿过脊柱及头部，上下拉长，左右内收，散发出挺拔干练的气质。站姿的优美关键在于挺胸、收腹、颈直。另外头要正，目光平视，下颌略收，肩自然外展下沉，手贴放身体两侧，或两手四指相搭放于体前，两脚略呈"丁"字形，或两脚稍分开前后错步站立。正确的姿态不仅能给人以美感，且有助于人体内脏器官发挥正常生理功能。护士工作时切忌扶肩搭背、身体晃动、手叉腰际、两手插兜，或随便倚靠病床、墙壁、门栏等（图6-2）。

护理礼仪

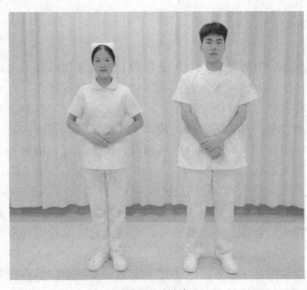

图6-2 站姿

2. 坐姿端庄

护士在处理日常工作时,一些事需坐着完成。护士的坐姿应体现出谦逊、诚恳、娴静、端庄,落座时应用双手在身后轻拂护士服的裙摆,臀部位于椅子前1/2或1/3处,上身端正挺直,两腿并拢后收,双手自然交叉或相握于上腹处或大腿上,无论是静止还是转头都要保持自然挺拔的感觉。切忌采用给人以粗俗失雅、轻佻、颓废及懒散感觉的坐姿,如仰头靠在椅背上,双腿敞开过大或抖晃,上身趴在桌子上等(图6-3)。

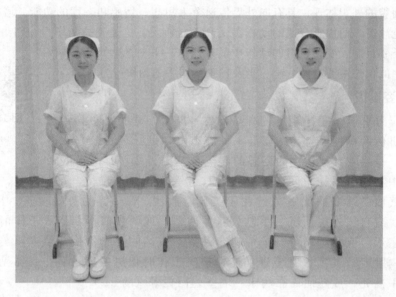

图 6-3 坐姿

3. 走姿平稳

护士工作的绝大部分时间是在行走中进行的,因此要注意训练正确的走姿。正确而优美的行走动作,能给人一种干练、愉悦的感受,并能节省体力,有助于更好地完成护理工作。起步时重心前移,以大腿带动小腿,两脚尖朝正前方迈步,取自然步幅,脚跟先着地,迅速过渡到脚掌,膝关节放松,使步子轻松柔和,积极主动。行走的过程中要抬头、挺胸、收腹、提臀,以胸带步,自然摆臂,步履轻盈,抬足有力,柔步无声,不要懒散拖沓、左顾右盼。

在引导患者行走时,护士可以边行走边将右手或者左手抬起一定的高度,五指并拢,掌心向上,以其肘部为轴,朝向引导或介绍目标,伸出手臂进行介绍。行走时采用上身稍转向患者的侧前行姿势。退出病房时,亦应后退几步后再转身,以示礼貌。在较窄的走廊里与他人相遇时,护士应面向他人,点头致意。

当响应患者呼唤或赶赴抢救地点时,护士需要快步急走,但上身仍要保持平稳,步伐加快、有力,肌肉放松,舒展自如,给人以镇定、敏捷、充满信心之感(图6-4)。

4. 蹲姿优雅

在工作中护士有时需要蹲下操作或拾取落地物品，如果蹲姿不雅，将有损护士的形象。优美的蹲姿应该是身体重心落在一条或两条屈膝并合拢的腿上，上身挺直，肩自然下垂，一脚或双脚后跟跷起，两膝并拢或一高一低，臀坐在抬起的脚后跟上。如是拾取物品，可走到物品的后侧方蹲下，用靠近物品的手拾起物品。在采取蹲姿操作时，要注意节力，在保持姿态优雅的基础上尽可能扩大支撑面，并保持重力线在支撑面内（图6-5）。

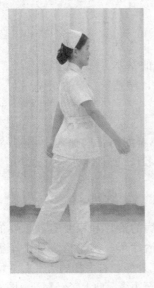
图6-4　走姿

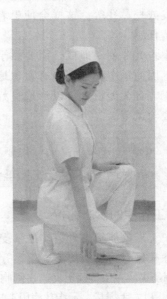
图6-5　蹲姿

5. 手姿得体

手姿是身体语言中最富表现力的举止，正如法国画家德拉克洛瓦所说："手应当像脸一样富有表情。"

护士在双手空置时，应双手自然下垂，掌心向内，相握于腹前；或双手垂放于身体两侧。

持物时，既可用单手，又可用双手。需注意的是，持物时应动作自然，五指并拢，用力均匀，轻拿轻放，避免在拿物品时翘起无名指与小指。端治疗盘时，双手握于盘的两侧，掌指托盘，双手靠近腰部，曲肘90°，端盘平稳，盘不触及工作服，用背或肩部推门。持病历夹时，掌握病历夹边缘中部，放于前臂内侧，靠近腰部。推车时，护士立于车后，双手扶把，前臂均匀用力，平稳行进。

递物时，应双手递物，如果不方便用双手，应用右手递送。在递送物品时，应为对方留出接取物品的地方。如果传递的是带有文字的物品，必须把物品的正面朝向对方，以便对方接过后阅读。递送带尖、带刃等容易伤人的物品时，不要把尖、刃直指对方，

专题六　护士礼仪修养

应使尖、刃朝向自己，或是朝向其他方向。递送食品时，注意不要把手搭在杯、碟、盘的边缘处。

引导患者或指示方向时，以肘关节为轴，上臂与前臂弯曲成140°左右，手掌与地面基本上成45°。指示方向时，上身稍向前倾，面带微笑，眼睛看着目标方向，并兼顾对方是否意会到目标（图6-6）。

用手势帮助说话时，注意动作适度、自然大方，切忌指指点点，双手乱摸乱放，边谈话边用手挖耳朵、抓头皮、捋头发或挖鼻孔等。这样会使患者感到不安且失去对护士的信任感。

优雅的举止并非朝夕即成，而要靠平时工作与生活中不断训练，因此每个护士都应有意识地对自己的基本姿态加以修正，日久天长自可以形成良好的习惯，塑造出优美的仪表与风范。

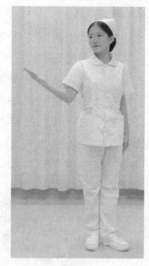

图6-6 手姿

> **实践活动** 学习了递接物品的动作要领后，你将如何正确递送下列物品：
> ①文件、名片；②伞、包；③笔、刀、剪；④水杯、饮料。

6. 护理工作中的仪态礼仪

优美的护士形象能给患者以美的享受，对疾病的治疗和康复有着重要的意义。护理工作中的仪态礼仪有：持病历夹、端治疗盘、推治疗车、推轮椅、推平车等。

（1）持病历夹　左手持病历夹放在侧胸上部，稍外展，右手托病历夹右下角或自然下垂。翻阅病历夹时，以右手拇指、示指从病历夹缺口处滑至边缘，向上轻轻翻开（图6-7）。

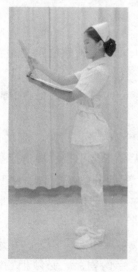

持病历夹

图6-7 持病历夹

（2）端治疗盘　端治疗盘时，应用双手四指托住盘底，拇指置于盘边，不可将拇指伸入治疗盘内，上臂贴近躯干，肘关节90°屈曲，治疗盘距胸骨柄前方约5厘米。注意保持治疗盘重心平稳（图6-8）。

（3）推治疗车　推治疗车时用双手扶住车缘两侧，上身略向前倾，轻巧地向前推进。不可用手拽着车栏，拉着车叮叮咣咣地走。进入病房前应先停车，敲门后，用手轻轻推开门，推车入室。严禁用治疗车撞击房门（图6-9）。

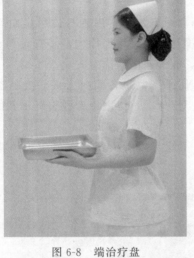
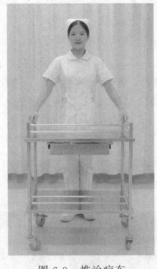

图6-8　端治疗盘　　　　　　　图6-9　推治疗车

（4）轮椅护送患者　轮椅护送适用于不能行走但能坐起的患者入院、出院、检查、治疗或室外活动（图6-10）。

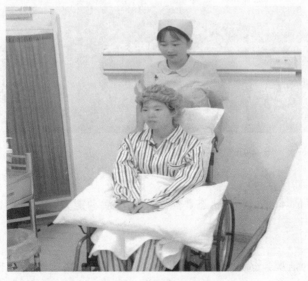

图6-10　轮椅护送患者

轮椅护送患者工作流程如下。

第一步：评估患者。评估体重、意识状态、病情、躯体活动能力、损伤部位以及理解合作程度。

第二步：护送患者。

① 上轮椅。使椅背与床尾平齐，椅面朝向床头，扳制动闸将轮椅止动，翻起脚踏板。扶患者坐起，协助患者穿上衣裤和鞋，冬季注意保暖。患者将双手置于护士肩上，护士双手环抱患者腰部，协助患者下床和坐于轮椅中，翻下脚踏板，协助患者将脚置于脚踏板上，系好安全带。

② 护送中。注意患者病情变化，主动和患者沟通。患者身体尽量向后靠，手放在扶手上，如有不适及时告知护士。护士在推行时双手用力均匀，步行时平直稳妥。过门槛时，翘起前轮，避免过大震动。下坡时，放慢速度，注意安全。

③ 下轮椅。轮椅推至床尾，椅背与床尾平齐，患者面向床头，扳制动闸将轮椅止动，翻起脚踏板，协助患者站起、转身、坐于床沿，协助患者脱去鞋子和保暖外衣，助患者躺卧舒适，盖好被子。

（5）平车护送患者　平车护送适用于不能起床的患者入院、做各种特殊检查、治疗、手术或转运（图 6-11）。

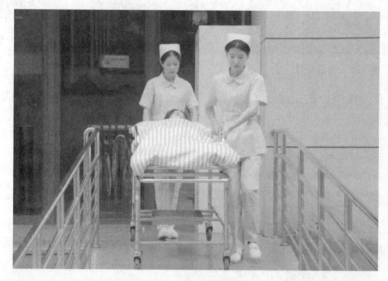

平车护送患者

图 6-11　平车护送患者

平车护送患者工作流程如下。

第一步：评估患者。评估体重、意识状态、病情、躯体活动能力、损伤部位以及理解合作程度。

第二步：护送患者。

① 上平车。根据患者的情况，选用挪动法或 1～4 人搬运法，将患者安全搬至平车上。注意将患者的头部置于头端（大轮端），协助患者在平车上躺好，用被单或盖被包

裹患者，以免着凉。

② 护送中。护士站于靠近患者头部的位置，观察患者病情变化。推行时速度适宜，平车的尾端（小轮端）在前，转弯灵活；上、下坡时，务必使患者的头部位于高处；对于脑损伤、颌面部外伤以及昏迷患者，注意将其头偏向一侧；保持输液管、引流管的通畅；进出门时避免碰撞。

③ 下平车。移动患者至床上，助患者躺卧舒适，盖好被子。

（三）护士服饰礼仪

服饰是一种文化，它可以反映一个民族的文化素养、精神面貌和物质文明的发展程度。服饰又是一种"语言"，它能反映出一个人的社会地位、文化修养、审美情趣，也能表现出一个人对自己、对他人以至于对生活的态度。

1. 职业装的着装规范

穿着职业服装不仅是对服务对象的尊重，同时也使着装者有一种职业的自豪感、责任感，是敬业、乐业在服饰上的体现。规范穿着职业服装的要求是整齐、清洁、挺括、大方。

（1）整齐　服装必须合身，袖长至手腕，裤长至脚面，裙长过膝盖，尤其是内衣不能外露；衬衫的领围以插入一指大小为宜，裤、裙的腰围以插入五指为宜。不挽袖，不卷裤，不漏扣，不掉扣；领带、领结、飘带与衬衫领口的吻合要紧凑且不系歪；如有工号牌或标志牌，要佩戴在左胸正上方，有的岗位还要戴好帽子与手套。

（2）清洁　衣裤无污垢、无油渍、无异味，领口与袖口处尤其要保持干净。

（3）挺括　衣裤不起皱，穿前要烫平，穿后要挂好，做到上衣平整、裤线笔挺。

（4）大方　款式简练高雅，线条自然流畅，便于岗位接待服务。

2. 护士便装着装礼仪

进出病区的便装因与工作环境相关，要求以秀雅大方、清淡含蓄的色调为主，体现护士的美丽端庄和稳重大方。到病区上班，不穿过分暴露、不雅观的时装，如露脐装、吊带装、超短裙、迷你裤。不穿带响声的硬底鞋、拖鞋出入病区。不穿背心、短裤到病区。

3. 护士服的着装礼仪

真正的护士服装起始于南丁格尔时代（19世纪60年代）。南丁格尔首创护士服装时，以"清洁、整齐并利于清洗"为原则。世界各国通用的护士服以白色为基调，但样式各具特色。随着社会的发展与变迁，针对不同服务对象的心理需求，护士服的颜色与样式亦在发生着变革。许多医院以美学原理为指导，以心理学研究结果为依据，重视生物以外的因素，将服装中的多元文化引入医院，改善患者的视觉感受，改变以往患者对医院"白色恐怖"的印象，美化医院环境，提升护理专业的外在形象。根据工作环境和服务对象选择不同颜色的服装，以色彩的直观形象和色彩的心理效应，满足服务对象的精神需求，舒缓压力。如一般科室的护士身着白色工作服，以体现白色的端庄与神圣；儿科、妇产科的护士身着淡粉色或小碎花工作服，令母亲和孩子感到舒心、柔和、可爱；手术室、重症监护病区和血液中心的护士穿着淡绿色的工作服，一方面使患者产生绿色象征的希望与生命的联想，另一方面也使手术室的医护人员一直盯着血染区域的眼睛得到视觉的改善和休息；而急诊科的护士身着淡蓝色或墨绿色工作服，则使患者和亲属感到冷静与沉稳。

护士服多为连衣裙式，给人以纯洁、轻盈、活泼、勤快的感觉，以整齐洁净、大方适体和便于各项操作为原则。穿着中要求尺寸合身，以衣长刚好过膝、袖长刚好至腕为宜。腰部用腰带调整，宽松适度。下身一般配白色长裤或白裙。夏季着工作裙服时，裙摆不超过护士服。

（1）领扣　护士服的领扣要求扣齐，自己的衣服内领不外露，高领护士服的衣领过紧时可扣到第二个。男护士服穿着时注意不着高领及深色内衣。

（2）衣扣、袖扣　全部扣整齐，缺扣子要尽快钉上，禁用胶布、别针等代替护士服上的扣子。衣兜内忌乱塞鼓满。袖扣扣齐，使自己的内衣袖口不外露。这样着装，会给人留下护士职业美的良好印象。

（3）燕帽　燕帽象征着护士职业的圣洁和高尚。护士的燕帽应洁净无皱褶、佩戴端正、高低适中、前发不遮眉、后发不过领、两侧头发不掩耳；梳理整齐、清洁无味、发饰素雅，与整体服装统一和谐；反映护士端庄、典雅的气质。燕帽要轻巧地扣在头顶，帽后用白色发夹别住，以低头或仰头时不脱落为宜。燕帽位置的高低应根据个人的脸型进行适当调整，太靠前会给人一种压抑感，太靠后既不稳定又显得随意。帽子部位不合适或用黑色发卡固定在燕帽的两侧会破坏护士帽的整体形象。护士戴燕帽的发型、发饰具体要求如下。

① 短发。头发自然后梳，两鬓头发放于耳后，不可披散于面颊，需要时可用小发卡固定。发长不能过衣领，否则应挽起。

② 长发。应将头发盘于枕后，盘起后头发不过后衣领。盘发时可先将头发梳成马尾或拧成麻花状，用发卡或头花固定。

③ 发饰。工作环境中的发饰主要为有效固定头发之用，发卡、头花等应与头发同色系，以素雅、大方色调为主，避免鲜艳、夸张的发饰给患者带来不良的刺激。

④ 染发。可染成黑色或近黑色，严禁染成鲜艳的色彩。

（4）护士戴圆筒帽的发型　手术室、传染科及特殊科室的护士，为了无菌技术操作和保护性隔离的需要，工作时佩戴圆筒帽。在佩戴圆筒帽前，应仔细整理好发型，头发应全部放在圆筒帽内，前不露刘海，后不露发际。短发可直接佩戴圆筒帽。长发用小发卡或网套盘起后再佩戴，这样可以确保头发不从圆筒帽中滑脱到外面，不影响无菌技术操作和隔离防护。

（5）护士戴口罩的职业标准　佩戴口罩应完全遮盖口鼻，戴至鼻翼上一寸，四周无空隙。吸气时以口罩内形成负压为适宜松紧，达到有效防护。无菌操作与防护传染病时必须戴口罩。口罩戴的松紧度和位置要适宜，否则不但影响护士形象，且没有起到戴口罩的防护作用。比如，口罩戴得太低或口罩带过松，污染的空气可从鼻翼两侧和周围空隙进入口鼻，起不到防护作用，戴得太高会影响视线或擦伤眼黏膜。有人将口罩戴到鼻孔下面、扯到颌下或吊在耳朵上面，均显得精神松散、职业形象不佳，与人讲话会让人觉得不礼貌。

（6）护士佩戴胸卡的要求　胸卡是向人表明自己身份的标志，便于接受监督。要求正面向外，别在胸前。胸卡表面要保持干净，避免药液水迹沾染。胸卡上不可吊坠或粘贴他物。

（7）护士鞋袜的要求　护士工作鞋为白色，无论穿哪种材质的鞋，都应以鞋底柔软防滑、鞋跟不超过3厘米、穿着舒适、走路无声和方便工作为原则。工作鞋袜要保持清洁干净，皮鞋要经常擦油，切忌光脚穿鞋。无论下身配穿工作裤还是工作裙，袜子均以浅色、肉色为宜，以与白鞋协调一致。穿工作裙服时，长袜口一定不能露在裙摆外。夏季穿凉鞋者，最好选择前后包脚的款式并应穿袜子，这样能保护足趾和后跟，视觉效果上也显得文雅。

（8）护士佩戴饰物的要求　护士工作时不主张佩戴各种装饰物，其目的是方便工作，同时也是为了树立端庄大方的仪表。人们佩戴各种装饰物的目的是美化自己，表现出某种与众不同的个性特征。护士工作时如果佩戴许多装饰物，一方面不利于工作，另一方面会直接影响患者对护士的信任度，患者会认为护士把精力和时间过多地用于打扮自己，从而怀疑护士的能力，产生不信任的感觉。因此，在从事护理工作时，戒指、手镯、手链、脚链及各种花色的耳饰是不宜佩戴的，佩戴项链时不宜外露，以免影响护士的整体美和增加交叉感染的机会。

（9）护士手和指甲的要求　手是护士进行护理操作、仪态表达的直接、形象的工具，所以护士双手的卫生与形象非常重要。首先，护士不能留长指甲。一是长指甲可能造成护理时抓伤患者的皮肤，给患者增加痛苦或造成感染；二是长指甲内会储藏细菌或污垢，不符合无菌技术要求；三是长指甲还会穿破无菌手套造成污染；四是长指甲尖长的形状似剑形，可对患者感官上造成尖锐的威胁。因此，护士必须经常修剪指甲，保持一双清洁、灵巧、滋润的手。其次，护士不能涂抹彩色指甲油，更不能采用现在流行的所谓"染绘美甲"来修饰自己的指甲。指甲油一方面会造成护理操作时污染，另一方面鲜艳的色彩还会刺激患者心理，引起患者的反感和不安，同时还可能增加护患双方在相互沟通和护理过程中的种种顾虑，降低患者对护士的信任感。

案例分析

为什么李奶奶不信任小吴护士？

李奶奶因为高血压、冠心病心绞痛反复发作一周入住心内科10床3天了。今天责任护士小林休息，由小吴负责李奶奶的各项护理工作。上午10点，小吴护士静脉输液轮到李奶奶这床了，可李奶奶在护士站徘徊不肯马上去输液，还找护士长测量血压。护士长觉得李奶奶的举动有点反常，一般到了输液时间，病友们都巴不得早点输上液，可李奶奶却不配合。护士长带着疑惑给李奶奶测量了血压，并问李奶奶为什么今天非得找护士长量血压，还不肯去输液。李奶奶轻轻地跟护士长说："你有没有发现，今天给我护理的小护士连她自己的袜子都穿错了……"护士长巡视了一圈病房发现小吴脚上穿的袜子一只是纯白色的，另一只是奶白色的。

请分析：在本案例中，李奶奶为什么不信任小吴护士？对你有何启发？

（四）护理服务礼仪

1. 医院护理服务礼仪

（1）医院护理服务礼仪的基本原则　护士的礼仪直接关系到护理队伍和医院的形象。护士的礼仪可从护士的个体形象、态度、行为等各方面展现出来，并融于职业行为中。不论是门诊、急诊护士，还是病房或手术室护士，在医院工作中需共同遵守的礼仪基本原则主要有：

① 行为仪表端庄大方。护理人员应将对职业、患者的尊重体现在行为、仪表上。举手投足的端庄大方，既可增加患者的信任，也有利于建立相互尊重的护患关系。

② 言语态度和蔼可亲。护理是科学、艺术与爱心的结合，护理人员的言语与态度直接影响患者的情绪和治疗效果。如患者刚进入医院时接诊护士投以微笑，并亲切地接待和介绍环境，可消除患者因环境陌生产生的不安情绪。一位言语温和及态度和蔼可亲的护士，会给患者带来正面效应。

③ 操作技术轻柔娴熟。护理技术是构成护理服务质量的关键所在。患者患病后，既要忍受疾病的折磨，承受精神压力，还要忍受各种治疗带来的痛苦。所以，护士在进行各项护理操作时要为患者着想。操作时动作要轻柔、娴熟并符合力学、美学原则，既能减轻患者的痛苦和思想负担，又能增加患者的安全感和舒适感。

④ 护理服务主动周到。护理人员应该重视护理工作中的主动服务态度，这也是对患者心理护理和治疗的重要组成部分。礼仪之本是尊重，所以只有学会换位思考，多些关爱，变被动服务为主动服务，才能为患者提供个性化、人性化的护理服务。

⑤ 工作作风认真严谨。护士从事维护健康、促进健康、减少患者疾苦的工作，必须具有科学严谨的工作作风与慎独精神。护士的每一项护理行为，包括一句话、一项简单操作，都关系着患者的健康。认真严谨的工作作风是做好护理工作的基础。

（2）护理操作中的礼仪规范

① 操作前的礼仪。护士进入病房要轻声敲门后再进入，并随手关门。进入病房后，亲切礼貌地向患者问好，适当询问患者的病情、心情等。护士对患者进行各种操作前，要有一个操作前解释，用通俗礼貌的语言解释本次操作的目的、需要患者做的准备、操作过程中可能出现的感觉等，以减少患者对操作的恐惧感，取得患者的合作。

② 操作中的礼仪。护理礼仪就是"以患者为重"的行为规范，操作过程中如涉及患者隐私，护士应适时遮挡并注意保暖，及时与患者沟通，询问患者的感受。对待患者的态度也要和蔼、真诚，通过言谈、表情和体态语言等来显示对患者由衷的关心。

③ 操作后的礼仪。操作结束后，及时嘱咐、安慰、询问患者，了解患者的感受及操作效果，交代相关的注意事项。尽快安置好患者的体位，对于造成患者痛苦的操作，给予及时的安慰。对于患者的合作，护士应诚恳地表达谢意。

护理操作中的礼仪规范不是千篇一律的，护士要因人、因景、因事，区别应用各类护理礼仪规范，逐渐将"尊重为本"等礼仪原则内化成自身习惯性护理行为。

（3）常见护理情境下的服务礼仪规范要求　医院内的护理服务礼仪规范具体体现在各类护理服务情境中，如出入院护理、巡视病房等情境下。护理礼仪表现形式也有所不同，护理人员需要学习相应的礼仪规范要求。

① 接待患者入病区时。新入院的非急危重患者第一个心理愿望就是有所归属，病区负责接待的护士应执行"3S"程序：起身相迎（stand up），面带微笑（smile），目视对方（see）。在自我介绍的基础上做到"五个一"：递上"一杯水"，讲上"一句暖心话"，递上"一张椅"，呈上"一张住院规则"，介绍"一套入院须知"（包括病区环境介绍、医院制度介绍、主治医生介绍、同室病友介绍等）。尽快消除患者的陌生感，增加其归属感和安全感。

② 引领患者行走时。引领患者进病房时让患者靠右侧或内侧行走，护士在患者左前方，这可以表达尊敬，也有利于随时关照患者。不可左顾右盼，步速随患者加快或减慢，遇到拐弯或台阶时要放慢脚步示意；下台阶或经过光滑地面时，应给予患者提醒，必要时予以助臂。在病区中护士遇到患者时，应主动询问患者是否需要帮助，表现护士主动服务的意识与关心。遇到患者轮椅从背后过来时，应停步，向旁边退半步让路。

③ 回答患者问题时。要耐心倾听，耐心回答，交谈时与患者保持合适距离（60～120厘米）；保持目光接触；最好是与患者的视线在同一高度，这样可以体现护士对患者的尊重以及护患间的平等；注意语言与非语言的恰当应用。

④ 护士巡视病房时。护士每天清晨交接班时对患者进行晨间问好，晚熄灯时道晚安；巡视病房时主动询问患者有何需要帮助。

⑤ 陪同患者乘电梯时。以保证患者安全为原则。乘无人管理的电梯时，应先进电梯，手压开关，不使梯门关闭，另一只手引导患者进入电梯；下电梯时应手压开关，让患者先下；如乘有人管理的电梯，应让患者先出入电梯（图 6-12）。

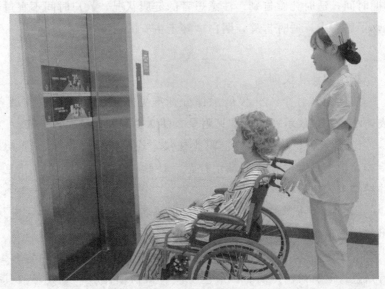

图 6-12　进出电梯

⑥ 患者出现不礼貌行为时。护士须保持冷静和克制的态度，不与患者发生冲突。如自身有过错，应先主动道歉；如患者发脾气，待其平静后再婉言解释；如遇患者举止

轻浮，甚至动手动脚，护士态度要严肃，并迅速回避；如果情节严重，应马上向上级报告。无论何种情况，都不能与患者争吵或对骂。

⑦ 送患者出院时。对于即将出院的患者，护士要表示祝贺并感谢患者对护理工作的支持，征求患者对护理工作的意见和建议；耐心指导出院后的家庭服药、饮食起居、健康锻炼，以及复查、咨询、随访等；热情送患者到病区门口或电梯门口，嘱咐患者多保重，并向患者道别，道别时一般不说"再见"，可以用"回去后多保重""记得按时复诊"等代替。

2. 社区护理服务礼仪

社区卫生服务中心（服务站）的服务礼仪与医院服务礼仪有许多相同之处，除此之外，护士尤其应当注意深入家庭进行健康指导时的礼仪。

（1）提前预约，选择合适时间　当要进入患者家庭时，如果有对方的电话最好先电话预约，一般可在下午或晚上，尽量避开主人吃饭、休息的时间。

（2）佩戴胸卡，主动自我介绍　做社区家庭访视时，从患者心理需求出发，有时不需要穿工作服，但胸卡是识别医护人员的重要标志，必须正确佩戴。注意恰当称呼患者及家属，主动介绍自己，取得信任。

（3）做好准备，尽量提供方便　了解户主及患者的情况，做好入户前的物品准备，为患者尽可能提供方便。

（4）尊重主人，遵循入户礼仪　按照主人指定座位落座，和主人说话时前倾身体，不可挪动主人的物品。如果需要到卧室、书房、卫生间、厨房等评估环境，一定征得主人的同意。

（5）掌握时间，适时礼貌告别　注意患者的健康状况，入户时间不宜过长，谈话内容目的明确，了解需求，适时告辞，明白"客走主安的道理"。

实践活动

护士职业礼仪训练

活动组织：个人礼仪展示评分标准见附录 2 护理礼仪实训考核评分表，小组礼仪展示评分标准见附录 3 团队护理礼仪展示评分表。

① 个人训练：学习护士职业礼仪，规范展示站、坐、行、蹲、蹲下拾物及护士日常动作，如端治疗盘、持病历夹、推治疗车、推送轮椅等，并拍摄个人练习视频。

② 小组训练：以小组为单位，训练各项基本姿势，然后进行汇报演出，评选出每个项目的"最美护士"。

③ 角色扮演：以小组为单位，围绕护士仪态礼仪的内容自编小品进行角色扮演。角色扮演后，角色扮演者谈扮演体验，观察员（其他同学）对其扮演的角色进行评价。

教师启发引导：掌握护士职业礼仪要点，展示完美职业形象。

三、护士形体训练

(一) 形体训练的内容

形体训练是一种美的训练,它以人体运动科学理论为指导,以身体动作训练为基本手段,目的是把人体各部位、各关节从不自然和僵化中解放出来,让人懂得怎样去支配身体,并改善和纠正人日常生活中不良的行为动作习惯,提高人的动作灵活性、可塑性,以及表现力。形体美由健康的体格、匀称的体形、优美的姿态融合而成。姿势的正确、优美,不仅能体现一个人的整体美,还反映了一个人的气质与精神风貌。可以说,它是展示人内在美的一个窗口。形体训练可通过芭蕾基础训练即基本舞步、基本姿态训练及有氧运动等提高学生的柔韧性、协调性、灵活性,培养学生的姿态和节奏感,以形成优美的体形。形体训练包括三个方面内容:①柔韧训练;②力量训练;③护士礼仪的姿态训练,站姿、坐姿、走姿、蹲姿的训练。

(二) 形体训练的目的和意义

1. 提高护理专业学生就业的综合竞争能力

随着"生物-心理-社会"医学模式的转变,医疗服务行业对护士的职业形象和职业素质的要求越来越高,这就要求护士不仅要有精湛的操作技能,还要有"白衣天使"的职业形象和职业素质。而形体训练能让学生身体每个部位的动作得到强化和规范,且长期练习能使学生养成良好的行为习惯。教师应结合护理专业特点,开展形体训练课以规范学生操作动作,使其举止保持优雅得体,从而提高护理专业学生就业的综合竞争能力。

2. 增强护理专业学生的形象美

形体训练内容丰富,融合了音乐、舞蹈等,教学中教师可开展多种形式的训练活动,激发学生的训练兴趣,使他们产生美的意识。具体要求:学生要按照动作标准练习身体的基本姿态和四肢部位的动作,在练习中寻找最佳姿态,通过反复的练习,感受自己肢体协调能力和动作美感的提升。

3. 增强护理专业学生的身体素质和临床工作耐力

护士的工作量大,还要照顾患者的情绪,站多坐少,容易引起腰肌劳损、神经衰弱等疾病,这就需要护士有健康的体质,否则难以承受长久的行走、站立,导致身体、姿势的变形。而形体训练有益于肌肉、骨骼、关节的匀称与和谐发展,有利于形成正确的仪态,也能使身体变得强壮有力,从而加强人体的防御能力。学校应通过力量耐力的训练,有效培养护理专业学生坚韧的毅力和工作耐力,以增强他们的体质,使学生在未来能更好地适应医院里的高强度工作。

（三）柔韧性、力量素质、平衡素质练习

1. 柔韧性训练

柔韧性训练方法就具体形式来讲有两种：一种是主动练习法，另一种是被动练习法。主动练习法是指练习者依靠自己的力量使肌肉拉长，加大关节活动的灵活性；被动练习法是指练习者通过他人的帮助，借助外力使肌肉被拉长，并使关节活动范围增大。

（1）腿髋部柔韧性的训练方法

① 正压腿。主要用来发展腿部后侧肌肉的柔韧性。面对横木或一定高度的物体站立，一腿提起，把脚跟放在横木上，脚尖勾紧；两手扶按在膝关节处，两腿伸直，腰背挺直髋关节摆正，上体前屈并向前、向下做压振动作。两腿交替进行。

动作要点：两腿都要伸直；上体向前、向下压振时腰背要直；压振时幅度由小到大，直到能用下颏触及腿部。

② 侧压腿。主要用来发展腿部内侧肌肉的柔韧性。侧对横木或有一定高度的物体，一脚支撑，另一脚抬起，腿跟放在横木上，脚尖勾紧；两腿伸直，腰背保持直立，髋关节对前方，然后上体向放在横木的腿侧倾倒压振。左右腿交替进行。

动作要点：上体保持直立向侧、向下压振；压振幅度逐渐加大，髋关节一直正对前方。

③ 后压腿。主要用来发展腿部前侧肌肉的柔韧性。背对横木或有一定高度的物体，一腿支撑，另一腿后举起，脚背放在横木上，腿和脚背都要伸直，上体直立、髋关节正对前方，上体向后仰并做压振动作，左右腿交替进行。

动作要点：两腿挺膝，支撑腿直立且全脚着地站稳；挺胸、展髋、腰后屈；后压振幅逐渐加大。

④ 前压腿。主要用来发展腿部后侧肌肉和髋关节的柔韧性。练习者一腿屈膝支撑，另一腿向前伸直，脚跟触地，脚尖勾紧上翘，踝关节紧屈；两手抓紧前伸的脚，上体前俯；两臂屈肘，两手用力后拉，同时上体尽力屈髋前俯，用头顶和下颏触及脚尖。略停片刻后上身直起，略放松后接着做下一次。两脚交替进行。

动作要点：挺胸直背，塌腰前俯；挺膝坐胯，屈髋触脚。

⑤ 仆步压腿。主要用来练习大腿内侧和髋关节柔韧性。具体方法：两脚左右开立，左腿屈膝全蹲，全脚着地；右腿挺膝伸直，脚尖内扣，尽量远伸上体不起来；将身体重心从左脚移至右脚，成另一侧的仆步。可一手扶，另一手按另一膝，向下压振。亦可两手分别抓住左右脚，做向下压振和左右移换身体重心的动作。

动作要点：挺胸塌腰，下振时逐渐用力，左右移动时要低稳缓慢；开胯沉髋，挺胸下压，使臀部和腿内侧尽量贴近地面移动。

⑥ 竖叉。主要用来练习大腿前后侧和髋部柔韧性。具体方法：两腿前后分开成一条直线，前腿的脚后跟、小腿腓肠肌和大腿后肌群压紧地面，脚尖勾紧上翘，正对上方；后腿的脚背、膝盖和股四头肌压紧地面，脚尖指向正后方；髋关节摆正与两腿垂直，臀部压紧地面。上体正直。可做上体前俯，压紧前面腿的前俯压振动作，亦可做上体后屈的向后压振动作，增大动作难度和拉抻幅度，动作幅度由小到大，逐渐用力。

动作要点：挺腰直背，沉髋挺膝；前俯勾脚，后屈伸踝。

⑦ 横叉。主要用来练习大腿内后侧和髋关节柔韧性。具体方法：两腿左右一字伸开，两手可辅助支撑；两腿的小后侧着地，压紧地面，两脚的脚跟着地，两脚尖向左右侧伸展或勾紧胯充分打开，成一字形。可上体前俯拉长腿后侧肌肉并充分开胯；亦叫上体向左右侧倒，充分拉长大腿内后侧肌肉并增大胯的活动幅度。

动作要点：挺腰立背，开胯沉髋，挺膝勾脚，前俯倾倒。

(2) 腰部柔韧性的练习方法

① 前俯腰。主要用来练习腰部向前运动的能力和柔韧性。具体方法：并步站立，两腿挺膝夹紧，两手十指交叉，两臂伸直上举，手心向上。然后上体前俯，挺胸，塌腰，两手心尽量向下贴紧地面，两膝挺直，髋关节屈紧，腰背部充分伸展。双手从脚两侧屈肘抱紧脚后跟，使胸部贴紧双腿，充分伸展腰背部。持续一定时间后再放松起立。还可以在双手触地时向左右侧转腰，用两手心触及两脚外侧的地面，增大腰部伸展时左右转动的柔韧性。

动作要点：两腿挺膝直立，挺胸塌腰，充分伸展腰背部，胸部与双腿贴紧。

② 后甩腰。主要用来练习腰部向后运动的柔韧性。具体方法：并步站立，练习时一腿支撑，另一腿向后上直腿摆动，同时，两臂伸直，随身体向后屈做向后的摆振动作，使腰背部被充分压紧，腰椎前面充分伸展。

动作要点：后摆腿和上体后屈振摆同时进行；支撑腿、膝伸直，头部和双臂体后屈做协调性后摆助力动作。

③ 腰旋转。主要用来练习腰部的左右旋转幅度。具体方法：两脚左右开立略宽于肩，两臂自然垂于体侧以髋关节为轴体前俯，然后以腰为轴，使上体自前向右、向上再向左，来回地做顺时针或逆时针旋转；同时，双臂随上体做顺时针或逆时针的环绕动作，以增加腰部旋转的幅度和力度。

动作要点：尽量增大绕环幅度，速度由慢到快，使腰椎关节完全得到活动、伸展。

2. 力量素质训练

虽然各种不同力量素质均有其各自的练习手段，但力量素质训练也有一些共同的练习形式，现归纳如下。

(1) 负重抗阻力练习　这种练习可作用于机体任何一个部位的肌肉群，主要依靠负荷重量和练习的重复次数刺激机体发展力量素质。负重抗阻力练习的方式多种多样，负荷的重量及练习的重复次数可随时调整，它是身体素质练习中常用的一种手段。

（2）对抗性练习　这种练习的双方力量相当，依靠对方不同肌肉群的互相对抗，以短暂的静力性等长收缩来发展力量素质。如双人顶、双人推拉等。对抗性练习几乎不需要任何器械及设备，也容易引起练习者的兴趣。

（3）克服弹性物体阻力的练习　这是依靠弹性物体变形而产生阻力发展力量素质，如使用弹簧拉力器、拉橡皮带等。

（4）利用外部环境阻力的练习　如在沙地、深雪地、草地、水中的跑、跳等。做这种练习要求轻快用力，所用的力量往往在动作结束时较大。

（5）克服自身体重的练习　这种练习主要是由人体四肢的远端支撑完成的练习，迫使机体的局部部位来承受体重，促使该局部部位的力量得到发展。例如引体向上、倒立推进、纵跳等。

（6）利用特制的力量练习器的练习　这种特制的练习器，可以使练习者的身体处在各种不同的姿势（坐、卧、站）进行练习。它不但能直接发展所需要的肌肉群力量，还可减轻心理负担，避免伤害事故发生。另外，还有电刺激发展肌肉力量的练习器。

3．平衡素质训练

平衡是指人体所处的一种稳定状态，以及不论处在何种位置、运动或受到外力作用时，能自动调整并维持姿势的能力。平衡可分为静态平衡和动态平衡。静态平衡指人体在无外力的作用下，保持某一姿势，自身能控制身体平衡的能力，主要依赖于肌肉的等长收缩及关节两侧肌肉协同收缩来完成。动态平衡是指在外力作用于人体或身体的原有平衡被破坏后，人体需要不断地调整自己的姿势来维持新的平衡的一种能力，主要依赖肌肉的等张收缩来完成，如平衡板上的站立训练。

（1）坐姿平衡

① 训练目的：训练身体在静态下的平衡，矫正坐姿，初步培养平衡感。

② 训练方法：坐在椅子上，抬头挺胸，后背倚靠椅背；双臂自然放在前面的桌子上，身体保持平衡。

③ 训练要求：放松肩膀及身体其他部位的肌肉，不要过度紧张。

（2）单脚站立

① 训练目的：初步训练在重心偏离常态时的身体平衡感。

② 训练方法：双手左右侧平举，身体正直，目视前方站稳；一只脚站立，另一只脚抬起，上身保持不动；单脚练习，并逐渐延长站立时间。

③ 训练要求：单脚站立时尽量不要东摇西晃。

（3）脚尖站立

① 训练目的：训练在小支撑点上的平衡。

② 训练方法：双脚尖站立，并从 1 数到 10；站立平稳后，改为单脚尖练习。

③ 训练要求：最初训练以光脚练习为宜。

（4）顶物走

① 训练目的：初步锻炼在动态中平衡。

② 训练方法：地面上画直线，头顶一本书或一个枕头站在起点；沿直线走，同时头上的东西不能掉下来；在练习达到一定程度时，可以将直线改为圈线。

③ 训练要求：忌用手扶头上的东西。

（5）不倒翁

① 训练目的：训练旧的平衡状态破坏后建立新的平衡状态的能力。

② 训练方法：在座位上保持良好的坐姿；坐正后，从一侧推动学生以破坏其平衡，要求再度保持坐正的体姿；在推动下要保持平衡，可在其不注意的情况下进行推动，并继续保持平衡。

③ 训练要求：推动力由轻到重，并注意保护，以免跌倒而受伤。

学习思考 谈谈你对塑造良好护士形象的理解与思考。

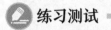 练习测试

单选题

1. 护士面容修饰在仪容修饰之中举足轻重。所谓仪容修饰美指的是（　　）。

　　A. 先天条件好天生丽质　　　　　　B. 美好相貌令人赏心悦目

　　C. 学习提升文化艺术素养　　　　　D. 思考提高思想道德水准

　　E. 依照规范与个人条件进行修饰

2. 通过礼仪培训，护士们领悟到：护士服是护士工作时的专用服装，穿着既有严格规定又有美学要求。关于护士服的穿着，说法错误的是（　　）。

　　A. 尺寸合身，衣长过膝　　　　　　B. 内衣颜色宜浅且不宜外露

　　C. 衣扣脱落须临时用胶布粘贴　　　D. 裤长站立时裤脚能碰到鞋面

　　E. 护士服须整齐洁净便于操作

3. 下列对我国古代"礼"的思想描述中，说法不正确的是（　　）。

　　A. 孔子是儒家学派的创始人

　　B. 孟子提出的"仁政"学说适合地主阶级思想

　　C. 儒家思想对古代中国礼仪产生了深远的影响

　　D. "礼"仅仅指礼仪，只是表面的形式

　　E. "礼"具有沟通作用

4. 护士小张在医院工作特别努力，操作熟练规范，待人和善热情，受到领导的赏

专题六　护士礼仪修养

识,每当有外籍友人住院时,总是安排小张为其护理。但小张平时工作时,虽然身着护士服,但是常常不修边幅,头发凌乱,且喜欢食用大蒜之类的食物,很多外国患者并不喜欢她,经常有患者要求更换护士。外国患者不喜欢小张的真正原因是(　　)。

A. 英语不娴熟,语言沟通有障碍
B. 长得不漂亮,不符合外国人审美
C. 不注重维护个人形象,不能塑造良好的仪容礼仪
D. 不熟悉患者特有的风俗习惯
E. 与患者的宗教信仰不同

任务三 精进求职礼仪

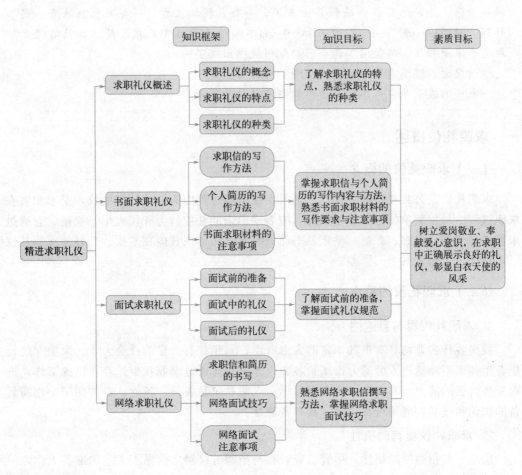

情景导入

晓鸿的医院面试经历

晓鸿经过近8个月的临床实习，通过了本地一家综合性医院的理论考试，接下来进入面试。面试当天，晓鸿把自己的简历熟悉了一遍就来到了该医院。到了现场，晓鸿发现已经有几个求职者在等候了，而且看样子都经过了一番细心打扮，

专题六 护士礼仪修养

看上去非常自信。晓鸿没有化妆，衣服就穿了一套运动服，相比她们，晓鸿感觉自己有点准备不足，她稍微有些紧张。

　　终于轮到晓鸿面试了，那间小会议室门虚掩着，她轻轻一推就走进会场了，当看见一排表情严肃的面试官用审视的目光打量着她时，晓鸿不由自主地低了头，事先准备的说辞全忘了，脑子里一片空白。这时候面试官让晓鸿先做自我介绍，而她几乎是将自己的简历生硬地背诵了一遍，语调就像一根直线，声音虚飘无力。不仅如此，晓鸿还习惯性地不时去拨弄自己的长发，刚自我介绍完毕，面试官就提出了问题："你觉得自己有哪些优点？"面试之前晓鸿做过这方面的准备，可偏偏一紧张，平时的那些小动作全出来了，一会儿摸摸头发，一会儿搓搓衣角，还伴随"嗯嗯……啊啊……"口头禅……都不知道手该往哪儿摆，两位面试官显然也有些不耐烦了，随便问了两个问题就叫晓鸿出去了……

　　请思考：晓鸿求职面试会成功吗？为什么？
　　教师启发引导：求职礼仪遵循的要点与注意事项。

一、求职礼仪概述

（一）求职礼仪的概念

　　求职礼仪是公共礼仪的一种，它是发生在求职过程中的一种社交礼仪，是求职者在求职过程中与招聘单位接待者接触时，应表现出来的礼貌行为和仪表形态规范。它通过求职者的仪表、仪态、言谈、举止及书面资料等方面体现其内在素质。良好的求职礼仪可以衬托出求职者的个人修养。

（二）求职礼仪的特点

1. 求职礼仪具有普遍性

　　我国各行各业均具有极其丰富的人力资源，每年都有大量的社会人才、大中专院校毕业生源源不断地进入劳动力市场，各类人才都需要通过求职找到适合自己的工作，进而发挥自己的能力，实现自己的人生目标。求职礼仪是各行、各业、各类招聘中均需具备的知识和技巧，应用极其广泛，具有普遍性。

2. 求职礼仪具有时机性

　　求职具有很强的时机性，尽管求职者在与招聘方接触之前做了大量的准备工作，但求职结果如何往往取决于双方接触的短暂时间，尤其是面试求职，往往一个简单的照面，录用与否就已成定局。所以，要想在众多的求职者中脱颖而出，抓住第一次见面的时机是至关重要的。

3. 求职礼仪具有目的性

　　招聘与应聘双方都有非常明确的目的，招聘方的目的是希望能招聘到综合能力强、整体素质较高的人才，招聘者通过对求职者的仪表、言谈、行为礼仪的观察，形成第一印象，并作为是否录用的重要条件，求职者的目的是希望自己的言谈、举止和行为等表现能给对方留下最佳的印象，从而进一步促使求职成功。

4. 求职礼仪具有延续性

求职的过程中表现出的个人修养须在今后的工作中延续，不是只"表演"一下，求职礼仪是帮助求职者在短时间的求职过程中反映个人修养的方法和技巧。但是，如果只注重表面不注重内涵，或者只是逢场作戏，在求职成功后，不久就会原形毕露，个人修养表现在求职前、后形成较大的反差，在单位中造成不良影响。因此，求职礼仪具有延续性。

（三）求职礼仪的种类

根据招聘单位的机制、工作性质、招聘形式等的不同，求职的形式可以分为书面求职、面试求职及网络求职等，求职礼仪也可大体上分为以下三种形式：书面求职礼仪、面试求职礼仪和网络求职礼仪。这三种形式可以单一出现，也可以组合出现。用人单位往往是先审核书面材料之后，再进行面试，求职者面试合格后才能获得相关职位。无论是何种形式的求职，正确恰当地运用求职礼仪规范，是使求职成功的重要因素。

二、书面求职礼仪

求职最常见的形式是书面求职，书面求职是求职者向用人单位呈递"求职信"，得到用人单位约请后，再递交一份完整、系统地反映个人面貌的"个人履历"和"附参考材料"等。书面求职虽是一份简单的"自我介绍"，但它却能起到自我宣传、自我推销和说服招聘单位录用等作用。因此，对于求职者而言，做好书面求职显得十分关键。

（一）求职信的写作方法

求职信，也称自荐信，主要反映个人求职应聘的意愿、诚恳的求职态度、个人的资质和工作能力，以及对招聘单位提供机会的谢意等。在写自荐信时，应明确用人单位对人才选择的需求和喜好，投其所好，扬长避短而达到最终目的。自荐信没有固定的格式，一般由开头部分、主体部分和结尾部分组成。

1. 开头部分

开头部分说明写求职信的目的和意愿，一般包括：称呼、问候语、求职意愿和缘由等。

求职信的称呼要比一般书信的称呼正规，要写用人单位的全称，求职者还要针对用人单位是学校还是医院等不同性质，来选用相应的称呼，让对方感到自己是有备而来的，对这份工作有一定的了解和重视，也表明了自己的成熟和认真，给对方留下良好的第一印象。

求职信写了称谓后，一般不用写问候语，但如果是为了增进感情、消除生疏、顺利进入主题，问候和寒暄几句是十分必要的，通常采用"您好""近安"或者"百忙之中""占用您的时间，非常抱歉"等语，使对方乐意看下去，并能从中获得良好的印象。

求职意愿和缘由要根据具体情况而定，如果是看到用人单位的招聘信息而应聘的，称之为"应征性求职"。该类求职是应用人单位招聘广告而写，所以，应首先说明是在什么地方看到了目标单位的招聘广告，然后表明对该工作的兴趣，并明确表示自己能满足招聘广告所提出的各项要求。如果不是以上原因，而直接向用人单位申请，称之为"申请性求职"。申请性求职信，开头可直接写该封求职信的具体目的，表明自己想寻找什么样的工作和自己所具备的从事该项工作的知识和能力。

撰写开头部分时要注意应用一些写作技巧，以便在开头部分就能抓住目标单位的注意力，常见的自荐信开头的书写方法有以下几种。

（1）赞扬目标单位　了解目标单位近期取得的成就或发生的重大变化，加以赞誉，同时表明自己渴望加入的愿望。其中如果能提及一两位目标单位敬仰的人，便更能引起对方的注意。

（2）陈述自身能力　根据目标单位要求的技能，简要陈述自己的工作能力，表明自己有足够的能力做好此项工作。

2. 主体部分

主体部分是自荐信的主要部分，主要是表明求职者的资格和能力及求职信心和决心，重点概述自身所具备的对应于目标工作的知识、技能和态度，主要包括：自己具备的求职条件、求职目标和要求、对用人单位的了解与赞美、渴望得到这份工作的心情，以及做好该项工作的决心等。突出自己的优势和特点，讲究书面语言的"情、诚、美"，平凡经历巧妙安排，掌握书写技巧，力求短小精悍。

3. 结尾部分

结尾部分往往请求对方给予面谈机会，写作口气要自然，不可强人所难，一般是在结尾处提出自己的希望和要求，如"我盼望着您能给我一个面试的机会"或"盼您的答复"等，并注明联系方式、回信地址、邮政编码、电话号码等，切莫遗忘以至无法联系。同时要对招聘单位表示诚挚的谢意与祝福，如"顺致财安""敬颂春祺""万事胜意"等。这一点往往被有些求职者忽视，以致失去了一份美好的工作。

署名可以简单大方写为"自荐人某某"或"某某谨启"，日期要年、月、日俱全，注意整篇求职信要做到有头有尾，语言流畅，语气谦和，文字清晰，言简意赅，突出个性特点，并能清晰地表明求职意愿和决心，切忌出现错别字，语句不通顺，排版不整齐，逻辑不清晰，篇幅冗长，语言累赘，含糊其词，页面不整洁等状况，这些会严重毁坏求职者整体形象，用人单位往往会因此毫不犹豫地将求职者拒之门外。

【求职信写作案例】

××护理部主任：

您好！

前几天从贵单位人事部门获悉贵医院护理部招聘护理人员的信息，本人不揣冒昧，写此信求职，望您在百忙之中能予以考虑。

　　本人就读于某某大学护理专业，系统学习了医学基础知识、护理基础知识和护理临床知识，特别学习了有关现代护理学的专业知识，如护理礼仪、护理专业英语、护理管理学、护理科研、社区护理、护理评估等课程，学习成绩优秀，曾连续五年获得校级一等奖学金。计算机水平已达到国家二级，英语已达到六级水平。

　　在某某医院实习的一年当中，本人积累了一定的临床工作经验，培养了良好的交际能力与管理协作能力，具有较好的团队精神。如果我有幸加入贵医院，我将在您的领导下和大家一起为提高医院的护理质量竭尽全力做好工作。

　　我的个人简历与相关材料一并附上，诚望能给我面试的机会。谢谢！

　　此致

敬礼！

求职人：某某某
××××年××月××日

（二）个人简历的写作方法

　　写个人简历要尽可能做到格式化，因为个人简历不仅仅是一份资料，同时也是向用人单位进行自我推销的商业性文件，按照具体格式进行书写，有助于强调个人简历的重点，使材料简洁明了，具有较强的说服力，另外也可以避免内容的遗漏。个人简历一般包括三个主要部分：个人概况，本人求职目标、资格和工作能力，佐证资料。

1. 个人概况

　　这一部分主要是把自己的基本情况做一个简单介绍，用一目了然的格式、简洁的语言说明个人的基本情况，内容主要包括：姓名、性别、民族、政治面貌、籍贯、最后学历、通信地址、联系方式、求学和工作经历等，撰写时应注意以下几个方面。

　　（1）姓名　必须和其他相关资料如身份证、毕业证、推荐信上的姓名保持一致，以免引起招聘单位的误解。

　　（2）性别　该项目不能忽略，要准确、及时填写。

　　（3）年龄　注意要与身份证的年龄相符。

　　（4）通信地址和联系方式　通信地址一定要详细、准确地填写，详细到门牌号，以免耽误应聘机会，联系方式一定要填写对方在工作时间内便于找到的方式。目前，一般填写内容多为电话号码和常用邮箱，如果填写电话，最好填写自己随身携带的手机和住宅电话号码，如果填写了邮箱，求职者一定要经常打开邮箱查阅，以免错失良机。

　　（5）照片　个人简历一般都要求求职者附贴免冠证件照一张，照片应为近期照，并能清晰地体现出求职者的五官面貌，切不可随手贴上一张艺术照或生活照，以免给人以漫不经心、夸张不踏实之感。

2. 本人求职目标、资格和能力

　　（1）求职目标　即指求职者所希望谋求到的工作岗位，该项可以用一两句简短、清晰的话来说明,如从事临床护理、护理教育、护理科研、护理管理等。求职目标要尽可能充分体现自己在该项方面的优势和专长,尽量把目标描述到具体科室或部门的工作岗位,以增加被录用的机会,越具体就越有针对性,也将有助于用人单位进行筛选和安排工作。

(2) 资格和工作能力　是个人简历的重要组成部分,该部分陈述的语气要积极、坚定、有力、客观、真实,并具有相当强的说服力。其中学历、工作经历及相关的资料信息是这一部分的主要内容,如果是应届毕业生,受教育的经历就是主要优势,应该详细进行陈述。

① 按时间顺序一一列出自初中到目前最后学历每一阶段学习的起止日期、学校名称、所学专业、各阶段证明人、是否曾经担任学生干部等具体职务。

② 特别要醒目地列举出与目标单位所招聘的岗位、专业、能力或要求相关的各项教育经历、训练及取得的成绩。

③ 要标明或列出在上学期间所获得的各项奖励和荣誉,另外,有必要将上学期间的实习、兼职或社会实践等经历一一列出。对于一个学生而言,在校期间参加或组织的各项社会活动无疑是一笔丰厚的财富。它可以表明具备一定的组织能力、交际能力、创造能力等综合素质,写好这一部分内容,充分而又得体地表现自己,无疑会为求职的成功助一臂之力。如果是再就业,以往的工作经历则是求职的主要优势,因此对工作经历的陈述就要作为重点,陈述经历一定要真实全面,按时间顺序把每一阶段的工作情况列出,包括工作单位、工作起止时间、工作部门、具体工作岗位、所取得的成绩等。如果有其他特长,在介绍该特长时,一定要注意将该特长与招聘目标联系起来,并说明该特长与目标工作的关系和作用,这样也能增加被录用的机会。

3. 佐证资料

佐证资料也就是向用人单位提供的原件或复印件。特别是自荐信中所提到的有关自己的经历、业绩等情况,主要包括学历证、学位证、工作证、职称证、成绩一览表及简历等,以便于用人单位审核。为增加简历的真实性和可信性,可在结尾附上有助于求职成功的相关证件和资料,如毕业证及学位证、各种奖励证书、计算机等级证书、英语水平证书、各种技能水平测试证书、培训证、资格证等。将学术成绩特别是与目标工作有关的代表性材料进行展示,如科研成果、专利证书、设计作品、发表的论文、撰写的论著、科研课题、主要的社会活动及兼职聘书等。如果有知名专家、教授、权威人士或原单位领导的推荐信,则会起到事半功倍的效果。

(三) 书面求职材料的注意事项

1. 态度认真、实事求是、真诚守信、展现个性

书面求职材料是展示自我能力的广告,通过阅读,可以使用人单位获知求职者的各方面信息。所以,一定要认真对待求职信,求职前要精心准备,不可马虎,要提供令人信服的事实,要真实地概括个人的基本情况、学历、资历、能力和求职动机,重点强调自身的优点和强项。关于自己的不足或者弱项,可以在适当的时候一带而过,但是千万

不要把自己吹嘘成无所不能的求职者，以免给招聘单位留下浮夸的印象。

2. 外观整洁、格式规范、语句精练、表达清晰

书面求职材料作为首次与用人单位接触的传递个人信息的正式文件，是求职者真实、完整、准确的映像。书面求职材料主要靠文字来表达其内容，文字书写不仅要让人看懂，还要让人看着赏心悦目、心情愉快，这也是直接体现求职者的礼貌和尊重他人美德的方式之一。在格式化的基础上完成相关内容的陈述时，其书写款式、字体种类、字迹色彩、书写材料的外观等方面均不可忽视。书写款式要大方、自然，求职信中的称谓、开头应酬语、正文、结尾应酬语、祝颂词、署名及时间等，都应合乎书信的写作规范，注意其结构、层次、序和书写格式。书面求职材料中的词句要言简意赅、精练、准确、通顺，条理要清晰，避免冗长乏味的叙述，书写时不要矫揉造作，故意堆积华丽的辞藻，以免给人留下浮夸的印象。书面求职材料要做到字迹清晰工整，用词规范，确保无错别字、漏字、涂改以及标点符号错误，以免给人留下粗心大意及缺乏诚意的不良印象。用纸用料、笔墨颜色也要体现出应有礼节礼貌，信纸要选用白色、质地优良的纸张，笔墨应以黑色、蓝色为好，不使用圆珠笔，以免被认为不严肃。红色笔书写或打印意味着绝交，应禁止使用。书面求职材料是一种书面的自我介绍，应尽量展现求职者最优秀的一面，最好使用计算机进行打印，要注意打印质量要高，保持清晰、整洁。

三、面试求职礼仪

求职面试时的基本礼仪反映了人的修养程度，有礼仪修养的人，给人以有教养、有风度、有魅力的感觉，给人以亲近感、信任感，能使求职面试活动进展顺利，为求职成功打下必需的基础。

求职面试是用人单位对求职者进行的当面考查与测试，面试比笔试更富有挑战性，它是求职能否成功的重要环节，成功通过面试的最大秘诀就是在各方面突出地表现出个人能力和个性特点。所以，要做好充分的准备，才能在面试过程中游刃有余，最终顺利过关。

（一）面试前的准备

1. 做好心理准备

当接到招聘单位的面试通知时，说明已经通过初审，即将跨入面试阶段。面对面的交流是求职者在求职的过程中一个极其富有技巧的环节，力求将求职者的能力、素质、形象和个性等在短时间内综合地展现在用人单位的招聘者眼前，因此，要抓住机会，充分地展示自我。心理素质在临场发挥中起着举足轻重的作用。面试时大方得体的言行举止表现基于充分的心理准备。求职面试时，大多数人都会有忐忑不安、不知所措的心理状态，如果面试前做好充分的心理准备，可缓解面试时的心理压力，有助于面试中的发挥，求职者在面试前可以采取以下几种方式来缓解面试时

的心理压力。

(1) 充分认识自我，充满自信　面试的时间比较短暂，如何充分利用有限的时间，给招聘者留下良好、深刻的印象显得尤为重要。人贵有自知之明，在面试前认真分析自己的优点和长处、缺点和短处，面试时要尽量扬长避短。自信是求职者面试前必备的心理素质。首先要自我肯定，认为自己是优秀的，并且能顺利过关，心中默念对自己鼓励的话。其次，可以通过提醒自己该目标岗位对于自己的重要性，是自己能够达到的目标，从而来增强求职的动力。最后，积极地做好筹划，认真地准备面试。

(2) 提前熟悉面试环境，多加练习　事先到即将面试的地点熟悉环境，这样可以缓解面试时的紧张情绪。求职者在面试前应熟记自己的中英文个人介绍及各种资格和能力，可以反复大声朗读，或者在熟人或朋友面前多次陈述，直到把所有的内容能够轻松自如地谈论为止。

(3) 做好迎接挫折的心理准备　每一位求职者都会面临两种结果，即成功或者失败，在面试之前，求职者无法预测结果，所以，从心理上要能够接受失败，勇于挑战，做好迎接失败的心理准备，才能在面试过程中做到不紧张，不慌乱。

2. 保持良好的身体状态

健康的体魄既是体现个人全面发展的一个重要标志，也是顺利完成学习和工作的个人必要条件。因此，求职者平时就要注意养成良好的卫生习惯和健康的生活方式，积极参加体育锻炼，保持良好的身体素质和健康的体魄。在面试之前，要保持规律饮食，正常作息，保证充分的睡眠，才能够保持最佳身体状态，给用人单位留下一种精力充沛、健康向上的印象，从而提高被录用的成功率。

3. 打下扎实的专业基础

具备扎实的专业基础，是护理专业学生在校期间一直努力的目标，如果没有扎实的专业基础，就不能做到自信满满，所以，此项准备应提早做好，才能在面试时对答如流。护生在校期间应刻苦学习，培养勤于钻研、科学严谨、精益求精的学术作风，注重护理技能训练，从而在应聘时展现出较好的护理专业素质形象。

4. 了解招聘单位的情况

在决定去应聘之前，求职者应对该单位有个初步的印象，掌握详尽的单位情况资料，"知己知彼，百战不殆"。要想做到心中有数，面试前需要了解的有效信息包括三个方面。

(1) 用人单位的信息　主要包括单位的性质、规模、效益、发展前景、招聘岗位、招聘人数等。

(2) 用人条件的信息　包括对招聘人员的性别、年龄、学历、阅历、专业、技能、外语等方面的具体要求和限制。

(3) 用人待遇的信息　包括报酬（工资）、福利待遇（奖金、津贴、假期、住房补贴、医疗保险等）。

5. 面试时的仪表与仪容的准备

仪表指的是人的外表，包括容貌、姿态、风度等。形象，为形状相貌之义。求职者的形象魅力应体现在仪表美与心灵美的统一、语言美与行为美的统一、自然美与修饰美的统一。

在求职面试活动中，招聘者首先是通过求职者的仪表来认识对方的。招聘者往往通过仪表来判断求职者的身份、地位、学识、个性等，并形成一种特殊的心理定势和情绪定势，这种心理定势和情绪定势被称为"第一印象"。据说美国总统林肯也曾以貌取人。有人推荐了一个人担任重要职务，林肯拒绝了。推荐者问他原因，林肯说："我不喜欢他那张脸。"推荐者惊讶地说："可是相貌好坏是上帝负责的呀！"林肯断然地说："40岁以前的相貌上帝负责，40岁以后要自己负责。"古希腊哲学家亚里士多德说过："美观是最好的自荐。"现代心理学研究也表明：一个人的外观可以对应聘就业产生直接的影响。因此，在面试前，求职者一定要注重自己的仪容、仪表，争取给用人单位留下良好的第一印象。

（1）服饰准备　面试着装要遵循"庄重大方、朴素典雅"的原则。求职者的着装修饰要尊重社会规范，要符合社会大众的审美观。着装的整体要求是必须整洁、合体。同时，要讲究色彩搭配。

① 男性着装要求。男性求职者穿西装是最显正规和最被认可的着装。领带是西装的灵魂，是男士西装最抢眼的饰物，要避免选颜色太浅的领带。个子高的人应该选择外观朴素、雅致大方的领带，个子矮的人适合系斜纹细条的。脖子长的人要用大花形领带。面色红润饱满的人应该选择丝绸面料的领带，颜色以素净为主。西装衣袖不要过长，最好是在手臂向前伸直时，衬衫袖子要露出2~4厘米。衣领不要过高，在伸直脖子时，衬衫领口以外露2厘米左右为宜。和西装一起穿的衬衫，要求是单一色彩的长袖衬衫，白色衬衫最好，蓝色、灰色、棕色、黑色也可以考虑。衬衫的下摆必须塞进裤子里，腰带系得松紧合适，搭配黑色皮鞋及领带较为适宜，穿皮鞋时必须穿袜子，不可光脚，严禁穿无包头、包尾的凉鞋和拖鞋。

② 女性着装要求。在求职这样庄重的场合，对于女性求职者来说，套裙是首选。套裙是西装套裙的简称，上身为一件女式西装，下身是一条半截式的裙子。有时候，也可以见到三件套的套裙，即女式西装上衣、半截裙外加背心。裙子要以窄裙为主，并且裙长要到膝或者过膝。色彩方面以冷色调为主，应当清新、雅气而凝重，以体现出求职者的典雅、端庄和稳重。可以选择藏青、炭黑、雪青、茶褐、土黄等稍冷一些的色彩，最好不选鲜亮抢眼的。有时两件套套裙的上衣和裙子可以是一色，也可以是上浅下深或上深下浅等两种不同的颜色。在套裙中，上衣和裙子的长短没有明确而具体的规定。传统的观点是：裙短不雅，裙长无神。最标准、最理想的裙长，应是裙子的下摆恰好在小腿最丰满的地方。对于求职的女性来说，套裙中的超短裙裙长应以不短于膝盖以上15厘米为限。穿上套裙后，要站得又稳又正，不可以双腿叉开，站得东倒西歪。就座以后，务必注意姿态，不要双腿分开过大，或是跷起一条腿来，抖动脚尖，更不可以脚尖挑鞋乱晃。走路时不能大步地奔跑，而只能小步地走，步子要轻而稳。也可在服装上巧妙地搭配丝巾、胸针、手表等，更能显现出个性及优雅的气

质。对于裙装来说，更适合搭配长袜，近于肉色的长袜更能突出肌肤美。穿长袜一定要注意：袜口无论如何都不该露在裙摆外。过膝长裙配过膝中长袜，中等长度的裙子最好配到腿根的长袜。有时，在面试时会被要求着护士服，这时一定要严格遵循护士服的着装要求。

(2) 仪容准备　面试前，男士要切记理发和剃须，应保持头发干净、清爽、整齐、卫生，发型宜简单、朴素，鬓角要短，一般以庄重、大方的短发为主导风格。要求前不盖额、侧不遮耳、后不及领，适当定型会给人以精神焕发的感觉，但不宜过分。还要注意胡须要刮干净，切勿故意留下一簇胡须，标榜个性。按中国习俗，男士不提倡涂脂抹粉和使用香水。如果鼻毛过长、过旺，甚至长到鼻孔外面，可以在面试前用小剪刀剪短。另外，还要注意细节：不要有头屑；指甲要精心修剪；袖口要保持清洁，不可污、黑、黄等。

女士要保持端庄、优雅、整洁的形象，发型以端庄、简约、典雅为原则，避免滥用饰物，如果必须使用发卡之类饰物，应遵循朴实无华的原则，选择蓝、黑、棕等较深的颜色。女性的面部修饰在面试时显得尤为重要，面部修饰不仅包含了自尊自信的含义，更是对对方尊重的一种外在表现形式。女士的面部修饰，应以表现年轻女性的特质为佳，"素面朝天"给人以不拘小节甚至懒散的感觉，而"浓妆艳抹"则给人以过分招摇和落俗的感觉。所以，面部的修饰要清新、素雅，色彩和线条的运用都要遵循"宁淡勿浓"、恰到好处的原则。香水的选择要与气质相匹配，味宜淡雅，闻上去给人以舒畅的感觉。指甲要干净、整洁，修剪要得体，长度适中，最好不要使用指甲油。女士如果要烫发，最好提早在面试前一个星期左右做，以免带着浓烈的烫发药水味。

求职者面试前一定要沐浴、洗发，确保体味清新，以免因不注意个人卫生身体散发出异味。此外，求职者还要注意口腔卫生，面试前不要食用大蒜、韭菜等带有强烈异味的食物，以免异味引起考官的反感。必要时，可以喷口腔清新剂或咀嚼口香糖以减少口腔异味，但与人交谈时要避免咀嚼口香糖。

(二) 面试中的礼仪

面试过程中简洁对答、机智灵活的反应、充分自信的展示、得体大方的举止等，都将为求职成功打下基础。在应聘过程中，求职面试是其中极其重要的一个环节，它既是招聘考核的最后一关，也是求职成功与否最具决定性的一关。注意遵循面试中的言谈、举止、应试及告别礼仪等，能够更好地塑造良好的"第一印象"，帮助求职者抓住面试机会，以最快的速度实现就业理想。

1. 面试中的言谈礼仪

通过面试时的交谈，可以使考官感受到求职者的基本素质和业务水平，并由此决定是否录用，因此，遵循面试中的交谈礼仪是非常重要的。在面试过程中，求职者的语言、语音、语气、语调、语速一定要规范，并要把握好言谈的内容。求职者的言谈应遵循礼貌、标准、连贯、简洁的原则。

(1) 讲究文明礼貌，使用谦辞敬语　求职者在面试之前，应当先向考官问好。用

"尊敬的各位考官，大家好!"等开始，在回答完对方的提问之后，最好说"我的回答完毕"或是"以上就是我的观点，请批评指正"，最后，加上一声"谢谢"。求职者务必要使自己的谈吐表现得文明礼貌，绝不能冒昧、粗俗、无礼，不论是自我介绍，还是答复询问，均须使用必要的谦辞敬语，如需称呼考官时不应直呼其名，而应称其职务，或以"老师"等其他的尊称相称，不能使用"这位女考官"或"这位戴眼镜的考官"等不礼貌的称呼。

（2）语气平和、语言流畅、简洁明了　在自谦有礼的谈话过程中，要注意语气平和，语调要适中，语言要文明，必要时可以适当使用专业术语，让对方感觉到求职者具有良好的专业素质和个人修养，避免过于谦虚或夸谈。求职者在面试时，语言的流畅至关重要，能够流畅地发言，具有双重含义，一是显示求职者对此次面试自信满满，二是显示求职者的思路连贯，语言表达无障碍。切勿在现场反复地说一两个不确定的词，或吞吞吐吐。如果忘记事先准备好的语句，可用另一种方式表达，不要暂停或长时间纠结这句话。在进行自我介绍或回答提问时，求职者应化繁为简，简明扼要。若考官已限定自我介绍或回答问题的时间，务必要严格遵守，宁可提前，也不能超时。如被考官提醒超时，要表示歉意，然后用一两句话收尾，不可表现出不耐烦、若无其事、喋喋不休。对于不懂或不清楚的问题不要不懂装懂，应表明自己对此问题研究不深，承认自己的不足，若此时诚恳而又坦率地承认自己的不足，反而会给考官留下诚实可靠的印象。

（3）仔细倾听、沟通融洽　注意倾听是语言沟通中的技巧之一。面试时，当考官提问或介绍情况时，求职者应抓住对方讲话的内容仔细聆听，求职者应用目光注视考官，以示专注，还可以通过配合点头或者巧妙地插入简单的话语，赢得考官的好感，如"是的""对""您说得对"等，这样可以提高对方的谈话兴趣，从而使自己获得更多的信息，以有助于面试在和谐、融洽的气氛中进行。注意不要在考官发言时贸然打断其说话，失礼于人。文雅大方回答考官的问题时，要表现得从容镇定，温文尔雅，有问必答，谦虚诚恳。对于在应答时一时答不出的问题，不要一言不发，可以用题外话缓冲一下，同时迅速搜集答案，如果确实想不出答案，先回答自己所了解的，然后坦率承认其中有些问题还没有经过自己的认真思考。在类似这种时刻，考官可能关注的并不是问题本身，而是求职者随机应变、解决问题的过程。

（4）善于思考、思路清晰、突出重点　在回答考官提出的问题之前，求职者要在自己的脑海里将思绪梳理一下，对自己所说的话稍加思考后再回答，如果有些问题还没有想清楚，就绕开该话题不说或者少说，切勿信口开河、夸夸其谈、文不对题、言不及义。这些都会给人一种缺乏涵养的感觉，尤其是当考官要求求职者就某个问题发表个人见解时，就更应慎重。回答考官的问题时要突出重点，对于用人单位感兴趣的话题可以多讲，不感兴趣的地方少讲或不讲，简单的问题边问边答，复杂的问题边思考边回答，使考官感觉到求职者既反应灵敏又很有思想。

2. 面试中的举止礼仪

面试时，除了运用语言进行交流、交谈外，在表达情感方面，还要借助大量的体态语言即身体各部位的动作、姿势、形态、表情等来表现特定的信息、态度和情感。求职者的举止应遵循从容自然、文明礼貌、优雅大方的原则。考官通过观察求职者的行走、站立、坐姿、面部表情、心理状态来判断一个人的气质、性格、自信心和创造性，这些无声的信息对求职者的"命运"至关重要，影响求职者的目标实现。

(1) 从容自然　在面试时，与考官对话过程中表情要自然诚挚，语气要亲切，言辞要得体，态度要落落大方，面带笑容，这是一种友善、自信、尊重他人的表现，会使对方心理上感到轻松，增强交流的融洽气氛。笑也要掌握分寸。不管有多少考官或在什么场合，求职者的任何举止动作，都以自然二字为准则，千万不要举止呆板、拘谨、慌乱不堪、手足无措，举止从容自然会给用人单位留下充满自信的好印象。

(2) 文明礼貌　求职者在面试的时候，务必克服不文明的习惯，切忌当众擦鼻涕，大声喧哗，大笑，捂嘴笑，放资料、就座时动作鲁莽，昂头斜视别人，咀嚼食物，大声喝水，抓耳挠腮。避免在面试的时候弯腰弓背，站没站相，坐没坐相。走动、就座、开门、关门时不要出声，回答问题时不要手舞足蹈、指手画脚。

(3) 优雅大方　面试时，求职者要充满自信，大方自然，有条不紊。不要东张西望、自己小声嘀咕，也不要胆战心惊、缩手缩脚、肢体发抖。优雅的举止不但有助于塑造出求职者的良好形象，而且还很容易使面试官由此对自己产生好感，帮助自己如愿以偿。在避免不文明的举止行为的同时，求职者在面试过程中应使自己的举止动作优雅动人，赏心悦目，以得到面试官的认可。

3. 面试中的应试礼仪

(1) 守时守信　守时是一种美德，亦是一个人良好素质和修养的表现，所以，准时到场是面试最基本的礼仪。迟到会给人以言而无信、随便马虎、缺乏责任心、我行我素、无组织无纪律的印象，过早到达招聘地点，又给人以很焦急而不自在的感觉。若因某些特殊原因无法准时到场，应及早通知面试方并表示歉意。要主动诚实地陈述原因，表述要简洁，致歉态度要诚恳。求职者须至少提前15分钟到达面试地点，熟悉环境和考场秩序后，按要求依次进入候考室，这样做一来可以避免迟到，二来可以稍作休息以稳定情绪。

(2) 以礼相待　对接待人员要以礼相待，注意细节，恰当地表达礼貌，多使用"请""谢谢"等礼貌用语。在等待时，不要旁若无人、大声喧哗、与其他求职者嬉笑、勾肩搭背、吃东西、乱扔垃圾、随心所欲、对接待人员熟视无睹，否则往往给人留下极其恶劣的印象。对接待人员的询问应礼貌地回答，但切不可贸然与之闲聊，以免妨碍他人工作，引起不满。求职面试时，应该注意给所有人都留下好印象。

(3) 入室先敲门，主动问候考官　被请入室面试后，首先，要礼貌地敲门，待准入后方可进入，不可鲁莽推门而入。即使房门虚掩或处于开放状态，也应轻轻叩击以示进入。敲门应有节奏地敲三下，稍停一下，得到对方准许后，方可轻轻推门而入，然后转身将门轻轻关好。进门后求职者应主动向考官微笑并点头或鞠躬致意，礼貌问候。若考官只有一人，则可说："您好！我是某某，是来参加面试的"如果是多位考官，则可说："各位考官上午好！""大家好！"或者说"老师们好！我是某某，是来参加面试的""很高兴见到各位老师！"之类的话语，这样可以迅速消除紧张的情绪，缩短双方的心理距离，迈出成功的第一步。对于求职者而言，不主动向考官打招呼或问候不予回答都是失礼的行为。必要时，要行握手礼，主动与考官打招呼后，有可能考官会首先伸手行握手礼，求职者此时应积极相迎，给予礼貌的回握。一般情况下，如果考官没有主动伸手，求职者不宜行握手礼。

（4）征得同意，优雅入座　对方说"请坐"时再入座，在考官还没有请求职者入座的情况下，不要自己主动落座，要等考官请就座时再入座，否则会被视为傲慢无礼。入座前，应表示感谢，并从左边进入，坐在指定的座位上，如没有指定的座位，应挑选一个与考官面对面、相对较近的座位，以便于交谈，不可躲在角落的座位上，显示出惶恐。另外，要特别注意采取正确的坐姿，优雅大方，当考官与求职者谈话时，求职者必须采取身体略前倾的姿态，目光集中在谈话者面部，以表明自己在认真倾听谈话，这也是表示尊重对方的交谈技巧之一。

（5）自我介绍的礼仪　自我介绍是求职面试中相互了解的基本方式，求职者做自我介绍时，应注意以下几点。

① 充满自信，落落大方。应事先把中英文自我介绍准备好，并多次练习，自我介绍时，要充满自信、落落大方、态度诚恳地自然流露，最好结合一些演讲的技巧，使考官听来既有深刻的印象，又能感受到轻松自然的氛围。

② 语言幽默，缓和气氛。介绍过程中，适时适度地使用幽默的语言，能缓解面试时的紧张气氛，并能加深考官对求职者的印象。

③ 自尊和自谦。自我介绍时，切勿表现出得意扬扬、目空一切的神态，给人一种不可一世、骄傲自满、浮躁虚伪的印象，应做到语气平和、目光亲切、神态自然，充分体现自尊、自谦、自信的良好形象。

④ 内容紧凑，突出重点。自我介绍的内容要实实在在，紧凑安排，要有针对性地重点介绍与应聘岗位相关的内容，并能突出自己的特长和亮点，切忌大篇幅的大话、客套话，以免给考官造成自我吹捧的不良印象。

4. 告辞礼仪

（1）把握好告辞的时机，适时结束　如何适时告辞、善始善终也是有学问的。面试没有明确的时间限制，如果是用人单位约请参加面试的求职者，何时告辞应视具体情况而定，对方告知可以离开时，方可离开，不能在对方还未告知的情况下单方贸然提出。一般情况下，当双方的意愿都表达得差不多时，求职者听到招聘者说"今天就谈到这里吧，请等候消息""你的情况我们已经了解了，今天就到这里吧""谢谢你对我们工作的支持""谢谢你对我们单位的关心"等时，求职者即可站起身，露出微笑，握手道谢，然后离开，以给用人单位留下大方得体、思维敏捷的良好印象。如果在谈话结束时，想问问用人单位究竟如何决定，那就主动向对方表达自己的意愿，然后坦然地问问对方:"您认为我是否适合来贵单位工作?我会努力工作的。"或者说:"我告辞了,回去等候你们的研究结果,您看什么时候需要我再来,麻烦您通知我,谢谢。"总之,不论是否录用,都要表现得很有礼貌。若是对方当场决定录用求职者,应说:"非常感谢,我一定会努力工作,您看要办什么手续,何时来报到?"若是当场决定不录用,也要镇静地说:"虽然没有被录用,但我还是很感谢您给我面试的机会,打扰您了,我告辞了。"

(2)控制情绪,保持风度,礼貌告辞　求职者在整个面试的过程中都应该保持镇静的情绪,特别是在表现不佳或者获知失败后,更应该注意保持最佳风度,控制好情绪,切勿显出一副灰心和气馁的面孔。求职者仍应面带微笑,握手告别,保持最后的礼节,做到善始善终。有时候,可能因为善始善终的礼节和诚意打动考官,而最终扭转了面试结局。所以说,面试中的每个细节都有可能成为应聘结果的砝码。面试结束后,无论结果如何、有无录用希望,告辞时都应向对方诚挚道谢,这既是应试礼仪的基本要求,也是展现求职者的真诚和个人修养的最后机会,对于最终是否会被录用也起到一定的积极作用。

案例分析

护士招聘笔记

　　今天作为面试官,参加医院里护士招聘面试。按照医院的要求,拟定好题目场景和参加面试的护士沟通,其中不乏侃侃而谈的,也有沉默寡言的,也有在鼓励下说些只言片语的。其中有位实习护士让我印象深刻,也让我颇有感触。我一抬头,透过口罩,看到了这位同学眼里柔和的微笑。从行走、站立到坐姿,她既优雅大方又自信满满,自我介绍时也是落落大方,回答时内容言简意赅。提到工作中印象深刻的事,她详细讲述了遇到的让她感动的老师。老师的两件事情让她至今未忘。实习的第一天,她提前来到科室,当她换好工作服来到护士站,看到了在病房里忙碌的带教老师。因为知道是7点半上班,以为看错时间的她,确认了下,老师是提前半小时来到科室。此时,老师已经完成了所管患者的晨间护理。后来得知老师每天都会提前半小时来到科室。她说,那时自己是多么地内疚,她甚至用无地自容来形容自己。跟在这位老师后面,就觉得有使不完的劲。实习过程中,当然收获颇丰。最怀念的是最后在跟夜班时,她说来到值班室,老师已经为她铺好了床,顿时觉得心里暖暖的,就像小时候妈妈帮她铺床换被一样温暖。后来多想帮老师铺床,但因为轮出这个科室再也没有这个机会了!被这个故事温暖的同时,我浅浅地笑了,心里默想:亲爱的同学,你的心愿如此美好,或许不久的将来,你就是这位老师的同事。老师无须你感恩回馈。于是,我在招聘结果上,打了个"录用"。

　　请分析:这位应聘同学在面试时哪几点做法得到了考官的认可?

(三) 面试后的礼仪

求职者往往非常注重面试前和面试中的礼仪规范，而对于面试后的礼仪要求往往忽略，从而给对方造成"虎头蛇尾""逢场作戏"的虚假印象。面试结束后一两天之内，求职者最好给招聘人员打个电话或写封信表达谢意。感谢电话要简短，最好不要超过5分钟。致谢可以用电子信件的方式，但是写纸质信会显得更加诚恳，书写致谢函时要简洁明了，一般不超过一页纸。此种做法一方面表达求职者的谢意，体现对对方的尊重；另一方面，借此机会重申自己对该工作的渴望和能够胜任该工作的信心。

> **实践活动**
>
> 模拟护士招聘会
>
> 活动组织：提前通知学生书写求职信和简历准备参加模拟某综合性医院护士招聘会。学生每5～7人为一组，事先按照求职礼仪要点进行小组讨论和演练。模拟招聘时由教师担任护理部面试考官，面试时间8分钟，包括读题、准备、自我介绍、回答问题，每组抽取一名学生自我介绍1分钟，并回答考官的3个问题。教师和同学在此过程中根据面试礼仪的要求对学生的运用情况予以评分。模拟面试结束后，学生分组讨论，发表意见，共同评选"面试之星"，最后教师点评。
>
> 教师启发引导：在模拟面试前要求学生思考：如何在短短的2分钟之内，将所学的资料和心理准备、仪容仪表、自我介绍礼仪、交谈礼仪等求职礼仪贯穿运用？

四、网络求职礼仪

(一) 求职信和简历的书写

网上求职，求职信和简历一定要简洁、突出重点。以电子邮件的形式发送时，标题应写"应聘某某职位"，求职信直接在邮件正文中编辑，篇幅不宜过长，最好不用滚动屏幕就能看完。简历放在求职信下面，严格按照招聘单位的要求填写，学历和工作经历要注意时间顺序为倒序，把最后的学历和工作经历写到前面，让招聘人员第一时间就了解目前概况。整个邮件排版要工整，不要出现字词及语法错误。求职信和简历最好不放到附件中，以免因招聘人员无暇顾及或涉嫌携带病毒而被忽略。如通过人才网站求职，直接将简历发给招聘单位即可。注意不要同时在一个招聘单位应聘数个职位，要根据个人能力选择恰当职位，突出重点，志在必得。对于未面试就收取报名费和培训费的招聘单位，要注意明辨真伪，防止上当受骗。

(二)网络面试技巧

① 提前了解相关资料,做好充分的准备。既然选择向这家医院投递简历,那这家医院的某些条件一定是符合期待的。同样,求职者能够收到面试邀请,也说明求职者符合这家医院对员工的要求。因此,在面试之前一定要对医院的情况进行具体的了解,做好充分的准备。

② 保持清晰的表达思路。在面试时,要注意语言方面的表达,在回答面试官问题之前,理清自己的思路。要学会抓住重点,不要答非所问、不知所云。清晰的表达思路和完整的回答可以给自己加分。

③ 保持平稳的语速。在回答面试官问题时,要注意语速,不要过快或过慢,流畅的表达会给面试官留下很好的印象,对于顺利入职有很大帮助。

(三)网络面试注意事项

① 首先确保摄像头、麦克风及音箱应用效果,预先演练调整好摄像头位置,同时注意语音通话时麦克风不要对着音箱,否则会产生回音,事先要调试好自己的声音,把自己最佳的风采展示给面试官。

② 背景环境要干净、整洁、美观,不要让强光直接对着摄像头的镜头,要保证明亮柔和的光照,面试的背景最好是纯色,不要有过多的修饰。

③ 确保网络的稳定性,以免在面试过程中出现卡顿或断网。

④ 在面试结束后,一定不要主动挂断视频,应等待面试官挂断视频。

> **学习思考**
> 1. 求职者应具备哪些素质?
> 2. 面试前需要做好哪些准备?

练习测试

单选题

1. 面试时与面试官交谈,应该注视对方的( )。
  A. 眼部至唇部　　B. 眼部至胸部　　C. 上半身　　D. 下半身
  E. 眼部至鼻端

2. 以下不属于求职信的写作方法的是( )。
  A. 求职信主要反映个人求职的意愿、求职态度、个人的资质和工作能力并表谢意
  B. 在写求职信时,应明确用人单位对人才选择的需求和喜好
  C. 求职信投其所好,扬长避短而达到最终目的
  D. 求职信格式固定
  E. 求职信中求职目标要尽可能充分体现自己在该项方面的优势和专长以增加被录用的机会

3. 关于面试中的礼仪，以下不符合规范的是（　　）。

A. 面试过程中简洁对答、机智灵活的反应、充分自信的展示、得体大方的举止

B. 在应聘过程中，注意遵循面试中的言谈、举止、应试及告别礼仪等

C. 塑造良好的"第一印象"，帮助求职者抓住面试机会，以最快的速度实现就业理想

D. 求职者在面试之前，应当先向考官问好，可使用"老师""这位女考官"等称呼

E. 对于在应答时一时答不出的问题，不要一言不发，可以用题外话缓冲一下，同时迅速搜集答案

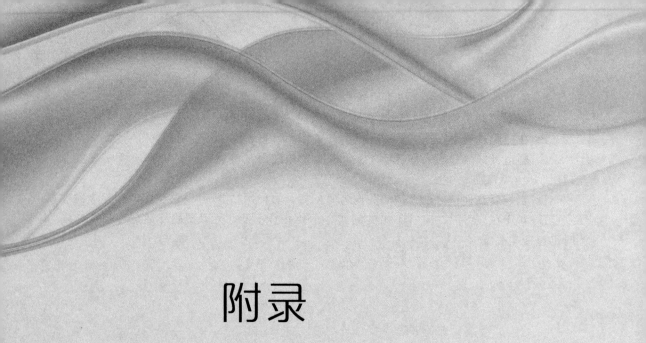

附录

附录1
评判性思维能力（中文版）测量表（CTDI-CV）

请根据您的实际情况，表示您对每个命题的赞同和不赞同的程度，并在相应选项上打"√"。

维度	题号	题目	非常赞同 1	赞同 2	基本赞同 3	不太赞同 4	不赞同 5	非常不赞同 6
寻找真相	1*	面对有争议的论题，要从不同的见解中选择其一，是极不容易的						
	2*	对某件事如果有四个理由赞同，而只有一个理由反对，我会选择赞同这件事						
	3*	即使有证据与我的想法不符，我还会坚持我的想法						
	4	处理复杂的问题时，我感到惊慌失措						
	5*	当我表达自己的意见时，要保持客观是不可能的						
	6*	我只会寻找一些支持我看法的事实，而不会去找一些反对我看法的事实						
	7*	有许多问题我会害怕去寻找事实真相						
	8*	既然我知道怎样作决定，我便不会反复考虑其他的选择						
	9*	我们不知道应该用什么标准来衡量绝大部分问题						
	10*	个人的经验是验证真理的唯一标准						
开放思想	11	了解别人对事物的看法，对我来说是重要的						
	12	我正尝试少作主观的判断						
	13	研究外国人的想法是很有意义的						
	14*	当面对困难时要考虑事件所有的可能性，这对我来说是不可能做到的						
	15*	小组讨论时，若某人的见解被其他人认为是错误的，他便没有权利去表达意见						

续表

维度	题号	题目	非常赞同 1	赞同 2	基本赞同 3	不太赞同 4	不赞同 5	非常不赞同 6
开放思想	16*	外国人应该学习我们的文化,而不是要我们去了解他们的文化						
	17*	他人不应该强逼我去为自己的意见辩护						
	18*	对不同的世界观(例如:进化论、有神论)持开放态度,并不是那么重要						
	19*	各人有权利发表他们的意见,但我不会理会他们						
	20*	我不会怀疑众人都认为是理所当然的事						
分析能力	21	当他人只用浅薄的论据去为好的构思护航,我会感到着急						
	22	我的信念都必须有依据支持						
	23	要反对别人的意见,就要提出理由						
	24	我发现自己常评估别人的论点						
	25	我可以算是个有逻辑的人						
	26	处理难题时,首先要弄清问题的症结所在						
	27	我善于有条理地处理问题						
	28*	我并不是一个很有逻辑的人,但却常常装作有逻辑						
	29*	要知道哪一个是较好的解决方法,是不可能的						
	30*	生活的经验告诉我,处事不必太有逻辑						
系统化能力	31	我总会先分析问题的重点所在,然后才解答它						
	32	我很容易整理自己的思维						
	33	我善于策划一个有系统的计划去解决复杂的问题						
	34	我经常反复思考在实践和经验中的对与错						
	35*	我的注意力很容易受到外界环境的影响						
	36*	我可以不断谈论某一个问题,但不在乎问题是否得到解决						
	37*	当我看见新产品的说明书复杂难懂时,我便放弃继续阅读下去						
	38*	人们说我作决定时过于冲动						
	39*	人们认为我作决定时犹豫不决						
	40*	我对争议性话题的意见,大多跟随最后与我谈论的人						

续表

维度	题号	题目	非常赞同 1	赞同 2	基本赞同 3	不太赞同 4	不赞同 5	非常不赞同 6
批判思维的自信心	41	我欣赏自己拥有精确的思维能力						
	42	需要思考而非全凭记忆作答的测验较适合我						
	43	我的好奇心和求知欲受到别人的欣赏						
	44	面对问题时,因为我能作出客观的分析,所以我的同辈会找我作决定						
	45	对自己能够想出有创意的选择,我很满意						
	46	作决定时,其他人期待我去制定适当的准则作指引						
	47	我的求知欲很强						
	48	对自己能够了解其他人的观点,我很满足						
	49	当问题变得棘手时,其他人会期待我继续处理						
	50*	我害怕在课堂上提问						
求知欲	51	研究新事物能使我的人生更丰富						
	52	当面对一个重要抉择前,我会先尽力收集一切有关的资料						
	53	我期待去面对富有挑战性的事物						
	54	解决难题是富有趣味性的						
	55	我喜欢去探索事物是如何运作的						
	56	无论什么话题,我都渴望知道更多的相关内容						
	57	我会尽量去学习每一样东西,即使我不知道它们何时有用						
	58*	学校里大部分的课程是枯燥无味的,不值得去选修						
	59*	学校里的必修科目是浪费时间的						
	60*	主动尝试去解决各样的难题,并非那么重要						
认知成熟度	61*	最好的论点,往往来自对某个问题的瞬间感觉						
	62*	所谓真相,不外乎个人的看法						
	63*	付出高的代价(例如:金钱、时间、精力),便一定能换取更好的意见						
	64*	当我持开放的态度,便不知道什么是真、什么是假						
	65*	如果可能的话,我会尽量避免阅读						

续表

维度	题号	题目	非常赞同 1	赞同 2	基本赞同 3	不太赞同 4	不赞同 5	非常不赞同 6
认知成熟度	66*	对我自己所相信的事,我是坚信不疑的						
	67*	用"比喻"去理解问题,像在公路上驾驶小船						
	68*	解决难题的最好的办法是向别人问取答案						
	69*	事物的本质和它的表象是一致的						
	70*	有权势的人所作的决定便是正确的决定						

资料来源：彭美慈,汪国成,陈基乐,等.批判性思维能力测量表的信效度测试研究[J].中华护理杂志,2004,39(9):644-647.

注：带"*"的为负性条目。

附录2
护理礼仪实训考核评分表

班级：　　　　　姓名：　　　　　学号：　　　　　　　　　　得分：

项目	内容	具体要求	评分标准	分值	得分
仪表	着装	服装	着护士服、护士裤、白色鞋子和肤色袜子，服装整洁、得体、美观	5	
		帽子	燕帽、用夹子固定		
		配饰	除胸表外不能佩戴任何饰品		
	面容修饰	妆容	自然、大方	5	
		头发	梳理整齐，长发盘起并戴发花		
		指甲	修剪整齐，不可涂抹指甲油		
	精神面貌	表情	精神状态良好，表情亲切自然，面带微笑	5	
仪态	站姿	基本站姿	头正、肩平、挺胸、收腹、身正、腿直、手自然垂放在身体两侧	5	
		"V"字站姿	脚跟靠拢，脚尖分开成15°~30°角，两膝并拢，右手握左手放于小腹正中处	5	
		"T"字站姿	一只脚的脚后跟靠近另一只脚的足弓，两脚尖向外略展开，右手握左手放于小腹正中处	5	
	坐姿	基本坐姿	面带微笑、挺胸收腹、立腰、肩平正放松、膝盖并拢（男生分开略小于肩宽）、小腿前送10厘米、右手握左手置于任一腿上	5	
		腿斜放式	两脚同时向一侧斜放，与地面呈40°的夹角，手置于一侧腿上	5	
		入座	左进左出，入座无声，动作轻缓，走到座位前面，背对座位，右脚后移半步，轻轻坐下	5	
	行姿（持物）	基本行姿	昂首挺胸，方向明确，步幅适中，速度均匀；身体协调，体态优美	10	
		端盘姿态	两手托住盘底，拇指置于盘边，不可将拇指伸入治疗盘内，肘部靠近腰部，上臂与前臂呈90°，盘不可贴在衣服上	10	
		持病历夹	左手持病历夹放在侧胸上部，稍外展，右手托右下角或自然下垂	10	
	蹲姿	基本蹲姿	下蹲时，右脚后退半步，从身后向下捋平衣裙，垂直蹲下，上身保持正直，臀部朝下，双手叠放于左膝上，两腿夹紧	5	
		下蹲捡物	走到物品的后侧方，右脚后退半步，然后垂直蹲下，捡物时注意用后脚稳定重心	5	
		鞠躬礼	保持正确的站立姿势，以腰部为轴线，两腿并拢，身体前倾30°，双手下垂搭放在腹前，耳和肩在同一高度，动作静止2~3秒	5	
	综合		节拍速度适中，动作协调统一，队形变化多样，具备一定的连贯性	10	
合计					

评分人：　　　　　　　　　　　　　　　评分日期：

附录3
团队护理礼仪展示评分表

班级：　　　　　组长：　　　　　　　　　　　　　　　　　　得分：
成员：

项目	评分内容及标准	评分				
		5	4	3	2	1
仪容服饰	着装规范、整洁、得体、美观					
	妆容自然					
	头发梳理整齐、干净、利索					
	精神状态良好，表情亲切自然					
动作编排	场地布局合理					
	场地和人员站立符合美学标准					
	动作编排新颖、衔接紧凑					
	人员之间的动作相互呼应					
仪态礼仪	场景中动作符合礼仪规范					
	场景中至少展示站姿、坐姿、行姿、蹲姿、推治疗车、端治疗盘、持病历夹等6种以上动作					
	仪态礼仪动作协调、统一、配合好					
	动作美观性和实用性相结合					
	姿势挺拔、优美					
	仪态大方，注意细节					
语言礼仪	语言符合礼仪标准					
	语言表达清晰，普通话准确					
综合表现	节拍速度适中，队形变化多样，具备一定的连贯性					
	眼神、微笑等非语言元素配合良好					
	音乐旋律节奏愉悦、轻快，与动作契合良好					
	时间控制合理：准备2分钟，展示5～8分钟					

评分人：　　　　　　　　　　　　　评分日期：

附录4
面试经典问答

一、护士面试中应重点掌握的问题

1. 请谈谈你自己。(帮助消除紧张心理)
2. 你了解我们单位吗?(考察你对应聘单位的关注程度)
3. 你为什么选择这个专业?(考察你对专业的热爱程度及未来从事该工作的态度)
4. 你曾学习过哪些课程?(重点讲清招聘单位需要的相关重点课程的学习)
5. 你就读的高中是哪里?喜欢你现在就读的学校吗?大学期间有没有拿到奖学金?(该问题应积极肯定地回答)
6. 你有什么特长?/你认为你和其他求职者的不同之处是什么?(实事求是地回答,不可无中生有,也不可过分谦虚,突出自己的优势)
7. 你有什么优缺点?(注意回答的态度比回答的内容更重要)
8. 你认为最适合自己的工作是什么?/你觉得自己最适合哪个岗位?(根据自己和用人单位的情况回答)
9. 你期待的工资是多少?(一定要谨言慎行,尽量避免具体的数字)
10. 你遇到的最大困难是什么?你是怎么解决的?/你在医院实习期间有没有碰到过比较感人的事?(考察你的即兴演说能力、团队协作能力、沟通能力,看你能否把一件复杂的事情说清楚,你叙述得是否吸引人,有无反思与反省,有无学习能力,有无领导能力)
11. 如果你被我们单位录用,你能为它带来什么呢?/谈谈你入职后个人的职业规划。(谈自己的职业发展目标,个人的优点、特长、学习能力、综合素质等)
12. 你如何面对患者的突发状况?(考察你的应变能力、评判性思维能力、团队协作能力、领导能力、人际沟通能力等)
13. 你还有什么疑问?(暗示面试即将结束)

二、求职应聘时面试常见问题巧回答

1. 请你介绍一下你自己。

回答提示:一般人回答这个问题过于平常,只说姓名、年龄、爱好、工作经验,这些在简历上都有。其实,面试官最希望知道的是求职者能否胜任工作,相关内容包括最强的技能、最深入研究的知识领域、个性中最积极的部分、做过的最成功的事、主要成就等。这些都可以和学习无关,也可以和学习有关,但要突出积极的个性和做事的能力,说得合情合理面试官才会相信。面试官很重视一个人的礼貌,求职者要尊重面试官,可在回答每个问题之后都说一句"谢谢",面试官喜欢有礼貌的求职者。

2. 你觉得你个性上最大的优点是什么？

回答提示：沉着冷静、条理清楚、立场坚定、顽强向上、乐于助人和关心他人、适应能力强和具有幽默感、乐观和友爱。

3. 说说你最大的缺点。

回答提示：这个问题面试官问的概率很大，通常不希望听到直接回答的缺点是什么等，如果求职者说自己小心眼、爱嫉妒人、非常懒、脾气大、工作效率低，面试官肯定不会录用。绝对不要自作聪明地回答"我最大的缺点是过于追求完美"，有的人以为这样回答会显得自己比较出色，但事实上并非如此。面试官喜欢求职者从自己的优点说起，中间加一些小缺点，最后再把问题转回到优点上，突出优点的部分，面试官喜欢聪明的求职者。

4. 你对薪资的要求？

回答提示：如果你对薪酬的要求太低，那显然是在贬低自己的能力；如果你对薪酬的要求太高，那又会显得你分量过重，用人单位受用不起。关于期望薪资，请不要说一个宽泛的范围，最好给出一个具体的数字，这样表明你已经对当今的人才市场做了调查，知道像自己这样水平的人有什么样的价值。

参考回答一：我对工资没有硬性要求，我相信贵××在这个问题上会妥善处理。我注重的是找对工作机会，所以只要条件公平，我就不会计较太多。

参考回答二：我受过系统的护理课程的训练，不需要进行大量的培训，而且我本人也对护理特别感兴趣。因此，我希望面试官能根据我的情况和护理行业标准的水平，给我合理的薪水。

5. 你怎么理解你应聘的职位？

回答提示：把岗位职责、任务及工作态度阐述一下。

6. 你朋友对你的评价。

回答提示：面试官想从侧面了解一下你的性格及与人相处的问题。

参考回答一：我的朋友都说我是一个可以信赖的人。因为我一旦答应别人的事情，就一定会做到。如果我做不到，我就不会轻易许诺。

参考回答二：我觉得我是一个比较随和的人，与不同的人都可以友好相处。在与人相处时，我总是能站在别人的角度考虑问题。

7. 你还有什么问题要问吗？

回答提示：面试官的这个问题看上去可有可无，其实很关键，面试官不喜欢说"没问题"的人，因为他们很注重员工的个性和创新能力。如果有人这样问："请问新入职的员工有没有什么培训项目，我可以参加吗？"或者说："贵××的晋升机制是什么样的？"面试官会很欢迎，因为体现出你对工作的热情和你的上进心。

8. 如果这次面试结束后我们单位录用了你，但工作一段时间后却发现你根本不适合这个职位，你怎么办？

回答提示：一段时间后发现工作不适合你，有两种情况。①如果你确实热爱这个职业，那你就要不断学习，虚心向领导和同事学习业务知识和处事经验，了解这个职业的精神内涵和职业要求，力争减少差距。②你觉得这个职业可有可无，那还是趁早换个职业，去发现适合你的、你热爱的职业，那样你的发展前途也会大点，对单位和个人都有好处。

9. 在完成某项工作时，你认为领导要求的方式不是最好的，自己还有更好的方法，你应该怎么做？

参考回答：①原则上我会尊重和服从领导的工作安排，同时私底下找机会以请教的口吻，婉转地表达自己的想法，看看领导是否能改变想法。②如果领导没有采纳我的建议，我也同样会按领导的要求认真地去完成这项工作。③还有一种情况，假如领导要求的方式违背原则，我会坚决提出反对意见，如领导仍固执己见，我会毫不犹豫地再向上级领导反映。

10. 喜欢这份工作的哪一点？

回答提示：每个人的价值观不同，自然评判的标准也会不同，如交通方便、工作性质及内容颇能符合自己的兴趣等都是不错的答案，不过如果这时自己能仔细思考出这份工作的与众不同之处，相信在面试中会大大加分。

11. 如果你的工作出现失误，给本单位造成经济损失，你认为该怎么办？

参考回答：①我本意是为贵单位努力工作，如果造成经济损失，我认为首要的问题是想方设法去弥补或挽回经济损失。如果我无能力负责，希望单位帮助解决。②分清责任，各负其责，如果是我的责任，我甘愿受罚；如果是我负责的团队中别人的失误，也不能幸灾乐祸，作为一个团队，需要互相提携共同完成工作，我会安慰同事并且帮助同事查找原因总结经验。③总结经验教训，一个人的一生不可能不犯错误，重要的是能从自己的或者是别人的错误中吸取经验教训，并在今后的工作中避免发生同类的错误。我会检讨自己的工作方法、分析问题的深度和力度是否不够，以致出现了本可以避免的错误。

12. 如果你做的一项工作受到上级领导的表扬，但你主管领导却说是他做的，你该怎么办？

参考回答：我首先不会找上级领导说明这件事，我会主动找我的主管领导来沟通，因为沟通是解决人际关系的最好办法，结果会有两种。①我的主管领导认识到自己的错误，我想我会视具体情况决定是否原谅他。②他变本加厉地来威胁我，那我会毫不犹豫地找我的上级领导反映此事，因为他这样做会造成负面影响，对今后的工作不利。

13. 工作中你难以和同事、上司相处，你该怎么办？

参考回答：①我会服从领导的指挥，配合同事的工作。②我会从自身找原因，仔细分析是不是自己工作做得不好让领导不满意，同事看不惯。还要看看是不是为人处世方面做得不好，如果是这样的话我会努力改正。③如果我找不到原因，我会找机会跟他们沟通，请他们指出我的不足，有问题就及时改正。④应该时刻以大局为重，即使在一段时间内，领导和同事对我不理解，我也会做好本职工作，虚心向他们学习，我相信，他们会看见我在努力，总有一天会对我微笑的。

14. 假设你在某单位工作，成绩比较突出，得到领导的肯定。但同时你发现同事们越来越孤立你，你怎么看这个问题？你准备怎么办？

参考回答：①成绩比较突出，得到领导的肯定是件好事情，以后要更加努力。②反思一下自己是不是对同事过于冷漠，加强与同事间的交往。③工作中，不伤害别人的自尊心。④不在领导前拨弄是非。

参 考 文 献

[1] 秦东华. 护理礼仪与人际沟通 [M]. 北京：人民卫生出版社，2014.

[2] 史瑞芬，刘义兰. 护士人文修养 [M]. 2版. 北京：人民卫生出版社，2017.

[3] 《党的二十大报告学习辅导百问》编写组. 党的二十大报告学习辅导百问 [M]. 北京：党建读物出版社，2022.

[4] 中华护理学会. 护士守则 [M]. 修订版. 北京：人民卫生出版社，2020.

[5] 李惠君，郭媛. 医患沟通技能训练 [M]. 北京：人民卫生出版社，2015.

[6] 袁慧玲，蔡季秋. 护理礼仪与美学 [M]. 2版. 北京：人民卫生出版社，2020.

[7] 丁淑贞，吴冰. 实用临床护理礼仪与人际沟通指导手册 [M]. 北京：中国协和医科大学出版社，2018.

[8] 金正昆. 社交礼仪教程 [M]. 5版. 北京：中国人民大学出版社，2016.

[9] 朱莉娅·鲍尔泽·赖利. 护理人际沟通 [M]. 隋树杰，徐宏，译. 8版. 北京：人民卫生出版社，2018.

[10] 刘芳，蒋春梅. 护理礼仪 [M]. 镇江：江苏大学出版社，2018.

[11] 王建民，谈玲芳. 老年服务沟通实务 [M]. 北京：中国人民大学出版社，2015.

[12] 解红，吴长勤，杨运霞. 护理人际沟通 [M]. 武汉：华中科技大学出版社，2020.

[13] 罗艳艳，史素玲. 护士人文修养 [M]. 郑州：郑州大学出版社，2018.

[14] 胡爱明. 护士人文修养 [M]. 2版. 北京：人民卫生出版社，2014.

[15] 史瑞芬. 医疗沟通技能 [M]. 北京：人民军医出版社，2008.

[16] 刘义兰，胡德英，杨春. 护理人文关怀与实践 [M]. 北京：北京大学医学出版社，2017.

[17] 李春. 叙事护理 [M]. 赤峰：内蒙古科学技术出版社，2016.

[18] 王贺. 如果护理有温度：叙事，给你不一样的温暖 [M]. 郑州：郑州大学出版社，2021.

[19] 米哈里·契克森米哈赖. 发现心流：日常生活中的最优体验 [M]. 陈秀娟，译. 北京：中信出版社，2018.

[20] 南丁格尔. 护理札记 [M]. 丁荣立，译. 上海：上海科学普及出版社，2014.

[21] 张中南. 唤醒医疗 [M]. 长春：吉林科学技术出版社，2011.

[22] 张中南. 唤醒护理 [M]. 北京：光明日报出版社，2013.

[23] 李晓乾，苟敏，陈红. 护理礼仪与人际沟通 [M]. 上海：第二军医大学出版社，2016.

[24] 崔金锐，胡露红，旷婉，等. 临床护理人员人文关怀品质与医学叙事能力的相关性研究 [J]. 护理学杂志，2021，36（9）：58-60.

[25] 郭瑜洁，姜安丽. 叙事教育在护理教育中的应用研究 [J]. 护士进修杂志，2011，26（01）：25-26.

[26] 张玉娜. 孙思邈老年养生学术思想研究 [D]. 北京：中国中医科学院，2017.

[27] 柳清. 葱叶导尿，你听过吗 [J]. 家庭医药. 就医选药，2022（03）：78-79.

[28] 徐紫琴，邓建萍. 断肢再植患者47例护理体会 [J]. 中国乡村医药，2022，29（24）：87-88.

[29] 冯英璞，李灿灿，秦秀宝，等. 脑卒中病人口腔健康管理的循证护理实践 [J]. 循证护理，2023，9（23）：4235-4241.

[30] 张洪君，成守珍. 临床护理与管理信息化实践指南 [M]. 北京：北京大学医学出版社，2016.

[31] Gwen Sherwood，Jane Barnsteiner. 护理质量与安全：改善结局的核心能力 [M]. 刘华平，译. 北京：人民卫生出版社，2018.

[32] 高远. "互联网+"时代下智慧护理的探索与发展 [J]. 中国实用护理杂志，2023，39（29）：2241-2245.

[33] 张秀霞，彭琳，易世清，等. 智慧护理在我国护理学科中的应用现状研究及展望 [J]. 护理实践与研究，2021，18（17）：2580-2584.